U0211277

# 口腔正畸临床实用技术

## 口腔全科医师和口腔卫生士用书

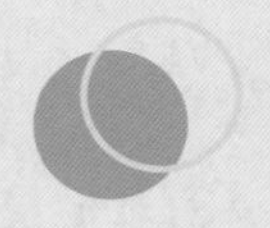

**Orthodontics for Dental Hygienists and Dental Therapists**

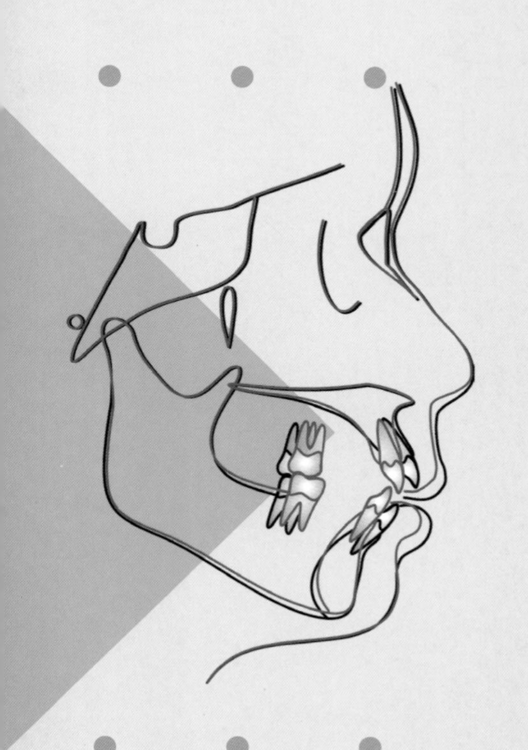

[澳] 蒂娜·瑞克德（Tina Raked）/ 著

徐晓梅 / 主译

重庆出版集团 重庆出版社

图书在版编目(CIP)数据

口腔正畸临床实用技术 / (澳) 蒂娜·瑞克德著; 徐晓梅主译. —重庆: 重庆出版社, 2020.8
书名原文: Orthodontics for Dental Hygienists and Dental Therapists
口腔全科医师和口腔卫生士用书
ISBN 978-7-229-15076-1

Ⅰ.①口… Ⅱ.①蒂… ②徐… Ⅲ.①口腔正畸学 Ⅳ.①R783.5

中国版本图书馆CIP数据核字(2020)第098427号

**口腔正畸临床实用技术:口腔全科医师和口腔卫生士用书**
KOUQIANG ZHENGJI LINCHUANG SHIYONG JISHU: KOUQIANG QUANKE YISHI HE KOUQIANG WEISHENGSHI YONGSHU
**【澳】蒂娜·瑞克德 著 徐晓梅 主译**

审　　定:杨四维
责任编辑:陈　冲
责任校对:何建云
装帧设计:鹤鸟设计

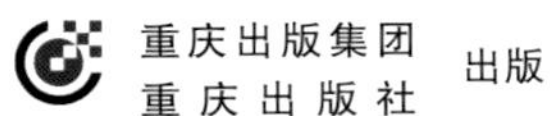

出版
重庆市南岸区南滨路162号1幢　邮政编码:400061　http://www.cqph.com
重庆友源印务有限公司印刷
重庆出版集团图书发行有限公司发行
全国新华书店经销

开本:889mm×1194mm　1/16　印张:14　字数:300千
2020年8月第1版　2020年8月第1次印刷
ISBN 978-7-229-15076-1
**定价:168.00元**

如有印装质量问题,请向本集团图书发行有限公司调换:023-61520678

献给我的父母及家人，感谢他们的爱、鼓励和无限的支持。

# 致　谢

很荣幸能得到阿里·达兰德利勒（Ali Darendeliler）教授（悉尼牙科学院正畸学系主任、悉尼牙科医院正畸科主任）的指导。衷心地感谢为此书提供病例的医生：吉姆·博克斯（Jim Bokas）、柯特·陈（Kit Chan）、诺尔·埃尔丁·塔拉夫（Nour Eldin Tarraf）、希曼托·普尔卡亚萨（Shimanto K. Purkayastha）。非常感谢戈西亚·奥拉斯（Gosia Olas）为插图所做的辛勤工作和努力，特别感谢梅赫兰·伊兰卢（Mehran Iranloo）为第 2 章的插图做出的贡献、乔安娜·库里（Joanna Culley）为第 4 章的插图做出的贡献。

蒂娜·瑞克德（Tina Raked）

2017 年于澳大利亚悉尼

# 翻译者

主　审：杨四维（西南医科大学附属口腔医院）

主　译：徐晓梅（西南医科大学附属口腔医院）

译　者：（按姓氏顺序）

程　钎（西南医科大学附属口腔医院）

黄　兰（重庆医科大学附属口腔医院）

林富伟（西南医科大学附属口腔医院）

孟　耀（深圳市儿童医院）

王光平（西南医科大学附属口腔医院）

谢乙加（西南医科大学附属口腔医院）

张春香（天津市口腔医院、南开大学附属口腔医院）

郑成燚（重钢总医院）

张淋坤（天津市口腔医院、南开大学附属口腔医院）

曾　锦（西南医科大学附属口腔医院）

# 中文版推荐序

随着生活水平的提高，人们的口腔保健意识越来越强，要求口腔正畸治疗的国内患者越来越多。

由于专科正畸医生远远不能满足临床需求，以至于越来越多的口腔全科医师希望加入常见牙颌畸形防治的行列。特别是口腔开业医师，作为当代日益壮大的口腔疾病防治服务群体，他们正越来越多地承担着重要的社会口腔保健工作。帮助他们获得较系统的正畸基础知识教育，规范、更新他们的临床操作技能及提高他们的正畸防治水平，应是我国普及口腔正畸知识及职业继续教育的一大任务。

“他山之石，可以攻玉”，近年来，为推进我国正畸学科的发展，一些在大专院校工作的同道，陆续翻译出版了一些在国际上有影响的正畸专著。这些译者大多数是年富力强的中青年学者，他们的工作凸显了我国新一代正畸学者对世界先进技术超强的敏锐度和学习能力。但对于大多数口腔全科医师及初涉正畸的口腔专业学生、研究生而言，这些大部头正畸专著大多涉猎广泛、内容深涩难懂，他们更需要一本浅显易懂，随时可供翻阅、引用、检索的入门级正畸教科书。

《口腔正畸临床实用技术》就是这样一部非常值得向口腔全科医师及希望进入正畸领域的医学生推荐的正畸新译著。该书的迷人之处在于它用非常简洁的语言介绍了正畸从业者的职责和执业范围；采用彩色图谱直观地解析了矫治的基本原理、诊断要旨、技术方法和关键步骤；用珍贵清晰的病例图片展示了作者对常见畸形的分类及其治疗经验。

该书不仅针对希望学习和掌握正畸技能的大专和大学口腔医学生系统论述了正畸基础理论、临床技术及实践指导要点，还针对口腔全科医师和口腔卫生士工作中出现的临床治疗困惑提供了有效的解决方案。全书内容可按图索骥，一目了然，特别是每章后还列出了参考文献及延伸阅读建议，便于读者进一步学习。因此，该书不失为一部实用的口腔正畸专业教科书。作为一名从业 50 余年的口腔正畸医师，我非常喜欢这本书的精美图片、深入浅出的文字、丰富的专业内涵，这些都让我学有所获，增识非浅，开卷难释。因此，我非常荣幸能为这本译书作序。

我一直认为，纸本书籍是人类知识传承的最佳载体。随着信息化和数字化的发展，电子图书十分流行，但作为专业学习之用，一部承载着学科开拓者百余年经验总结、可反复研读、洋溢着纸香且装帧精美、图片丰富的彩色专业图书，仍是我和广大读者进行专业学习的最爱。作为专业学习的导引，它可供读者随时翻阅、对照、查找、引用、检索、批注……会让我们终身受益。

我深信，该书的出版定能为活跃在第一线的广大基层口腔全科医师、口腔医学生以及从事口腔正畸“再教育”的教师们提供简明、实用、有益的参考借鉴和教材，将为我国正畸学的发展添砖增瓦，起到推动和促进作用。

在举国抗击新冠肺炎的战役中，我谨为本书的翻译和付梓表示由衷的祝福，并对译者的辛勤工作深致谢意。

陈扬熙

2020 年 3 月谨识于川大华西天竺园

# 译者前言

口腔正畸学里的生物力学可被感知却不可见，牙槽骨的改建涉及不可见的微观变化（如分子应答等）、牙颌面生长发育的长期性和个体难预测性以及矫治手段的千变万化。对于初学者来说，以上这些诊治难点使得口腔正畸学相较于口腔的其他学科更晦涩难懂，更难掌握。我从事正畸临床和教学已近二十年，常常希望能有一本书可以浅显易懂地将正畸介绍给有意从事口腔正畸的同行。而目前这样一本开篇不击退大家学习正畸的热情，又能引领各位进入正畸腹地一探究竟的书却较少。偶然的机会，我读到了澳大利亚蒂娜·瑞克德（Tina Raked）所著的这本书，让我有了想让它与国内读者见面的想法。蒂娜·瑞克德是口腔保健士，她长期与口腔正畸医师合作，以她的视角编撰的这本正畸专业读物满足了口腔正畸初学者的愿望：有丰富的专业内涵，但不枯燥；有精美且丰富的图片和深入浅出的文字，却不流于肤浅。于是我邀请到一批有同样想法的中青年正畸专家对此书进行翻译，希望能帮助到国内有志于从事正畸事业的口腔医生，为推动我国正畸事业的发展贡献微薄的力量。

本书原书名虽写着供口腔全科医师和口腔卫生士使用，但它系统论述了正畸学基础理论和正畸临床技术，有生动的临床案例分析，每一章后还有测试题和延伸阅读推荐，所以我们译者一致认为它也适用于开始正畸学习的研究生和进修生。

“路漫漫其修远兮”，愿借此书和国内同仁在正畸路上一起“上下而求索”！

在最后，我要特别感谢我的导师陈扬熙教授、杨四维教授在百忙之中为本书作序和审校，感谢师兄郑成燚副主任医师为本书的出版忙前奔后。

徐晓梅

2020 年春于泸州

# 原著序言

作为一名口腔保健士，我非常荣幸能有这个机会帮助口腔保健和口腔卫生相关专业的学生更好地理解口腔正畸学基本理论，获取基础临床指导。我希望提供一本用简单语言概述正畸力学原理和基本正畸理论的教科书，适用于所有在读的口腔卫生士、口腔治疗师及口腔保健士相关专业的本科生。

不同国家及地区的口腔保健士、口腔卫生士和口腔治疗师的职责和执业范围各不相同，因此在开展诊疗活动前最好向当地的牙科协会进行执业范围的确认。

若要成为正畸治疗团队中的优秀成员，不论具体执业范围限制与否，了解正畸力学和基础知识都是至关重要的。这能够促使口腔保健士更好地与患者和同事进行沟通。因此，所有口腔保健士、口腔卫生士和口腔治疗师都必须掌握该领域的基本理论知识，以便他们能够理解正畸医师出具的诊断结果和治疗方案。

蒂娜・瑞克德（Tina Raked）

2017 年于澳大利亚悉尼

# Contents 目录


中文版推荐序 / 001

译者前言 / 003

原著序言 / 004

1 执业范围及资格 / 001

2 生长发育 / 007

3 正畸治疗评估和方案设计策略 / 027

4 生物力学和治疗原则 / 073

5 固定矫治器和矫正装置 / 089

6 安氏Ⅰ类错骀的治疗 / 111

7 安氏Ⅱ类错骀的治疗 / 131

8 安氏Ⅲ类错骀的治疗 / 151

9 腭裂的治疗 / 165

10 保持 / 171

11 成人正畸 / 177

自我测评答案 / 205

索引 / 207

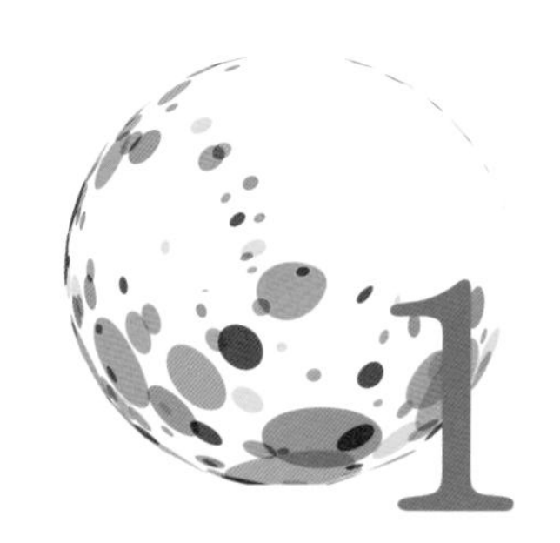

# 执业范围及资格

口腔诊疗服务需要一个口腔专业团队来实施必要的诊疗。在不同类型的医疗保健体系中，根据注册牙医的训练情况、受教育情况以及能力水平划分了几个不同的执业领域。不同国家口腔行业的职业设置差异很大。

## 口腔医生

口腔医生是独立的从业者，负责人类牙齿和相关结构的病变、畸形、外伤和疾病的评估、预防、诊断、治疗和管理，其诊疗服务面向全年龄段患者。口腔医生除可从事其教育、训练及能力范围内的一切诊疗活动外，也可进一步接受专业训练从而成为口腔医学各领域的专科人才。这些专科领域包括：

- 口腔正畸学
- 牙体牙髓病学
- 口腔颌面外科学
- 口腔组织病理学
- 口腔外科学
- 牙周病学
- 儿童口腔医学
- 口腔修复学
- 特需口腔医学

## 口腔保健士

口腔保健士培养计划旨在为毕业生提供全方位口腔健康保健和口腔科治疗的充分知识储备。在一般口腔科设置中，口腔保健士的执业范围包括儿童及青少年口腔问题的评估、诊断及治疗，以及与口腔医生密切配合工作。根据美国国家委员会的规划，这一职业人群可以为各个年龄阶段的病人实施口腔服务，其具体工作为：口腔预防服务、牙体修复及充填治疗、乳牙拔除、牙周疾病的治疗及口腔健康教育和宣传工作。在正畸诊疗设置中，口腔保健士与口腔正畸专科医师密切配合，以帮助后者顺利实施正畸治疗方案。根据口腔保健士所受的训练及受教育程度的不同，其执业能力水平差异较大。

## 口腔卫生士

评估、诊断、治疗和管理轻、中度牙周疾病是口腔卫生士的主要任务。用外科手术的方法治疗重度牙周病则超出了口腔卫生士的执业范围。

对于重度牙周病病例，口腔卫生士与牙周科医生密切配合，对患者口腔基础情况进行管理。口腔卫生士的主要任务是对各年龄段口腔疾病患者进行口腔健康教育和宣传，改善患者口腔健康和卫生状况。在一般口腔科设置中，口腔卫生士仅在合作化的工作关系中与口腔医生协同工作。而在正畸诊疗设置中，口腔卫生士则在正畸医生的指导和监督下工作。

## 口腔治疗师

口腔治疗师的主要职责是对龋病进行评估、诊断和管理，这主要是通过为儿童和青少年提供预防保健服务、牙髓切断术和拔除术及修复性治疗来实现。根据不同国家医疗主管机构的规定，口腔治疗师的患者年龄限制有所改变，在一些执业范围划分中，允许其对全年龄段患者开展治疗。口腔治疗师的一个关键角色是通过口腔健康管理和教育改善全年龄段患者的口腔健康状况。口腔治疗师只能在与口腔医生建立的合作化的工作关系中进行工作。

## 正畸治疗

口腔正畸学的范围并不局限于简单的排齐竖直牙齿。口腔正畸学学科领域是关于口颌面复合体生长发育异常的治疗，从而改善口颌系统的功能和美观。正畸治疗有助于改善患者的身心健康状态。成功的正畸治疗结果和患者愉快的诊疗体验离不开口腔专业团队的协同合作。某些病例可能还需要专家团队会诊以确定正畸治疗目标，最终达到颜面美观、牙周健康及微笑美观的功能性咬合的目的。

在正畸临床实践中，口腔保健士、口腔治疗师和口腔卫生士与正畸医生密切配合，以保证患者们在专业医生的监管下实施矫治方案。世界范围内，口腔医学从业者的专业水平参差不齐。因此，为了确保口腔科治疗的质量，不同国家或地区在开展任何形式的临床诊疗前都必须要确定不同医师诊疗的限制和范围。在正畸诊疗设置中，口腔保健士、口腔治疗师和口腔卫生士是重要的团队成员，但在一般牙科诊所中他们也扮演着重要角色。因而，对这些从业者而言，掌握更多的口腔正畸学知识才有助于在患者来访时密切监控牙齿生长发育情况，并根据需要制订出恰当的治疗方案。

基于教育和训练情况的不同，正畸医生会以不同的方式方法管理患者。多年来，通过引进、学习先进的现代矫治技术和矫治器，他们已成为推动口腔正畸学发展的专家。借助于各种各样的矫治方案和矫治器，临床上可以有多种方法达到同一个矫治目的。这些矫治目的并不一定是专家们所认为的“正常的”或“理想的”。治疗目标应强调患者的主诉，尊重患者所诉求的就诊目的和目标。

关于理想的咬合，学术界有非常多的理解和观点。其中一项广为人知并被许多专业人士用作标准的是 Andews 所提出的六个关键（Andews，1972）。理想的咬合关系如图 1.1 所示。

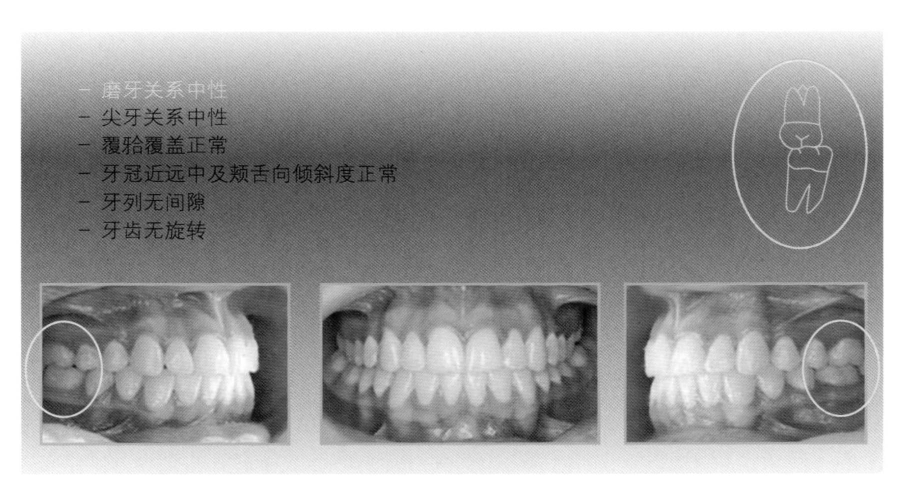


图 1.1 正常𬌗

图片来源：Ali Darendeliler 教授

正常𬌗六项标准如下：

- 正常的磨牙关系
- 正常的牙冠近远中向倾斜度
- 正常的牙冠颊舌向倾斜度

- 牙齿无旋转
- 牙列无间隙
- 较为平直的咬合平面/曲线

为了达到预期的目标，可以列出多个治疗方案。矫治目标和过程必须与患者进行深入探讨，并获得患者认可。治疗方案应对以下治疗需要或组合加以说明：

- 拔牙情况
- 功能矫治器（影响牙槽骨和肌肉的改变）
- 矫形力矫治器（刺激颌骨生长，改变其位置）
- 活动矫治器
- 全部/部分上颌和下颌固定矫治器
- 单颌固定矫治器
- 正颌外科手术
- 对错𬌗的接纳程度

一般来说，除明显的面部不对称和颅面畸形外，不太推荐在乳牙列期进行正畸治疗，宜推迟到混合牙列早期进行。早期治疗有助于减轻正畸问题的严重性，并且减少恒牙列建𬌗后进行复杂治疗的必要性。全年龄段的成年患者都能进行正畸治疗，其关键取决于牙周支持组织的健康状态。对于严重的病例，尤其是生长已停止的患者，单纯正畸治疗可能不能满足临床需要，而须正颌手术和修复治疗联合进行。在某些情况下，患者可能选择接受自身的正畸问题而不愿意寻求治疗。如果患者不认同专家提供的所有治疗方案，那么，他们对自身错𬌗问题或骨性不调的接受也不失为一种选择。生长发育、正畸评估、治疗方案制订和各种各样的矫治器将在本书后续章节中进行讨论。

## 正畸指数

为了更好地认识正畸问题的严重性和判断治疗的必要性，行业标准已经制订了正畸指数。常用的正畸指数包括：正畸治疗需求指数（Index of Orthodontic Treatment Need, IOTN, 1987）、同行评估指数（Peer Assessment Rating）、矫治复杂性、矫治结果及需求指数（Index of Complexity Outcome and Need）。

正畸治疗需求指数（Daniels and Richmond, 2000）是为 18 岁以下未成年人设计的。这个指数有两个组成部分，第一部分是牙齿健康要素，第二部分是美学因素。英国正畸协会（BOS）为临床医生提供了评估正畸治疗原理的 5 个分级。这个指数的美学因素的评估是采用一组（10张）照片来进行的。此指数仅对前牙进行评价而不对全部的错殆问题加以考虑，例如Ⅲ类错殆及开殆。

同行评估指数（Richmond et al., 1992）则是基于各种咬合特征，评估正畸治疗结果的有效性和成功性。其中被用于评价的咬合特征包括：牙列拥挤、后牙颊侧咬合关系、覆盖、覆殆和中线。针对每个特征分别进行打分后，根据总分情况得出关于错殆严重程度的诊断。

矫治复杂性、矫治结果及需求指数是正畸治疗指数和同行评估指数得分的结合。其最终得分反映了正畸问题的严重程度及正畸治疗的必要性，得分高于43分表示患者需要正畸治疗。其他常用的指数还包括治疗优先指数（Treatment Priority Index, Grainger, 1967）和牙齿美观指数（Dental Aesthetic Index, Conset et al., 1987）。

## 参考文献


Andrews, L. F., The six keys to normal occlusion. *Am J Orthod*, 1972; 62(3): 296–309. Cons, N. C., Jenny, J., Kohout, K. DAI: The dental aesthetic index. *Am J Orthod Dentofacial Orthop*, 1987, 92(6): 521–522.

Daniels, C., Richmond, S. The development of the Index of Complexity, Outcome and Need (ICON). *Br J Orthod*, 2000, 27: 149–162.

Grainger, R. M. Orthodontic treatment priority index. *Vital Health Stat* 2, 1967, (25): 1–49. Richmond, S., Shaw, W. C., O'Brien, K. D., et al. The development of the PAR Index (Peer Assessment Rating): reliability and validity. *Eur J Orthod*, 1992, 14(2): 125–139.


## 延伸阅读


Dental Board of Australia. Guidelines for scope of practice. 30 June 2014. Available at http://www.dentalboard.gov.au/Codes-Guidelines/Policies-Codes-Guidelines/ Guidelines-Scope-of-practice.aspx (accessed 4 April 2017).

Jones, M. L., Oliver, R. G. *W & H Orthodontic Notes*. 6th ed. Oxford: Wright, 2000.

Mitchell, L. *An Introduction to Orthodontics*. 3rd ed. Oxford: Oxford University Press, 2007.


（谢乙加　译）

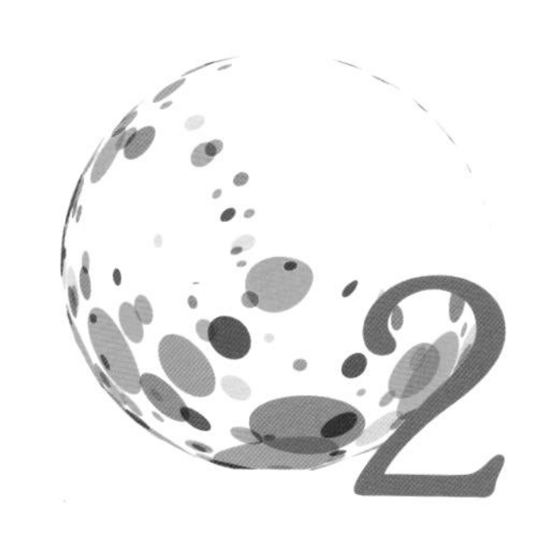

# 生长发育

## 颅面部生长发育

对生长发育的良好理解可以为更好地认识疾病和异常发育过程提供方便。在某些情况下，畸形的早期发现可以免除患者后期的复杂治疗。这一章节简要概述了颅面部和牙齿的生长发育。

### 什么是生长

近年来，关于生长有几种不同的定义和解释。有学者认为生长是在发育过程中体积或数量的增加，或生命物质数量的变化。

人体的生长是指由不同组织和细胞分化形成各种组织和器官的连续发育阶段。发育是一个从初始状态到成熟的进化过程。然而，生长和发育并不总是与细胞的大小或增殖有关。有时，为了其他细胞可以完全、无异常地形成，一些特定的细胞和组织必须分化、在体积或数量上增加或减少。例如，如果残余细胞（剩余细胞）在发育和分化过程中持续存在，可能会导致囊肿，从而使机体的生长过程复杂化。

### 影响生长的因素有哪些

影响生长的因素有许多，主要可分为基因和环境两大类。遗传因素或者基因在调节生长方面起到重要作用。因此，人与人之间因独特的基因组成和个体生长发育的不同而出现不同。环境动态学对正常生长模式的调整依赖于环境影响的时间和类型。人体的生长由产前（出生前）和产后（出生后）两个阶段组成。

## 产前发育阶段

人类正常的产前发育包括三个阶段，起始于受精期，继而是三胚层的形成（外胚层、中胚层、内胚层）。胚胎期前三周是产前发育的第一阶段。产前发育的第二个阶段则是从胚胎期第四周开始到第八周结束，根据干扰的时间或类型不同，此阶段可能会产生各种畸形或缺陷。在这一阶段中，三胚层细胞分化进入到组织中形成器官和系统，因此这一时期非常重要。从第九周到第四十周是最后一个阶段，称为“胎儿期”。这一章节主要介绍胚胎发育前两个阶段，并总结产后的颌面部发育。

## 产前发育第一阶段（1 ~ 3 周）

胚胎发生是胚胎形成和发育过程的术语（图 2.1）。胚胎发育起始于受精过程中受精卵的形成。精子游到输卵管后与卵巢释放的卵子相结合。精子通过一系列物理屏障和细胞膜，在输卵管内精细胞核与卵细胞核相融合形成受精卵（图 2.2），然后受精卵沿着输卵管游向子宫。

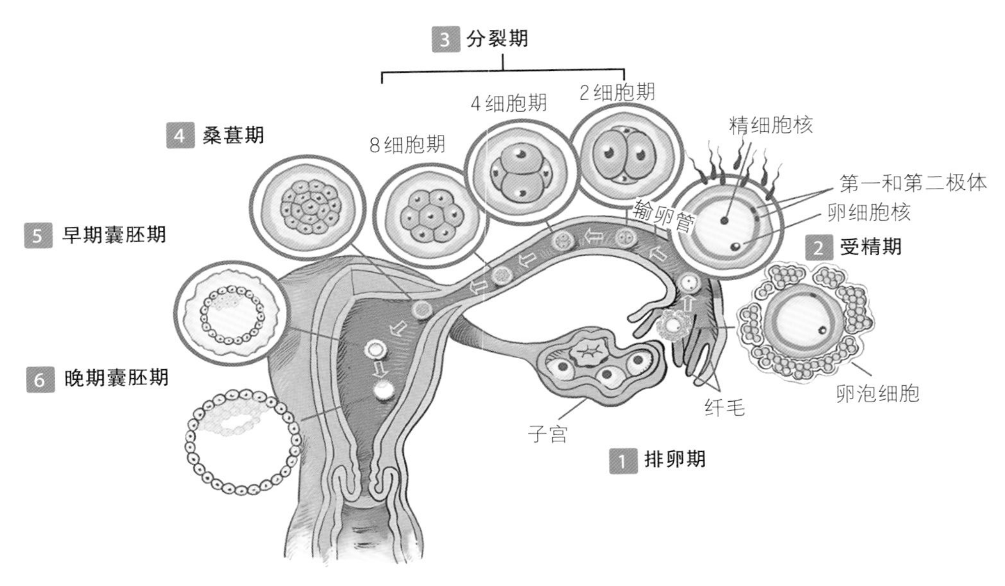


图 2.1　产前发育第一阶段(1 ~ 3 周)

受精卵在分裂过程中经过几次有丝分裂，形成一个细胞团，即“桑葚胚”。受精三天后桑葚胚进入子宫。桑葚胚外的细胞在一周内凝集成为囊胚，包括外胚滋养层、囊液、囊胚腔。囊胚内有一些细胞被称为内细胞团或成胚细胞。

囊胚在第一周结束时吸附在子宫内膜上，发生着床。内细胞团通过形成二胚层胚盘而形成胚胎，二胚层胚盘由两层细胞所构成：①外胚层：形成三胚层细胞；②内胚层：形成保护和滋养胚胎的胚胎细胞膜。

在第二周，羊膜腔形成，囊胚腔成为原始卵黄囊。羊膜腔位于内细胞团的内侧，腔内含有对胎儿发育至关重要的羊水。

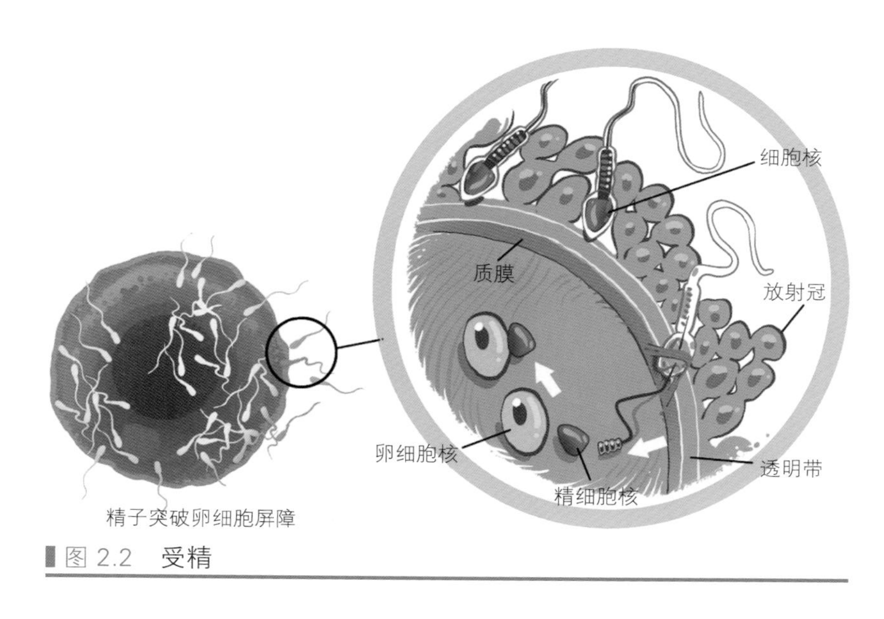


图 2.2 受精

受精 3 周以后原肠胚形成，这是一个关键的过程（图 2.3）。这一过程形成了三胚层细胞（框 2.1）。伴随着原条的出现，胚胎开始发育。原条是由于外胚层增厚在外胚层中轴线处形成的细胞索，原条决定了胚胎的轴向。二胚层胚盘经过一系列细胞内陷（细胞

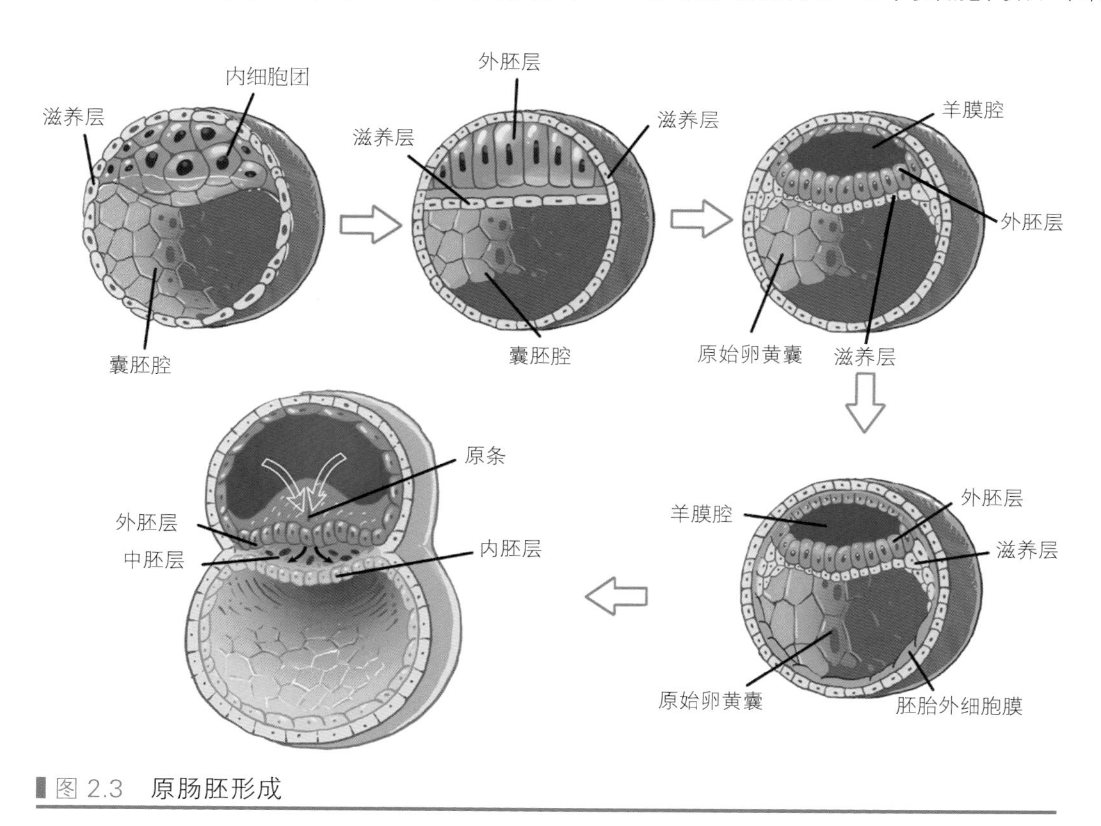


图 2.3 原肠胚形成

折叠）成为三胚层胚盘。原条加宽，外胚层细胞向内胚层移动，最终代替内胚层细胞成为内胚层。外胚层和内胚层之间的细胞形成中胚层。这时原条的外胚层细胞内陷停止。永久的外胚层细胞成为了位于中胚层上方的外胚层。

框 2.1　胚层分化

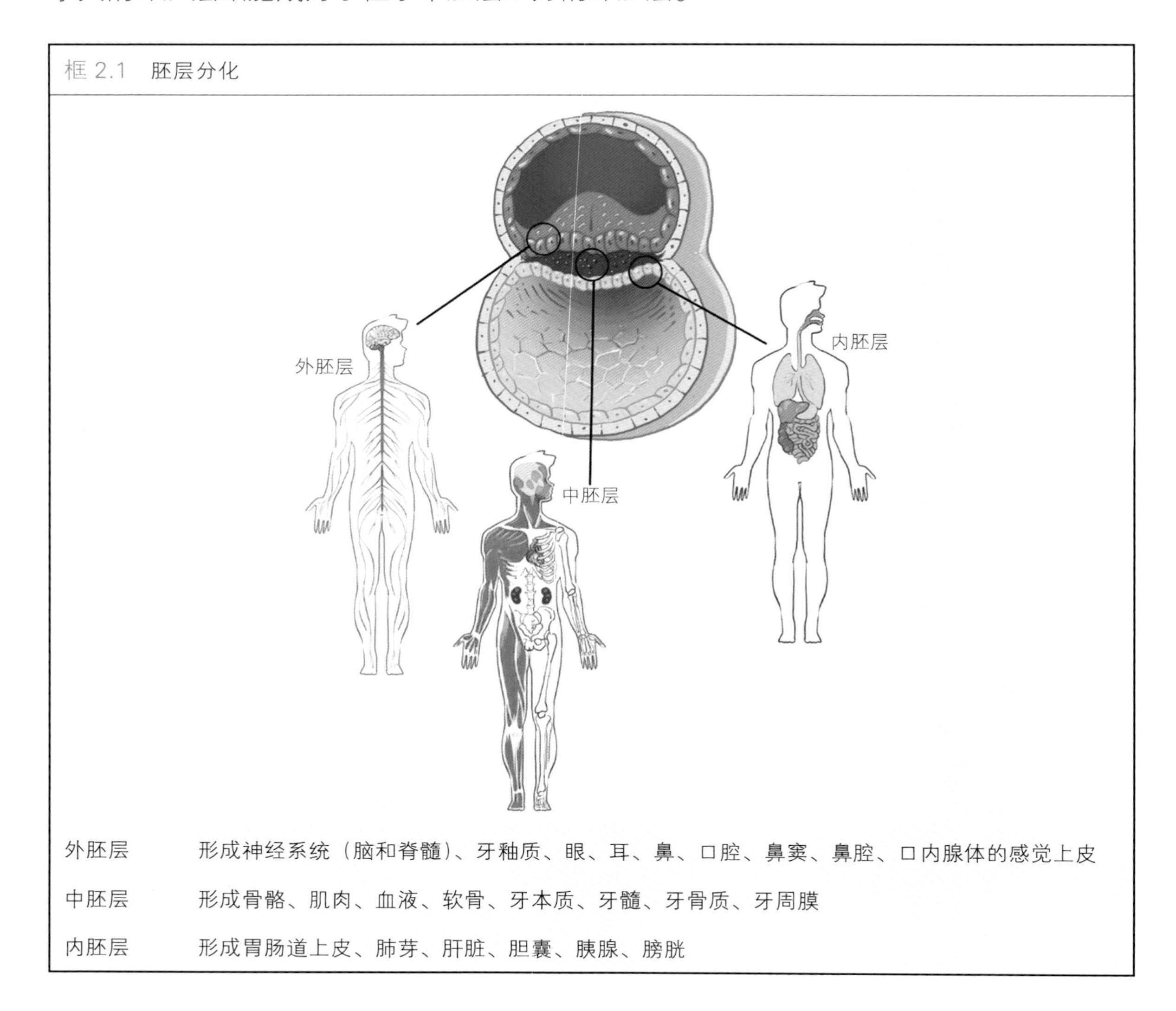


| | |
|---|---|
| 外胚层 | 形成神经系统（脑和脊髓）、牙釉质、眼、耳、鼻、口腔、鼻窦、鼻腔、口内腺体的感觉上皮 |
| 中胚层 | 形成骨骼、肌肉、血液、软骨、牙本质、牙髓、牙骨质、牙周膜 |
| 内胚层 | 形成胃肠道上皮、肺芽、肝脏、胆囊、胰腺、膀胱 |

## 产前发育第二阶段（4 ~ 8 周）

胚层形成后经过折叠过程，神经板和神经管形成（图 2.4）。支撑身体背部的棒状结构——脊索，位于外胚层下方，诱导外胚层增厚。脊索是中胚层的衍生物，可诱导神经板形成。神经板从胚胎头部向尾部生长。这些区域决定了未来头部大脑和尾部脊髓的位置。这一发育时期的胚胎叫做神经胚。

神经板的外侧缘隆起折叠并在中线处汇合，神经沟由此发育而来。产期阶段的第四周，神经褶融合为神经管。当神经褶融合完成并从外胚层分离时，神经胚形成阶段至此结束。神经嵴细胞在神经管周围发育并形成外周神经系统。

受精后的第 4 周，由中胚层发育出成对的身体结构——体节。体节沿神经管分布并最终发育成骨骼和肌肉组织。在这些结构发育过程中，发育中的心脏被推向大脑下方，原口（将来的口腔）发育成为中线处的一个凹陷。原口由复层鳞状上皮细胞（口腔外胚层）排列组成，口咽膜使其与前肠分开，最终口咽膜破裂，口腔与前肠相通。

胚胎发育的第 4～7 周，中胚层增厚，原口下方的五对背腹走向的突起开始发育，被称为鳃弓（图 2.5）。其中仅有前两对有特定的名字：下颌弓、舌弓。每对鳃

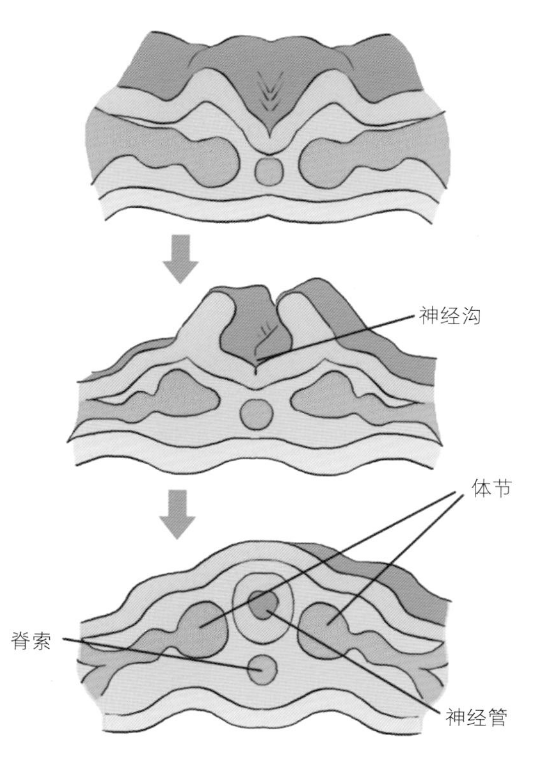


图 2.4　神经管形成

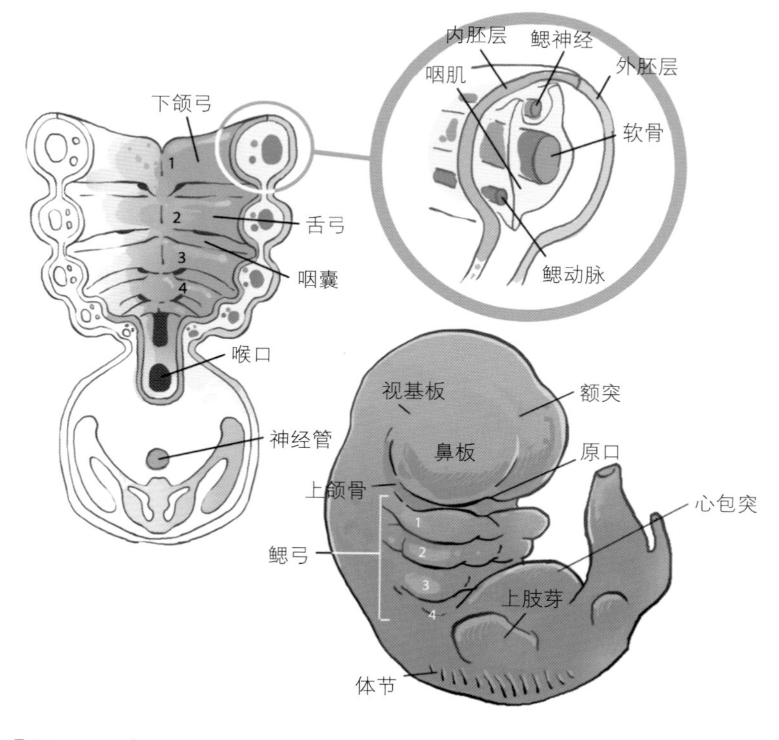


图 2.5　鳃弓

弓包括肌肉、软骨和血液供给（表2.1）。从心脏至脑的主动脉弓血管贯穿所有的鳃弓，因此其对颌面部的发育至关重要。咽囊将各突起分开并形成特定的结构（图2.6）。每对鳃弓的外部结构都属于外胚层。第2~5对鳃弓一起生长，形成光滑的外表面。然而第5对鳃弓在发育后不久便消失了。

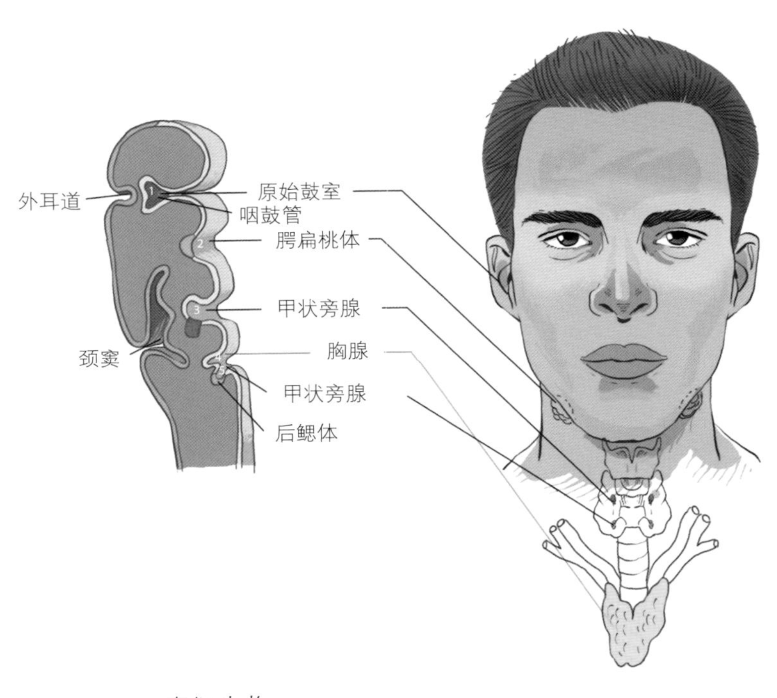


图2.6 咽囊衍生物

表2.1 鳃弓的肌肉、软骨、衍生物及脑神经

| 鳃弓 | 脑神经 | 肌肉 | 软骨 | 衍生物 |
|---|---|---|---|---|
| I 下颌弓 | V 三叉神经 | 咀嚼肌：<br>咬肌<br>翼外肌<br>翼内肌<br>颞肌 | 麦克尔软骨 | 下颌突：<br>下颌骨<br>锤骨<br>砧骨<br>蝶下颌韧带<br>上颌突：<br>上颌骨<br>颧骨<br>颞骨颧骨突 |

续表

| 鳃弓 | 脑神经 | 肌肉 | 软骨 | 衍生物 |
| --- | --- | --- | --- | --- |
| Ⅱ舌弓 | Ⅶ面神经 | 二腹肌后腹<br>镫骨肌<br>茎突舌骨肌<br>面部表情肌：<br>额肌<br>口轮匝肌<br>眼轮匝肌<br>颧肌<br>颊肌<br>颈阔肌 | 雷长特软骨<br>Reichart 软骨 | 咀嚼肌<br>表情肌<br>镫骨<br>舌骨茎突<br>舌骨小角<br>舌骨体上部<br>茎突舌骨韧带 |
| Ⅲ舌咽弓 | Ⅸ舌咽神经 | 茎突咽肌 | 舌骨下部 | 舌骨体下部 |
| Ⅳ | Ⅹ迷走神经 | 喉内肌<br>环甲软骨肌<br>咽缩肌 | 喉部 | 喉部软骨 |

（译者注：“Ⅳ”无对应的中文术语）

在胚胎发育的这一时期，颅面部开始生长。面部的生长依赖于最初形成的软骨，也就是我们所知的初级软骨。软骨颅是用来描述原始软骨骨骼结构的术语。颅骨底部由颅底构成，即出生后的颅底。颅底起源于间充质，在产前阶段的第四周发育。发育早期的一系列软骨组织开始颅底发育，这些组织主要由软骨颅组成。

在第二产前发育阶段末，软骨颅发生骨化（新骨形成）。一旦其基本结构建立，面部在产前阶段的第五周开始向下向前发育。这一发育阶段的胚胎呈曲线状，体积急剧增大，器官系统结构明显。四肢和器官持续生长，直至第八周胚胎发育初具人的面形。胚胎期结束后，开始第三个产前发育阶段，这一时期称为胎儿期。

## 产前发育第三阶段（9～40周）

从第九周至出生时的胚胎被称为胎儿（图 2.7）。在这个阶段，胎儿获得了人类的特征。器官开始发挥作用，器官与系统之间也建立起明显的联系。随着生长的持续，由于组织分化，胎儿的体积和重量显著增加。

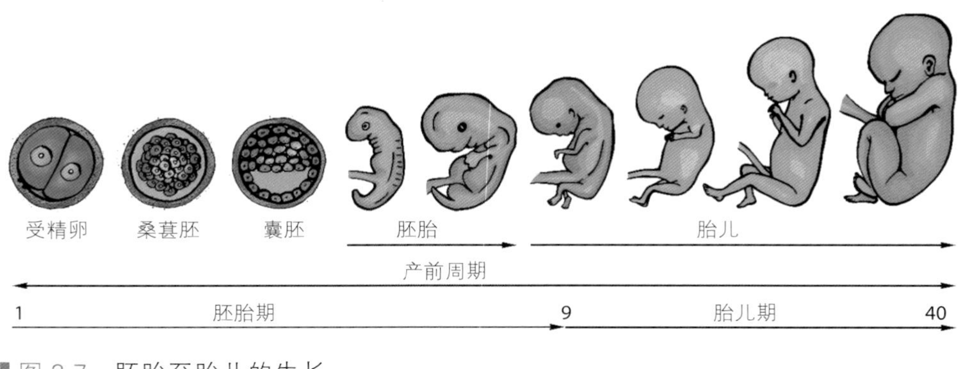


图 2.7 胚胎至胎儿的生长

## 出生后颅面部发育

对于口腔保健士、口腔治疗师和口腔卫生士来说，掌握颅面部的生长规律是非常有必要的。而对于一些早期发现的颅面部生长畸形，可以通过早期正畸干预以避免发育成熟后的复杂治疗（第 3 章讨论）。本章对颅面部生长的几个方面进行了简要的概括。

颅骨由两部分组成，即脑颅和面颅（图 2.8）。

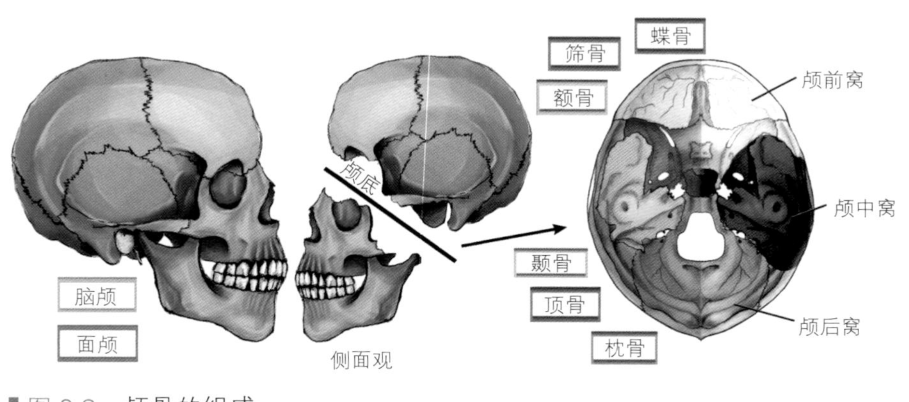


图 2.8 颅骨的组成

- 脑颅：包绕脑的部分——脑颅的生长依赖于颅骨穹窿（大脑的内颅骨部分）和颅底
- 面颅：颅骨的面部部分——上下颌骨的生长对面颅的发育有很大的促进作用

### 生长机制

人体由几个生长中心组成，它们调节、调控和监测全身骨骼的整体生长。骨形成（也称为骨化）主要有两种机制：软骨内成骨和膜内成骨。

● 软骨内成骨

这个过程是软骨转化为骨。人体长骨都是由软骨内成骨发育而来，颅底和下颌髁突就是由这种方式形成的。

● 膜内成骨

膜内成骨主要调节扁骨的发育。扁骨骨组织形成是从间充质结缔组织经膜内成骨开始的。颅穹窿、上颌骨和下颌骨都是经膜内成骨形成的。

● 重建和位移

还有一种生长机制是骨重建，包括骨沉积（成骨细胞沉积新骨）和骨吸收（破骨细胞吸收旧骨）。骨结构在进行重建时，其位置也会发生改变，这就是所谓的漂移。在早期发育过程中，一些骨板融合并形成骨缝样连接，这种连接是纤维性连接，也称为韧带。这些连接形成致密的结缔组织区域，即囟门，囟门在出生后会发生骨化。

骨块单位的整体移动称为位移，骨移位包括两种方式：

1）原发性位移：指骨骼因自身生长而发生移位；

2）继发性位移：指相邻的骨生长而引起的移位。

● 软骨结合

颅穹窿由膜内骨组成，它的扩大是由于骨缝的生长和发育中的脑扩张时的重建。颅底是由软骨内骨组成，其生长发生在软骨结合的生长中心内。对颅底有重要意义的软骨结合有 4 种类型，即蝶枕软骨结合、蝶筛软骨结合、蝶骨间软骨结合、枕骨间软骨结合，面部骨骼形态和颅底长度都受软骨结合的影响。

## 新生儿与成人颅骨比较

新生儿的脑颅所占颅部的比例明显大于面颅（图 2.9）。这种现象是由于大脑在出生时的进一步生长造成的；新生儿的面颅宽度远大于其高度。随着面颅的持续生长，成年人颅骨中面部高度明显增加。面部高度的增加很大程度上依赖于上下颌骨的发育。出生后第一个生长发育高峰期是婴儿期，此后进入平缓生长期，直至青春期前的阶段。青春期初始阶段又开始进入快速生长期——这是众所周知的生长发育高峰期。这种增长速率会随着青春期的结束而减慢。女孩多在 12 岁左右达到生长发育高峰期，而男孩则多在 14 岁左右，这一阶段大约持续 2 年。

颅骨是由发育中的大脑周围的间充质结缔组织发展而来的复杂结构。在正畸学中生长的作用尤为重要，其影响通常会被考虑在诊断和治疗计划中。正畸医师通过观察生长规律对所有患者的错殆畸形和颌面部畸形的影响，从而确定哪些生长模式可能对处于生长发育中的患者的暂时性治疗有影响或有益。

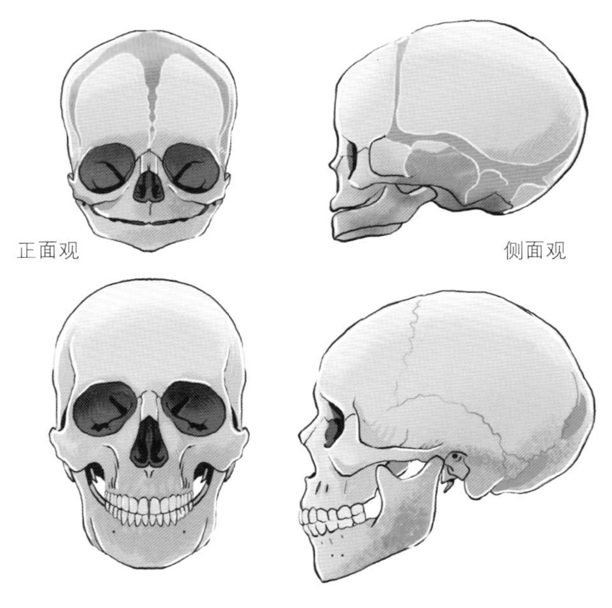


图 2.9 新生儿颅骨与成人颅骨

## 下颌骨生长

如前所述，面颅的生长发育依赖于下颌骨和鼻上颌复合体的生长（图 2.10）。第一鳃弓软骨（麦克尔软骨）支持原始下颌骨。在早期的下颌发育过程中，膜内成骨向前后方向生长。部分下颌升支和下颌体的下颌联合处，就是由这种成骨方式形成的。新生儿的下颌骨分为左右两半，并在出生后的一年内于中线处发生联合。

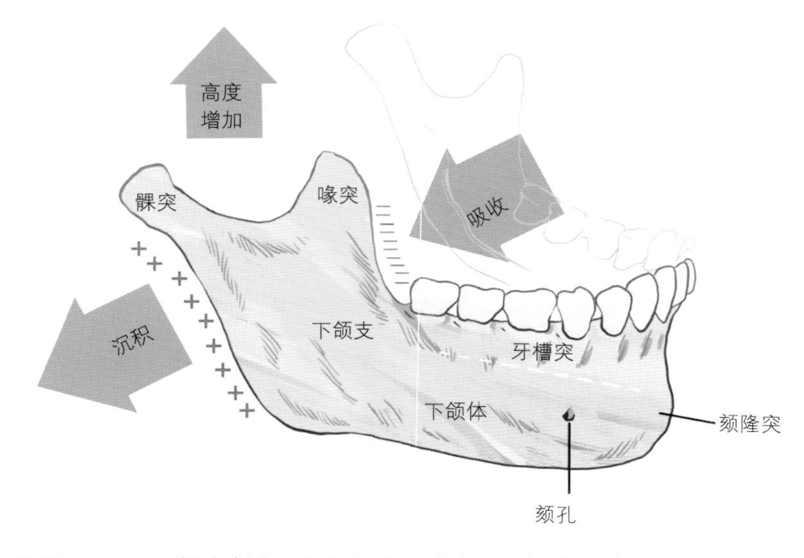


图 2.10 下颌生长（髁突向上向后生长，下颌骨向前向下移位）

下颌骨的长期生长是通过软骨内成骨进行的，其向下向前移位。下颌骨的重建在很大程度上增加了下颌骨的宽度。下颌支后缘发生骨沉积，前缘发生骨吸收，从而使下颌支向远离颏部的方向生长。

下颌骨髁突表面是关节面，因此其外表面有软骨覆盖。髁突内软骨的生长使软骨内成骨成为可能。髁突、喙突、心包突都是软骨内成骨。髁突的生长增加了下颌支的高度。由下颌体支撑的下颌牙槽突对下颌体高度的增加起着重要的作用。一般来说，女孩下颌骨的生长在 17 岁左右停止，而男孩则在 19 岁左右停止。

## 上颌骨生长

由于没有前体软骨的存在，早期的上颌骨发育是直接骨沉积到结缔组织的结果（图 2.11）。上颌骨通过膜内成骨、骨缝处沉积骨质和骨表面重建而发育成熟。

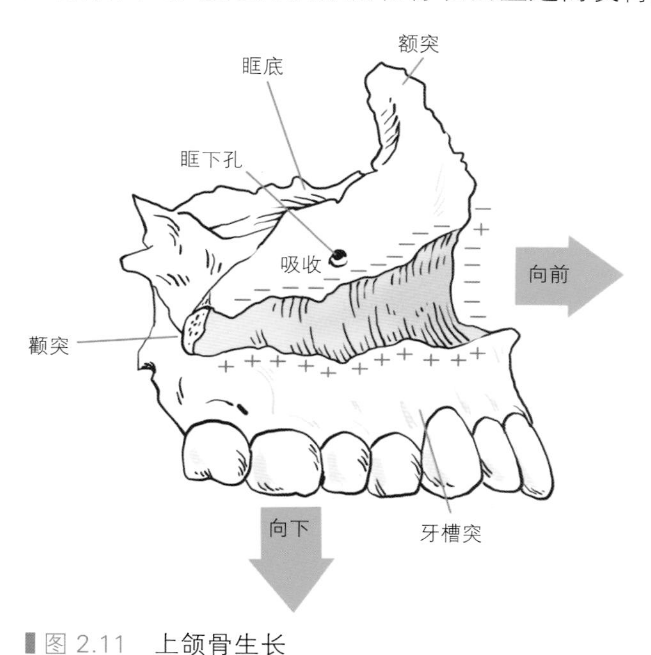


图 2.11　上颌骨生长

上颌骨的生长中心位于尖牙成釉器上方。已骨化的组织向颧骨方向缓慢生长，当组织向上向前生长时，分别会形成上颌额突和上颌切牙区域。向下的骨沉积会形成上颌牙槽突，使上颌骨高度增加。女孩的上颌骨生长平均在 15 岁左右终止，而男孩平均在 17 岁左右终止。上颌骨的骨膜重建掩盖了上颌骨的旋转生长效应。上颌骨由于原发性和继发性位移而向前向下移动。

- 原发性位移：上颌结节区域的生长可将上颌骨推向颅底的反方向，导致上颌骨向前向下发育

- 继发性位移：随颅底生长向前向下移位

上颌骨发生骨重建，腭部的下表面骨沉积，上表面骨吸收。上颌骨的向下生长也依赖于：

- 硬腭的向下漂移
- 上颌牙齿的萌出
- 牙槽突发育

## 生长旋转

在 1988 年，Solow 和 Houston 就提出了“颌骨的生长方向呈曲线会导致旋转效应”这一观点。这种旋转效应在上颌骨较小，而对下颌骨有实质性影响，尤其在垂直方向上较为明显。另外，一些结构的生长也会对颌骨生长方向产生影响。临床上，生长旋转主要通过前面部高度和下颌平面来评估的。如果下颌髁突的生长量大于磨牙区域的垂直生长量，下颌骨就会发生逆时针旋转。这会导致下颌明显向前旋转，使下颌位置更低。患者通常表现为前面高减小、下颌平面较平及前牙深覆𬌗。随着向前旋转程度的增加，前牙覆𬌗会变得更深。

下颌骨髁突的矢状向生长会导致下颌骨向后生长。下颌骨向后生长的患者表现为下颌前面高增大、下颌平面角较陡。在某些严重的病例中甚至会出现前牙深覆盖或开𬌗。当髁突生长量小于磨牙区垂直高度生长量时，下颌骨发生顺时针旋转。正畸医师通常需要在制订治疗计划前考虑生长旋转效应，以降低治疗中和治疗后由于生长旋转而引起的复发风险。

下颌骨的前向生长导致切牙的萌出路径直立，而后向生长则使切牙的萌出路径前倾（Gill，2008）。生长旋转造成切牙区拥挤的原因有以下几点：

1）下颌骨向前生长：牙弓长度减小，下切牙更加直立，因而产生切牙区拥挤（图 2.12）。

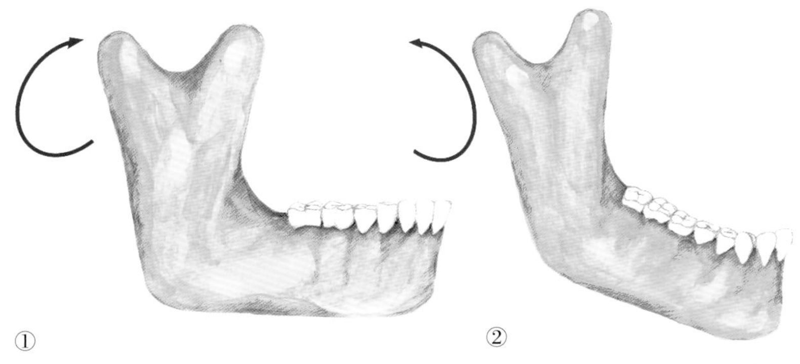


图 2.12　生长旋转（①下颌骨向前生长则下颌角平缓；②下颌骨向后生长则下颌角高陡）

2）下颌骨后向生长：当下颌骨向后旋转时，下颌切牙被推向下唇，促使下切牙更加直立，从而导致下前牙区拥挤（图 2.13）。

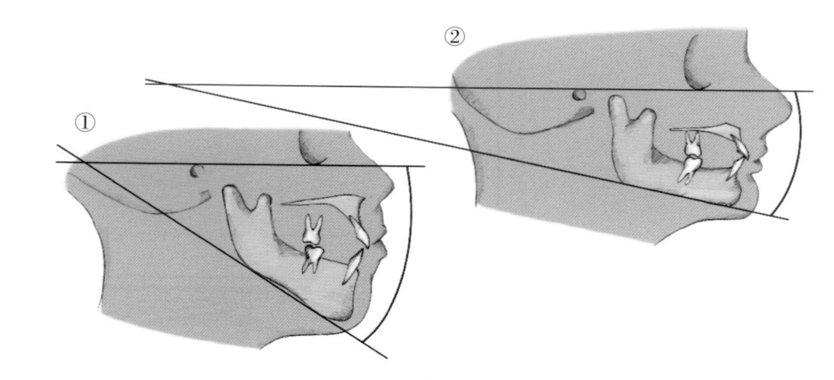


图 2.13　生长旋转（①后旋生长使面高明显增加；②前旋生长使面高减小）

## 牙齿发育

### 起始发育

牙齿的发育始于产前发育阶段的第六周（图 2.14）。口腔上皮内衬有复层的鳞状上皮细胞，称为口腔外胚层。口腔上皮下覆盖着的结缔组织（来源于神经嵴细胞）诱导口腔外胚层开始发育。上皮细胞和外胚间充质细胞之间的一系列作用导致了牙齿的形成和发育。基底膜将外胚间充质细胞和上皮细胞分离开来（图 2.15）。原发性上皮带在口腔外胚层表面增生，形成马蹄样结构。这一上皮带结构决定了上下颌牙弓的位置。原发性上皮带形成以下两种结构：

- 前庭板形成使牙列与唇颊分隔开的口腔前庭
- 牙板形成牙齿

### 蕾状期

牙板在每个牙弓的 10 个定点上发生末端膨大，并突入间充质中，这些局部隆起被称为牙蕾（图 2.16）。这些牙蕾会发育成乳牙。到产前发育阶段的第五周，更多的牙蕾从牙板延伸发育而来，从而形成了继承恒牙。这个牙板的前缘叫做继承牙板。然而，继承牙板一词仅适用于与乳牙胚相对应的恒牙胚。恒磨牙是由一般的牙板发育而来的。在这一时期，牙冠形态是由牙蕾决定的。牙齿发育过程中出现的任何缺陷都会导致牙蕾缺失或形成过多，从而引起缺牙或多牙。

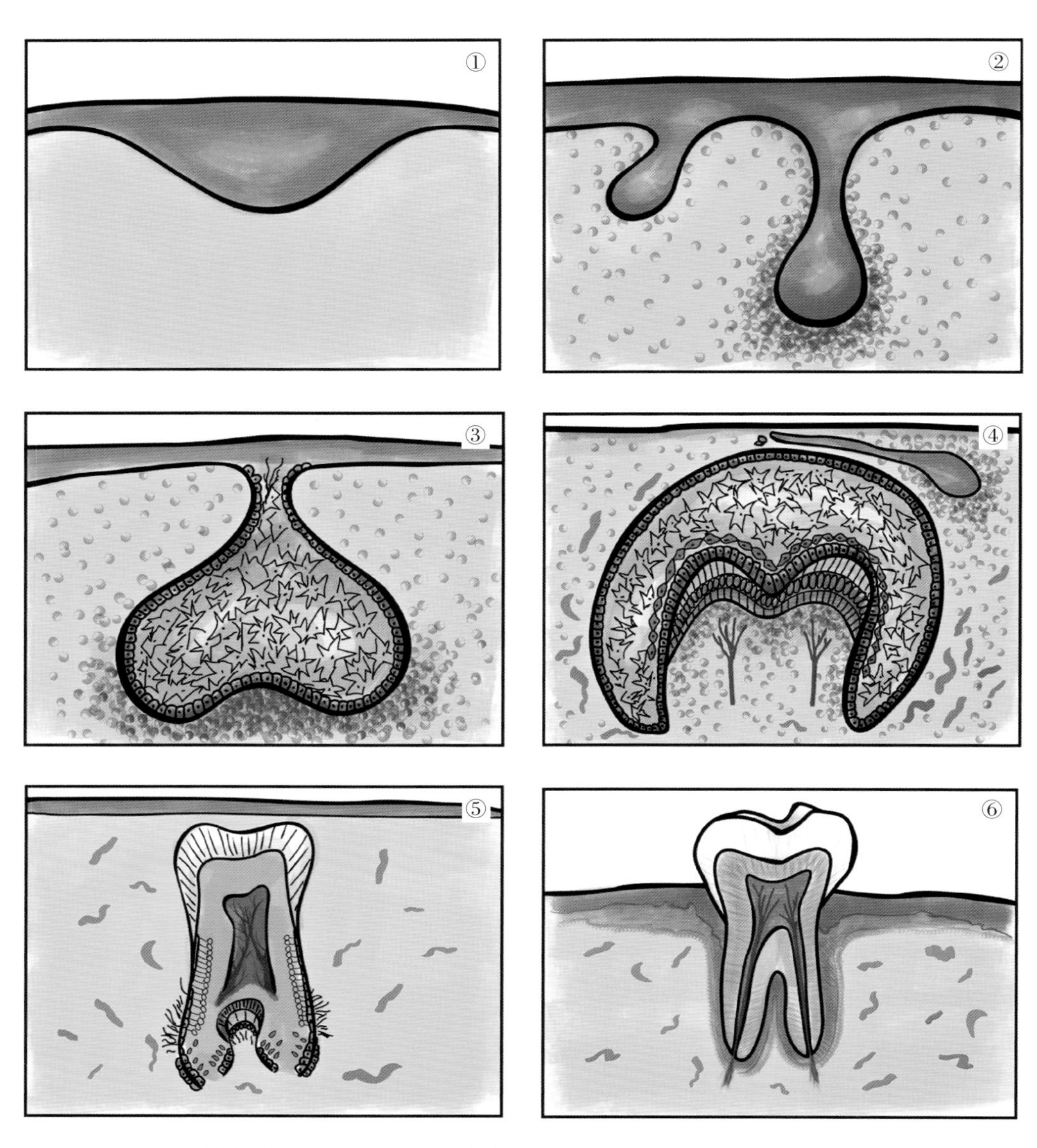


图 2.14　牙齿发育(①起始发育;②蕾状期;③帽状期;④钟状期;⑤牙根形成;⑥萌出)

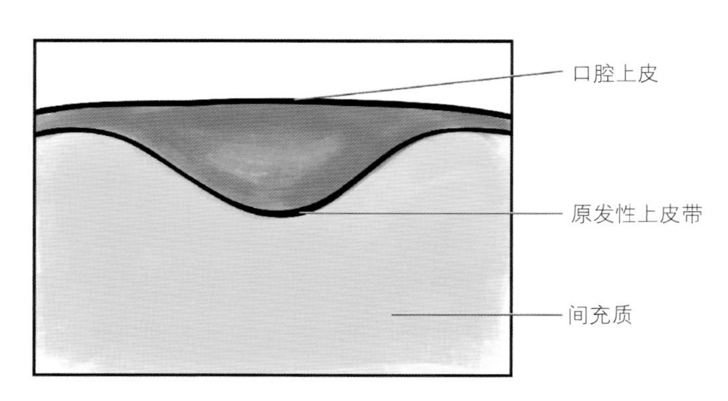


图 2.15　牙齿发育起始

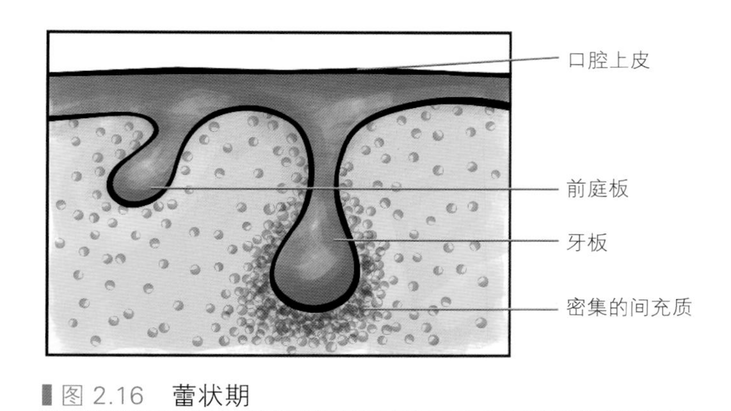


图 2.16 蕾状期

## 帽状期

牙板周围的间充质细胞开始聚集（图 2.17）。这种聚集会导致牙蕾表面内陷。当聚集的间充质细胞向牙板凹陷更深处移动时，牙乳头形成。牙乳头可以形成牙髓。上皮细胞形成成釉器。这些结构在发育的下一阶段将通过多种相互作用和分化形成牙釉质和牙本质。成釉器的周边是一层立方状细胞，称为外釉上皮层。成釉器凹面由单层柱状细胞组成。星网状层细胞呈星形，位于内外釉上皮层之间。

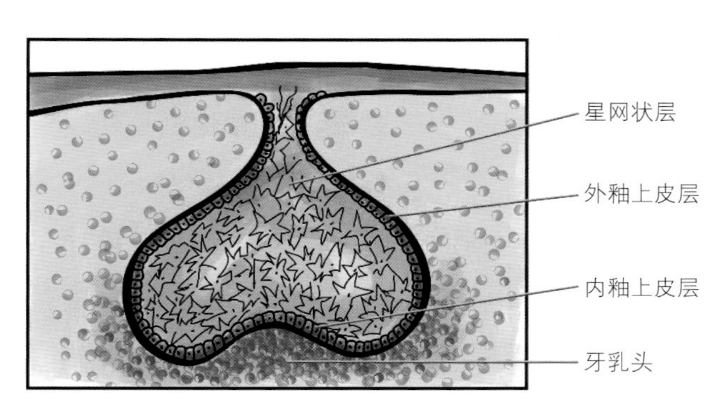


图 2.17 帽状期

内釉上皮层表面可有局部细胞聚集成簇，形成釉结。釉结处有延伸至外釉上皮层的条索结构，称为釉索。这两种结构对调控牙尖位置起重要作用，并可随着矿化而消失。

## 钟状期

钟状期开始出现形态分化和组织分化，因此此期在成釉器发育过程中至关重要（图 2.18）。形态分化决定了牙齿的形态。通过组织分化，一些细胞相互作用促使特定结构发育。此阶段的成釉器形似吊钟，所有细胞都为牙釉质和牙本质的形成做好了准备。内釉上皮层附近有一层细胞，称为星网状层，这些细胞与釉质的形成有重要关系。

成釉器上皮周围有一层致密的纤维中胚层，称为牙囊或牙滤泡。牙囊形成牙周膜、牙骨质和牙槽骨。内釉上皮层和外釉上皮层相连处，称颈环。这一时期成釉器逐渐与上皮分离。牙板的残余称为 Serres 上皮剩余。牙冠部组织的分化和矿化从切缘开始。钟状期存在一系列的相互诱导。

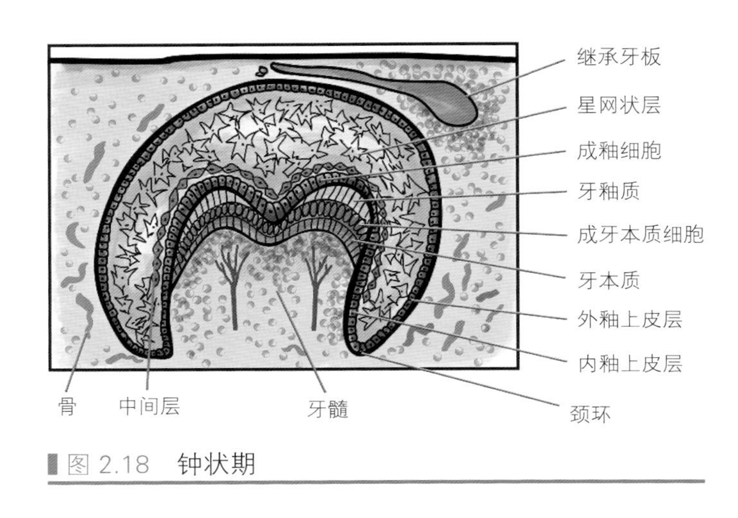


图 2.18　钟状期

钟状期的相互诱导包括：

1）内釉上皮层与牙乳头内未分化的间充质细胞相互作用。这种相互作用形成了成牙本质细胞。然后这些细胞变成柱状并被拉长，产生有机基质，称为前期牙本质。前期牙本质矿化为牙本质大约需要 24 小时。牙本质层逐渐堆积在未来的釉牙本质界处。牙本质覆盖在整个牙乳头的表面，牙髓形成。在这个阶段，牙髓产生了一个与成牙本质细胞层相连的血管网。牙本质小管对成牙本质细胞的延伸过程起着重要的作用。牙本质的形成过程称为牙本质发生。

2）在釉质形成过程中，内釉上皮细胞在沉积于未来釉牙本质界处的牙本质的作用下发生分化，成为分泌型成釉细胞。成釉细胞的营养供应是从外釉上皮层通过星网状层浸润的，血液通过毛细血管网输送。一旦内釉上皮层分化为成釉细胞，牙釉质沉积部位和釉牙本质界交界处就会被标记出来。

3）釉原蛋白是一种可使基质矿化的蛋白质。成熟的釉质蛋白质称为釉蛋白。新分泌的釉质基质矿物质含量较高，在逐渐发育成熟的过程中，基质会丢失其中所有的水分和有机物。在恒牙发育的这一阶段，过多氟化物的存在会导致水分和有机物的丢失。而发生氟中毒时，由于釉质形成不全，牙齿萌出后的表面会出现白色不透明斑块。

釉质矿化发育完成后，成釉细胞缩短以满足中间层和外釉上皮层的需要，即所谓的缩余釉上皮。直至牙萌出前，缩余釉上皮一直覆盖在釉质表面。

在牙齿发育的这一阶段，先天性畸形可能会导致牙釉质和牙本质缺陷，如牙本质形成缺陷症、釉质形成缺陷症。牙本质形成不全时牙本质呈乳白色，而牙釉质则易于磨损、丢失。釉质形成缺陷症是指牙釉质蛋白功能障碍，导致牙釉质形成异常，最终导致釉质的形状和颜色异常。

## 牙根形成

一旦牙冠发育完成，细胞开始向未来的釉牙骨质界处移动。内釉和外釉上皮细胞在颈环处增生，形成上皮根鞘，即 Hertwig's 上皮根鞘。这一结构将决定牙根的长度、厚度和数量。上皮根鞘弯曲的部分称为上皮隔。

牙本质形成诱导牙根的发育（图 2.19）。内釉上皮层（成釉细胞）诱导牙乳头成牙本质细胞分化出牙本质。上皮根鞘开始在发育中的牙根表面断裂，将牙本质暴露在周围的牙囊中。牙本质和牙囊之间的相互作用会形成可生成牙骨质的成牙骨质细胞。上皮根鞘的残余称为 Malassez 上皮剩余。牙根周围的牙囊可分化出牙骨质细胞和成纤维细胞，进而分别形成牙骨质和牙周膜。随着根部牙本质继续生成，牙根长度增加，牙齿开始萌出，并为牙根生长提供足够的空间。

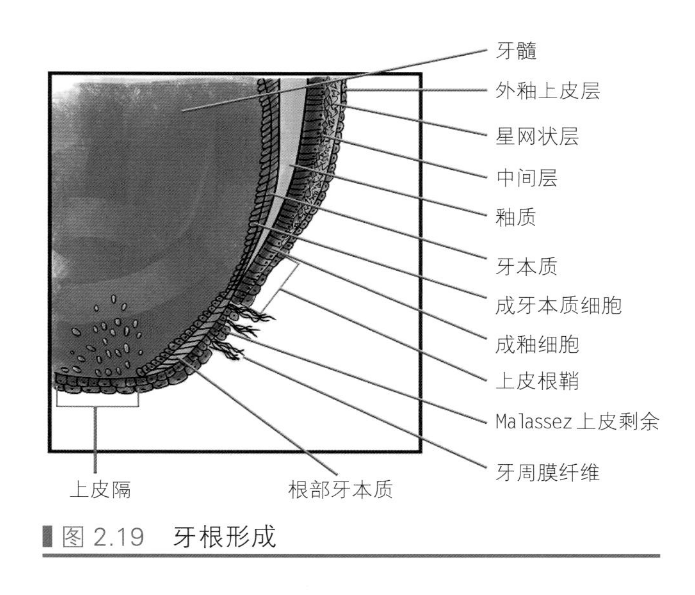


图 2.19 牙根形成

## 萌出

表 2.2 展示了人类牙齿萌出的大致时间。关于牙齿萌出有几种研究和争论，然而可大致总结出牙齿萌出的三个阶段：

1）萌出前阶段：包括牙齿萌出前和早期发育阶段，其冠部有一层膜覆盖。

2）功能前阶段：牙齿接触到口腔上皮并突破其冠部被覆的膜，同时缩余釉上皮在牙颈部形成牙龈的结合上皮。

3）功能阶段：牙齿建立咬合，开始行使功能。

所有的口腔医生都需要认识到患者牙齿迟萌或发育异常的影响，并视其需要转诊正畸医师治疗。

表2.2　牙齿萌出时间

<table>
<tr><th colspan="2">牙列</th><th>位置</th><th>萌出时间</th></tr>
<tr><td colspan="2">中切牙</td><td>乳牙上颌<br>乳牙下颌<br>恒牙上颌<br>恒牙下颌</td><td>6—10 个月<br>5—8 个月<br>7—8 岁<br>6—7 岁</td></tr>
<tr><td colspan="2">侧切牙</td><td>乳牙上颌<br>乳牙下颌<br>恒牙上颌<br>恒牙下颌</td><td>8—12 个月<br>7—10 个月<br>8—9 岁<br>7—8 岁</td></tr>
<tr><td colspan="2">尖牙</td><td>乳牙上下颌<br>恒牙上颌<br>恒牙下颌</td><td>16—20 个月<br>11—12 岁<br>9—11 岁</td></tr>
<tr><td rowspan="2">前磨牙</td><td>第一前磨牙</td><td>恒牙上颌<br>恒牙下颌</td><td>10—11 岁<br>10—12 岁</td></tr>
<tr><td>第二前磨牙</td><td>恒牙上颌<br>恒牙下颌</td><td>10—12 岁<br>11—13 岁</td></tr>
<tr><td rowspan="3">磨牙</td><td>第一磨牙</td><td>乳牙（上下颌）<br>恒牙（上下颌）</td><td>11—18 个月<br>6—7 岁</td></tr>
<tr><td>第二磨牙</td><td>乳牙（上下颌）<br>恒牙（上下颌）</td><td>20—30 个月<br>12—14 岁</td></tr>
<tr><td>第三磨牙</td><td>恒牙（上下颌）</td><td>≥17 岁</td></tr>
</table>

## 参考文献

Gill D. S. *Orthodontics at a Glance*. Oxford: Wiley-Blackwell Publishing, 2008.

Solow B, Houston W.Mandibular rotations: concepts and terminology. *Eur J Orthod*, 1988, 10(3): 177-179.

## 延伸阅读

Ahmad, I. Digital dental photography. Part 1: an overview. *Br Dental J*, 2009, 206: 403-407.

Bishara, S. E. *Textbook of Orthodontics*. Philadelphia, PA: W. B. Saunders, 2001.

Brand, R. W., Isselhard, D. E. *Anatomy of Orofacial Structures: A comprehensive approach*. 7th ed. St Louis , MO: Elsevier Mosby.

Chiego, D. J. *Essentials of Oral Histology and Embryology: A clinical approach*. 4th ed. St Louis, MO: Elsevier Mosby, 2014.

Downs, W. B .Analysis of the dentofacial profile. *Angle Orthod*, 1956, 26(4): 191-212.

Foster, T. D. *A Textbook of Orthodontics*. 3rd ed. Oxford: Blackwell Scientific, 1990.

Goose, D. H., Appleton, J. *Human Dentofacial Growth*. Oxford: Pergamon Press, 1982.

Mitchell, L. *An Introduction to Orthodontics*. 3rd ed. Oxford: Oxford University Press, 2007.

Ooë, T. *Human Tooth and Dental Arch Development*. Tokyo: Ishiyaku Publishers, 1981.

Park, J. U., Baik, S. H. Classification of angle class Ⅲ malocclusion and its treatment modalities. *Int J Adult Orthod*, 2001, 16(1): 19-29.

Proffit, W. R.,F ieldsH. W. Jr, Sarver, D. *Contemporary Orthodontics*. 5th ed.St Louis, MO: Mosby Elsevier, 2012.

Ranly, D. M. *A Synopsis of Craniofacial Growth*. 2nd ed. Norwalk, CT: Appleton & Lange, 1990.

Thesleff, I. Epithelial-mesenchymal signaling regulating tooth morphogenesis. *J Cell Science*, 2003, 116(9): 1647-1648.

Thilander, B. Basic mechanisms in craniofacial growth. *Acta Odontol Scand*, 1995, 53(3): 144-151.

Welbury, R. R., Duggal, M. S., Hosey, M. T. *Paediatric Dentistry*. 4th ed. Oxford: Oxford University Press, 2012.

## 自我测评

1. 什么是胚胎发生? ( )

A. 精子突破卵子屏障　B. 胚胎的形成和发育
C. 胚胎细胞的增殖　D. 胚胎从输卵管游到子宫

2. 鳃弓是如何形成的? ( )

A. 中胚层增厚　B. 内胚层发育而来
C. 原肠胚形成阶段发育而来　D. 外胚层增厚

3. 下颌骨是由哪对鳃弓发育而来的? ( )

A. 第一鳃弓　B. 第二鳃弓
C. 第三鳃弓　D. 第四鳃弓

4. 腭扁桃体是由哪对咽囊发育而来? ( )

A. 第一咽囊　B. 第二咽囊
C. 第三咽囊　D. 第四咽囊

5. 扁骨发育是如何调控的? ( )

A. 膜内成骨　B. 重建
C. 位移　D. 膜内成骨和位移

6. 上颌骨继发性移位向哪个方向生长? ( )

A. 向上向前　B. 向下向前
C. 向后向前　D. 向后向下

7. 颅骨的面部部分称为什么? ( )

A. 面颅　B. 脑颅
C. 内脏颅　D. A+C

8. 牙齿发育的哪个阶段异常会导致多牙或少牙? ( )

A. 牙本质形成　B. 釉质形成
C. 牙根形成　D. 蕾状期

9. 在胚胎发育的哪个阶段牙齿开始发育? ( )

A. 怀孕 3 周　B. 怀孕 12 周
C. 怀孕 6 周　D. 怀孕 4 周

10. 正确排序牙齿发育阶段? ( )

A. 帽状期　钟状期　蕾状期　B. 钟状期　帽状期　蕾状期
C. 蕾状期　帽状期　钟状期　D. 蕾状期　钟状期　帽状期

(张春香　译)

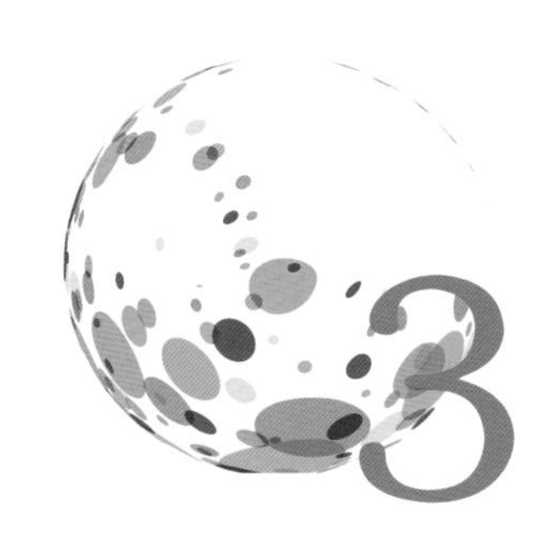

# 3 正畸治疗评估和方案设计策略

本章介绍了正畸治疗评估中所涉及的步骤，并简要评估了方案设计的原则。在正畸实践过程中，诊断和治疗计划的设计均由正畸医生全权负责。口腔保健士和口腔卫生士在正畸医生的指导下，在其诊治范围内对患者进行必要的检查和临床治疗。因此，全面了解正畸评估和治疗计划中涉及的过程是至关重要的。

治疗评估的过程从与患者进行交流开始，正畸医生需要确定并制订问题列表来解决患者的问题。交流过程中患者提供的有价值的信息对于正畸医生设计可获得满意结果的治疗方案非常重要。正畸医生通过准确分析所有收集到的资料，包括照片、X光片和牙齿的研究模型，做出准确诊断，从而获得成功的治疗结果。

在开始矫治之前正畸医生应与患者及其父母（如果患者未成年）讨论所选治疗方案的风险和益处，以获得知情同意，其中尤为重要的是，正畸医生应该用易于理解的语言、简单的方式向患者及其父母解释相关内容。

## 收集资料

收集详细准确的患者病史有助于诊断和设计治疗方案。全面系统的病史记录非常有价值，它反映了患者的全身健康、口腔健康以及社会和家族病史等重要信息。同时在与患者和家属交流期间，医生可能会发现影响治疗计划的若干因素。因此，准确完整的资料收集和病史记录非常重要。

临床医生必须在初次就诊时获得患者的健康史和口腔病史，在以后的复诊期间查看并每六个月更新一次相关信息，以便更好地管理患者。

在正畸治疗过程中初诊通常是医患双方沟通及患者咨询的时间。这使得牙科团队能够更好地了解患者，更好地了解他们的态度并评估他们对正畸状况的理解程度。这些交流对于更好地管理患者来说至关重要，因为在进行方案设计时需要考虑患者的生活方式，以确保他们能从正畸治疗中受益。

## 全身病史

详细询问病史的目的是为了更好地制订适合患者的正畸治疗方案，避免在治疗过程中患者出现并发症及意外。这可以通过在制订治疗计划时考虑禁忌证来实现（禁忌证和改良方案的实例总结见表 3.1）。此外，生长是另一个需要特别关注的方面，因为它有助于正畸治疗。过了生长高峰期的患者，由于面部可能发生较大变化，为了避免治疗效果不理想，正畸医生可能需要调整治疗计划。框 3.1 重点介绍了全身病史的问诊内容。因此，对儿童和青少年患者来说，生长评估以及青春期开始时间的记录是必不可少的。

表3.1　全身情况以及正畸治疗的建议

| 全身疾病 | 隐患 | 正畸治疗方案的调整 |
| --- | --- | --- |
| 感染性心内膜炎 | 心脏组织有菌血症的风险，导致感染或炎症。 | 使用分离器、取模和外科拔牙可能需要预防性服用抗生素。<br>粘接颊面管优于带环。<br>始终保持口腔卫生并监控牙菌斑控制。<br>在更换弓丝时避免伤到黏膜。<br>与病人的心脏病科医生确认相关信息。 |
| 高血压 | 高血压患者存在心血管疾病、肾衰竭和中风的风险。需要特别关注的是钙通道阻滞剂引起的牙龈增生。因此，任何牙龈增生的迹象都需要立即引起重视。 | 为减少心血管压力，复诊时间应少于 1 小时。<br>定期提供口腔卫生建议，以确保实现牙菌斑控制。<br>若钙通道阻滞剂引起牙龈增生，应向医生咨询是否可以使用其他替代药品。<br>高血压病人须由内科医生确认血压得到控制后再进行正畸治疗。 |
| 糖尿病 | 高血糖会使愈合减慢，患者患牙周病的风险更高。这是由于白细胞功能降低、胶原代谢低和多形核白细胞减少造成的。对于同时患有Ⅰ型（胰岛素依赖型）和Ⅱ型（抗胰岛素型）糖尿病的患者，需要定期进行牙周评估。 | 由于牙周受损，避免对糖尿病未得到控制的患者进行治疗。<br>必须在治疗开始前与内科医生确认。<br>通过强调口腔卫生的重要性来减少局部刺激因素（如牙结石）的影响。<br>每次复诊都应该在餐后进行。 |
| 癫痫 | 牙龈增生与抗惊厥药有关，可见牙龈红肿疼痛。研究显示在早期生长发育过程中，高剂量抗癫痫药物会影响孩子的骨骼发育、牙齿萌出位置和牙周结构。<br>与抗癫痫药物相关的其他口腔问题有骨质疏松症、牙根短小、牙龈出血、口腔干燥、溃疡和迟萌。<br>记录癫痫发作史、相关创伤和用药的情况至关重要。<br>患者在癫痫发作期间有吸入或误吞器械的风险；这时重要的是建议患者和父母或护理人员立即寻求相关医生的建议。 | 严重的牙龈增生患者需要在粘接托槽前进行牙龈修整。<br>治疗中尽量使用轻力。<br>在治疗期间若患者癫痫发作，应取出口内所有器械并将椅位降低。<br>若癫痫发作持续数分钟，应立刻向专科医生寻求帮助。 |

续表

| 全身疾病 | 隐患 | 正畸治疗方案的调整 |
| --- | --- | --- |
| 怀孕 | 通常妊娠并不是正畸治疗的禁忌证，然而，黄体酮和雌激素水平升高会导致牙周对牙菌斑产生过度反应。<br>孕期经常评估牙周健康就显得至关重要。 | 每次复诊时都要密切关注口腔健康状况及口腔卫生情况，缩短复诊间隔时间，避免 X 线检查。 |
| 内分泌紊乱 | 甲状腺分泌产生的激素与体内生长发育和新陈代谢有关。<br>甲状腺功能减退症的常见口腔表现包括伤口愈合减慢、巨舌症、迟萌和牙周病。<br>甲状腺功能亢进的患者可能经常会有压力或者焦虑症。 | 在整个治疗操作过程中，要注意手法轻柔，并避免使用肾上腺素。<br>出现甲状腺危象时停止治疗，确保患者定期看内科医生。<br>进行影像检查时使用甲状腺颈圈对防辐射至关重要。 |
| 传染性疾病 | 对于有肝炎或艾滋病等传染病患者来说，比较重要的是要按照指导原则保持良好的口腔卫生，并做好严格的感染控制。 | 遵循通用预防措施指南。保持良好的口腔卫生。<br>请血液病医生会诊是否有正畸治疗禁忌证。 |

**框 3.1　全身病史问诊表**

- 患者基本信息（姓名、年龄、地址、电话）
- 全科医生的相关信息
- 生长发育评估（出生体重、当前体重、身高、青春期开始时间）
- 对于女性青少年：初潮是否发生
- 胃溃疡或者胃酸分泌过多
- 癌症或者曾进行过肿瘤治疗
- 糖尿病
- 免疫系统状况
- 肾脏状况
- 内分泌或是甲状腺疾病
- 关节炎状况
- 精神行为状况
- 耳、眼、喉、鼻或言语状况
- 扁桃体或腺样体状况
- 体重减轻或食欲不振
- 晕厥、痉挛或癫痫
- 贫血或出血性疾病
- 艾滋病或 HIV 阳性
- 肝炎
- 高血压或低血压
- 哮喘、花粉过敏、鼻窦炎或荨麻疹的病史。
- 心血管疾病（心脏病、心绞痛、冠状动脉功能不全、动脉硬化、中风、先天性心脏缺陷或风湿性心脏病）

续表

- 脊髓灰质炎、单核细胞增多症、肺结核、肺炎
- 目前是否发现过敏或药物反应
- 现在服用药物（处方/非处方/补品）
- 手术史

## 口腔病史

口腔病史可以提供关于患者在口腔治疗过程中的动机和合作程度的信息。对患者的口腔治疗史、口腔卫生习惯的了解有助于判断患者求治的主动性。比如，定期进行口腔检查就是一个很好的指征，表明患者也将遵守他们的正畸预约。口腔病史的收集必须全面，要包括之前所有治疗的详细信息，对之前治疗的态度和行为，以及所有牙创伤的记录。口腔卫生差是正畸治疗的主要禁忌之一，因为患者将面临罹患龋齿和牙周病的高风险。因此，记录患者维护口腔卫生的方式、方法很重要，比如牙刷和牙膏的类型，以及刷牙的方法和频率。框 3.2 收录了口腔病史问诊的内容。

框 3.2　口腔病史问诊表

- 恒牙或多生牙拔除史
- 牙体缺损、牙外伤或牙齿充填物脱落
- 牙齿冷热敏感
- 死髓牙或根管治疗后牙齿
- 下颌骨骨折、囊肿或口腔感染
- 牙龈问题，如牙龈出血
- 是否曾接受过牙周治疗
- 食物嵌塞
- 吸吮拇指或手指的习惯
- 言语问题的病史
- 打鼾或呼吸困难
- 磨牙，紧咬牙或关节弹响
- 面部或关节周围的肌肉疼痛
- 咀嚼或张口困难
- 智齿
- 牙齿或颞下颌关节相关问题
- 在以前的口腔治疗中是否出现过问题
- 之前是否接受过正畸治疗
- 对于自身牙齿的主要关注点

### 患者主诉

无论患者关注的是牙齿的美学还是功能，主诉都反映了患者的需求。解决主诉是达到成功治疗结果的关键。对于正畸医生而言，了解患者关注的问题至关重要，同时，确保患者了解自身在正畸方面存在的问题以及相应的治疗方案也是非常关键的。例如，患者可能是因为上颌过度前突前来就诊，但他的潜在的问题可能是下颌后缩，并且需要比他预期的更复杂的治疗。因此，在治疗开始之前，患者需要彻底了解自己在功能和美学方面的正畸问题，并接受其选择的治疗方案中涉及的程序和步骤。同时，解决患者的主诉问题也会增加患者的依从性。

### 错𬌗畸形的病因

查明任何造成错𬌗畸形的潜在原因都是必要的。如果病因不明，可能无法保证好的治疗效果。遗传因素或环境因素都可能导致错𬌗畸形。去除环境因素可以更好地阻断错𬌗畸形的发展并提高治疗稳定性。例如，如果孩子有正常的颅面生长，仅因吸吮拇指习惯而引起前牙开𬌗，那么在治疗方案中设计破除吮指习惯的矫治器也就显得非常重要，这不仅可以纠正不良习惯，还可以减少治疗后复发的概率。错𬌗畸形的病因本质上是多因素的，可能由骨骼不调、牙及牙槽的问题或者不良习惯造成。骨骼不调影响广泛，治疗困难，需要通过正畸治疗及手术矫治相结合的方式来实现治疗目标。牙及牙槽问题可能对错𬌗畸形的影响相对局限，包括牙齿位置、数量以及萌出方式的异常，牙列拥挤，间隙或病理性异常（如囊肿和牙源性肿瘤）。

## 临床检查

临床检查是口腔治疗的重要组成部分，并始终指导着治疗计划。完善的正畸检查包括口外检查和口内检查。

### 口外检查

全面的口外检查结果对治疗计划的制订有很大帮助。口外检查包括对患者意识、姿势、颞下颌关节、头部、颈部、骨骼生长模式和软组织的总体评估。在患者无意识状态下观察患者功能状态和自然状态（姿势位）非常重要。这种方法提高了评估的准确性。一般而言，口外检查可以通过在候诊室或咨询室观察患者的姿势、意识状态、配合度及沟通能力等内容进行。

## 面型和骨型

口外检查中比较有价值的一项内容是确定患者的面型（图 3.1）和骨型（图 3.2）。患者必须处于自然头位，端坐或站立，两眼平视前方，使 Frankle 平面（即外耳道上缘与眶下缘连线的假想平面）与地面平行（McDonald，1998）。另外，牙齿是否处于牙尖交错位会影响检查的准确性。一些患者习惯于前伸下颌，这就会导致医生做出错误诊断。

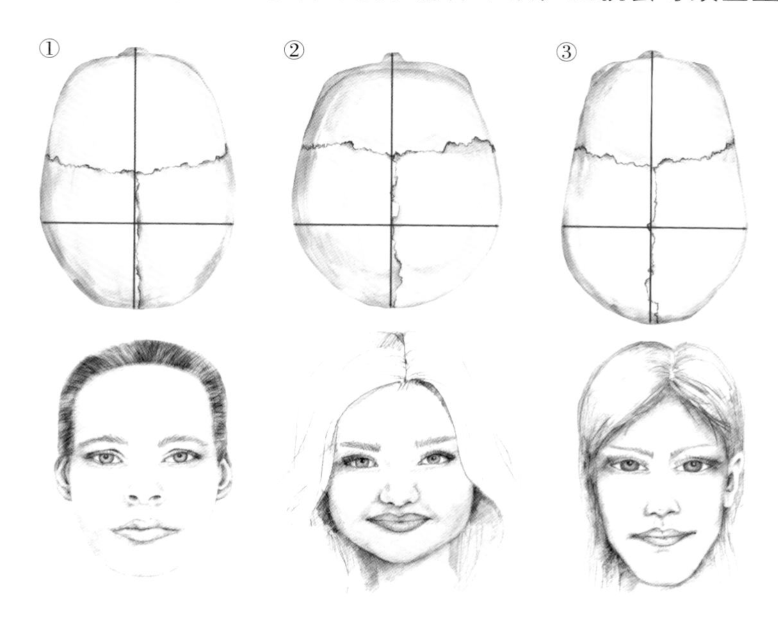


图 3.1　面型（①均面型：面部比例均衡，平均颅骨宽度；②短面型：方形面部，下巴突出，前额宽大，面部整体短而宽；③长面型：面部窄而长，颅骨宽度小）

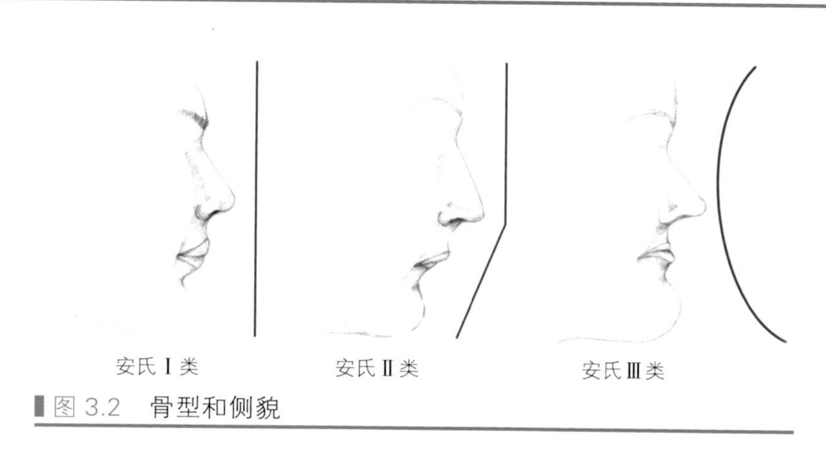


图 3.2　骨型和侧貌

正面观可以判断面型，侧面观可以判断骨型。在患者的侧貌轮廓上建立两条假想线：

1）从鼻根到上唇基底的连线。

2）从上唇基底部到颏部的连线。

这些线条可以指示面部轮廓，通常直线被认为是标准面型（骨性Ⅰ类）。在骨性Ⅱ类的患者中，由于上颌前突，侧貌轮廓明显凸起。在骨性Ⅲ类患者中，由于下颌前突，侧貌轮廓明显凹陷。

面型需要在三维方向上进行评估：前后向、垂直向和横向。

**前后向** 这是对上下颌骨相对位置的评估。分为以下三类：

1）Ⅰ类骨面型：下颌骨位于上颌骨后方约 2—3 mm 处。患者侧貌为直面型，也叫做平均面型。这种直线轮廓的形成来源于上下颌骨之间的协调。

2）Ⅱ类骨面型：下颌骨相对于上颌骨过于靠后。患者侧貌为凸面型，也叫做后缩面型。这种不调可能是由上颌前突或下颌后缩造成的。

○ 上颌骨前突：下颌骨处于正常位置，但上颌骨位置太靠前。

○ 下颌骨后缩：上颌骨处于正常位置，但下颌骨相对于上颌骨而言，位置太过靠后。

3）Ⅲ类骨面型：下颌骨位于上颌骨前方。由于下颌骨的过度生长，患者侧貌为凹面型，也叫做下颌前突面型。

牙槽嵴由牙槽基骨支持，二者之间没有明显分界。上下颌的牙槽骨均前突称为双颌前突（图 3.3）。骨骼Ⅰ类、Ⅱ类、Ⅲ类都可出现上下牙弓的牙槽骨前突。临床上，双颌前突通常表现为嘴突、嘴唇外翻、开唇露齿，即嘴唇功能不全。反之，无论基骨如何，

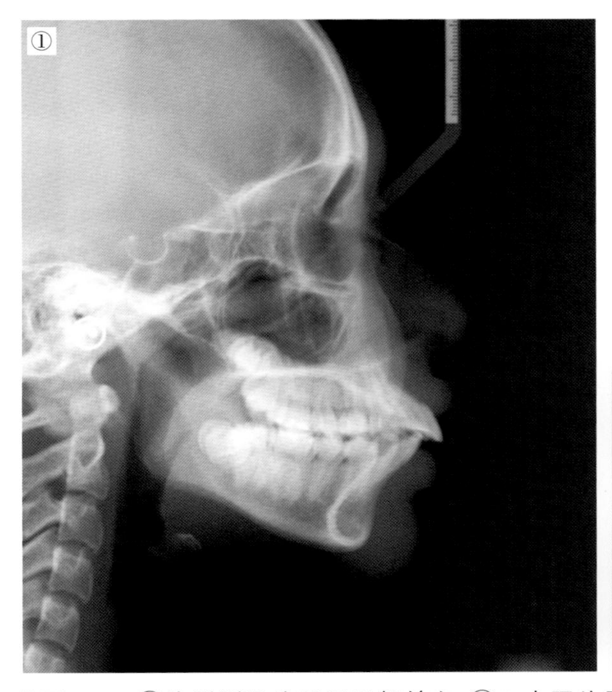


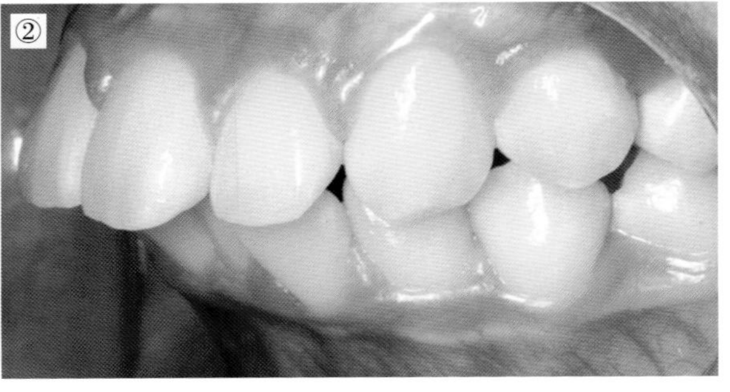


图 3.3 ①头影测量片显示双颌前突；②口内照片显示上下切牙唇倾

如果上下牙槽骨都后缩，则称为双颌后缩。

**垂直向** 对下面高的评估可以为垂直向不调提供一个良好的参考。

1）面上三分之一：前额。

2）面中三分之一：眶上缘到鼻底。

3）面下三分之一：鼻底到颏下。面下三分之一又分为两部分：上三分之一是从鼻底到上唇基部；下三分之二是由下唇和颏部组成。

面中三分之一的高度应该等于面下三分之一的高度。由于颏部前突，Ⅲ类骨面型的患者通常面下三分之一较高。反之，下颌后缩的Ⅱ类骨面型患者下面高减小。

**横向** 轻微的左右不对称是正常的。但是，任何不对称都应在口外检查结果中注明。不对称可能是由上颌骨和/或下颌骨的横向差异造成的。

### 淋巴结和颞下颌关节的评估

检查头颈部区域是否有潜在病症的表征，这可能需要在治疗开始前特别注意。同时必须触诊头颈部淋巴结，检查其是否大小正常且无其他异常。

检查颞下颌关节及其周围肌肉有无异常情况，例如压痛、弹响（由于软骨和骨骼之间的摩擦而发出的咔哒声）和其他会影响正畸医生的治疗方案、矫治器设计的问题。如果患者出现一种或多种异常情况，则需要请口腔颌面外科医生进一步检查。

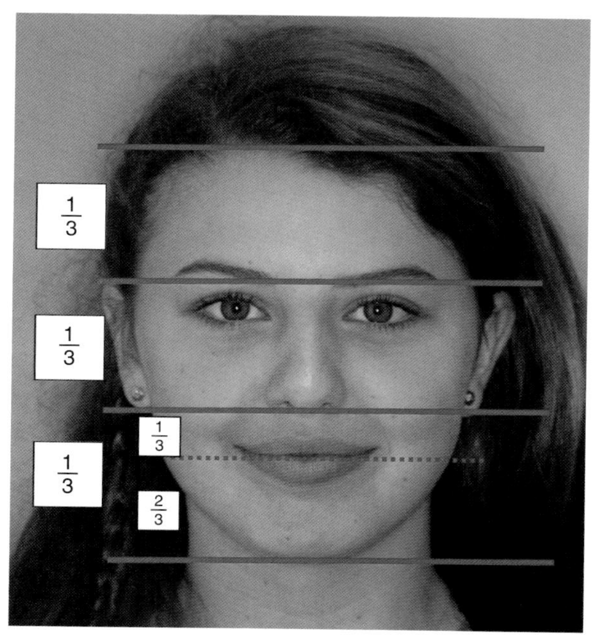


图 3.4 面部高度

## 软组织分析

在患者没有意识到的情况下评估其功能状态和自然状态（姿势）得到的结果是最有效而准确的。关于软组织分析需要注意的有以下几点：

1）唇形态：丰满度、色泽以及唇形。

2）唇张力和口腔前庭区封闭性：确定上唇和下唇在没有肌肉力量的情况下能否自然闭合。唇部功能不全可能是由于双颌前突、静息位时上唇短、下面高的增加或因严重Ⅱ类错𬌗畸形引起的上切牙前突所导致的。如果嘴唇功能不全，则不能实现正常的口腔前庭区的密封。

3）微笑美学：牙列中线是实现美学上愉悦微笑的第一要素。理想状态下，牙列中线需要与面部中线一致。切牙暴露量和微笑对称性是重要的美学参数。

○ 唇线：上唇的位置对上切牙暴露量而言十分关键。切牙暴露高度即唇线。牙齿暴露的减少可能是衰老的象征。唇线应当到达游离龈的位置，并且要暴露上切牙切缘和龈乳头。“露龈笑”是指唇线高于平均值，在微笑时暴露过多的牙龈。

○ 黄金比例：微笑时正面像上上牙宽度的黄金比通常是62%——可见的侧切牙宽度应为中切牙宽度的62%，可见的尖牙宽度应为侧切牙宽度的62%，可见的第一上颌前磨牙的宽度应为尖牙宽度的62%。

○黑三角：一个令人赏心悦目的微笑中，其牙齿邻接区的外展隙覆盖着牙龈。黑三角的形成是因为牙齿之间较短的龈乳头未能充满邻接点龈方的外展隙。黑三角可由牙周病所致，也可以在矫正了严重拥挤或扭转牙后出现。

○颊廊：又叫颊旁间隙，可以通过检查上颌第一前磨牙暴露量来评估微笑宽度。颊廊是微笑时颊黏膜与上颌磨牙之间的距离。有研究认为，美学上令人愉悦的笑容其颊廊是偏窄的（Moore，2005）。颊廊宽度受上颌骨的前后位置和上颌磨牙的倾斜度的影响。牙弓宽度增加导致颊廊宽度减小。磨牙腭侧倾斜会导致颊旁间隙增宽。

○微笑弧：微笑弧有三种类型：

①协调：下唇上缘沿着上切缘弧度走形。这种微笑弧被认为是理想的微笑弧。

②平坦：下唇上缘平行于上切牙切缘。

③非协调：下唇上缘弧度与上切牙切缘弧度相反。

④舌体：在说话或吞咽过程中检查舌体前伸情况。舌体前伸是由于肌肉系统的不平衡导致舌体在切牙间伸出。

## 口内检查

这部分检查的目的是:

- 确认患者主诉
- 确定错殆畸形或牙槽关系不调的临床表现
- 检查牙周健康情况
- 评估患者口腔卫生健康状况

口内检查要系统全面，防止遗漏。口内检查包括判断有无软硬组织的病变、先天性畸形和评估咬合关系。正畸医师通过检查以下四个区域来诊断错殆畸形:

- 上颌骨
- 上牙槽骨
- 下牙槽骨
- 下颌骨

最终诊断结果依赖于牙槽骨、牙列以及基骨的前后向、垂直向和横向的关系。

### 软组织检查

口内软组织检查要系统全面，避免遗漏。检查时要有良好的光源，使用口镜和探针来检查:

- 口腔黏膜和前庭
- 腺体
- 系带
- 牙龈的健康状况
- 游离龈
- 软硬腭
- 舌体

对牙周健康状况差的患者，建议使用牙周检查记录表。无论何种类型的牙周病，无论患者年龄是多少，在牙周病得到控制之前都不能进行正畸治疗。

### 硬组织检查

在检查过程中，我们必须仔细记录牙齿情况以及在临床检查中发现的所有问题。临床检查必须全面细致，避免遗漏，建议从一个象限开始，依次检查并记录以下内容:

- 是否存在病理性改变
- 龋齿情况
- 已经萌出的牙齿
- 牙釉质形态
- 缺牙和牙齿松动的原因
- 牙科治疗史
- 以前或者现有的创伤

通过记录牙齿萌出情况来评估牙龄是非常重要的。迟萌可能反映一些潜在的问题，特别是不对称的迟萌，如多生牙、异位萌出牙或者阻生牙（见第 6 章）。如果出现牙齿迟萌，需要在迟萌部位的腭侧、舌侧、颊侧进行触诊，确认是否有恒牙。如果未触及恒牙，那么就需要进行影像学检查。对有创伤史的患者则需要进一步检查，因为牙齿可能会存在劈裂（根折），导致迟萌。

### 颌位关系

颌位关系是指上下颌骨之间的关系。根据上下颌骨接触方式的不同，有很多专业名词来描述它们之间的关系。牙齿在说话或者进食等功能状态下相互接触，这时的颌位关系叫作“动态颌”。在口内检查内容中，正中关系非常重要。正中关系指的是下颌骨处于最后位。在正中关系时，下颌骨髁突处于关节窝中最上、最后方的位置。正畸问题也包括正中关系的问题。正中𬌗指的是患者习惯的或舒适的咬合状态。正中𬌗也称为牙尖交错𬌗，因为上下牙弓的尖窝锁结，达到最广泛、最密切的接触。

### 牙-牙槽骨代偿

当观察错𬌗畸形和颌骨类型时，也一定要注意牙-牙槽骨代偿。牙-牙槽骨代偿机制表现为通过齿槽的改变掩饰颌骨及咬合的不调。比如通过上切牙唇倾来掩盖骨性Ⅲ类错𬌗的严重程度。

### 中线偏斜

检查下颌闭合道，评估患者最大牙尖交错位时中线的情况。对于闭合位的任何移位或偏斜，应当从患者的后上方进行直视检查。因此，患者必须处于仰卧位。

### 殆曲线

另一个值得注意的是殆曲线的检查。理想咬合关系的咬合平面比较平坦。殆曲线有以下两种类型：

1）Spee 曲线：前牙的高位和磨牙的低位形成的下颌牙列咬合曲线。其典型表现常见于深覆殆（图 3.5①）。

2）Wilson 曲线：由于磨牙生理性腭侧倾斜产生的咬合曲线（图 3.5②）。

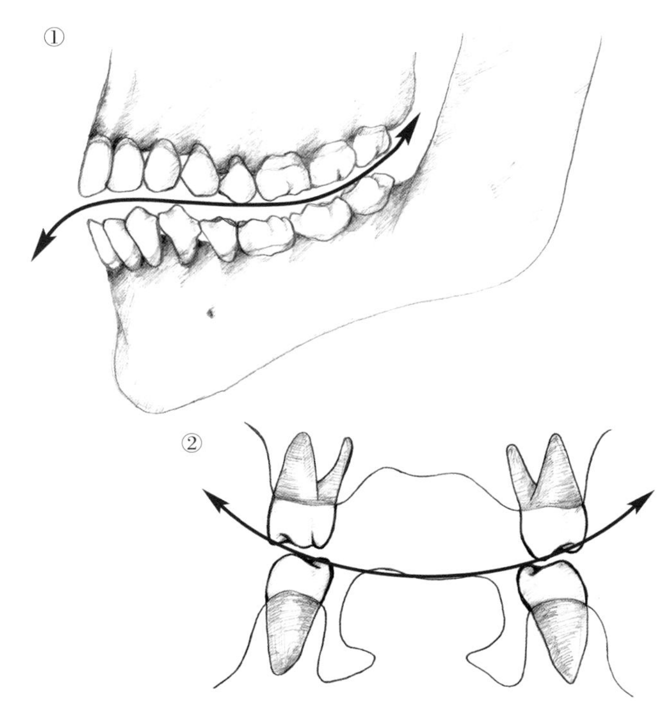


图 3.5　殆曲线类型（① Spee 曲线；② Wilson 曲线）

### 咬合关系

通过使用安氏分类和英国切牙关系的标准分类（表 3.2）可以最好地评估尖牙和磨牙的咬合关系。在理想的咬合中，所有下牙在上牙前方约半个牙齿的距离（图 3.6）。这是由于上下切牙之间的大小差异，即下前牙比上前牙窄导致的。

**安氏 Ⅰ 类错殆**　安氏 Ⅰ 类是正常的咬合关系，但如果患者存在牙列拥挤问题，则称安氏 Ⅰ 类错殆。正畸医生在设计所有的治疗计划时都以达到安氏 Ⅰ 类的磨牙、尖牙、切牙关系为目标（图 3.7）。

表3.2　尖牙和磨牙关系的评估（根据安氏分类法以及英国切牙关系的标准分类）

| 分类 | | 安氏Ⅰ类 | 安氏Ⅱ类 | 安氏Ⅲ类 |
|---|---|---|---|---|
| 安氏分类 | 磨牙关系 | 上颌第一磨牙的近中颊尖咬于下颌第一磨牙近中颊沟。 | 下颌第一磨牙位于上颌第一磨牙远中。 | 下颌第一磨牙位于上颌第一磨牙近中。 |
| | 尖牙关系 | 上颌尖牙咬于下颌第一前磨牙近中和下颌尖牙的远中。 | 上颌尖牙咬在下颌第一前磨牙的近中。因此，下颌尖牙的远中边缘嵴位于上颌尖牙近中嵴后方约一个前磨牙的宽度的位置。如果两者距离不足一个前磨牙宽度就叫做偏Ⅱ类关系。 | 下颌尖牙远中边缘嵴位于上颌尖牙近中边缘嵴前约一个前磨牙宽度的位置。如果两者距离不足一个前磨牙宽度，就叫做偏Ⅲ类关系。 |
| 英国切牙关系标准分类 | 切牙关系 | 下颌切牙切缘咬在上颌切牙舌隆突或者舌隆突殆方。 | 下切牙切缘咬在上切牙舌隆突之后。其中有两种亚类：1 分类是切牙唇倾导致的深覆盖，2 分类是上颌切牙舌倾导致的深覆殆。 | 下颌切牙位于上颌中切牙唇侧。这就导致了覆盖减小或者反覆盖。 |

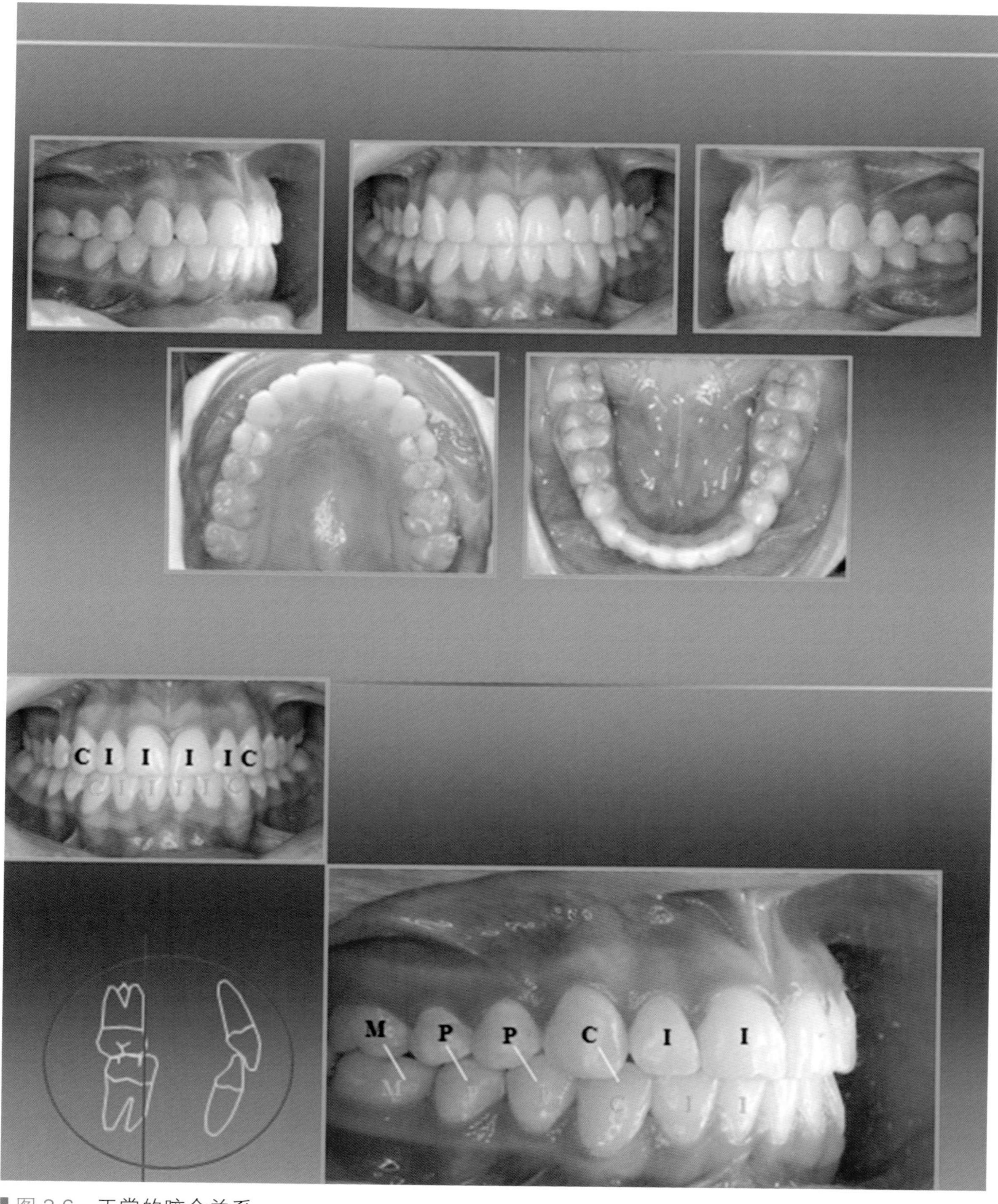


▌图 3.6　正常的咬合关系

图片来源：Ali Darendeliler 教授

（译者注：C–尖牙；I–切牙；P–前磨牙；M–磨牙）

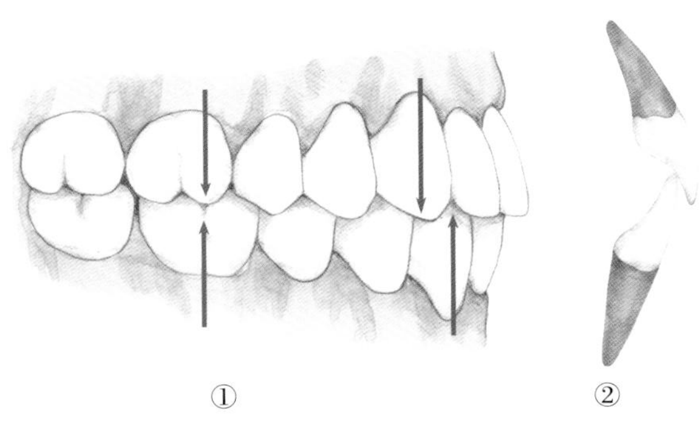


图 3.7 安氏Ⅰ类的咬合关系（①磨牙和尖牙关系；②安氏Ⅰ类的切牙关系）

图片来源：Ali Darendeliler教授

虽然安氏Ⅰ类错𬌗可以有正常的磨牙、尖牙或切牙关系，但牙弓弓形的不调可能也很明显。除了双颌前突外，安氏Ⅰ类错𬌗常见问题是与牙齿相关而非骨骼异常。表 3.2 涵盖了安氏Ⅰ类错𬌗中最常见的一些情况，在检查过程中需要特别注意。当然，安氏Ⅱ类和Ⅲ类错𬌗也经常出现这些问题，这并不仅仅局限于安氏Ⅰ类错𬌗。

- 拥挤和间隙：牙列拥挤是由于上颌骨和/或下颌骨无法适应牙弓和牙齿之间的尺寸差异导致的空间不足。牙列间隙可能与过小牙（小于正常大小的牙齿）、牙齿脱落或缺牙（先天缺牙）有关。

- 扭转

在牙槽窝中旋转的牙齿。

- 牙齿粘连

牙根与牙槽骨发生粘连。骨粘连的牙齿常见于无继承恒牙的乳牙滞留。

- 反𬌗

常见于上颌牙弓狭窄患者。反𬌗一般表现为上颌牙齿相对于下颌牙齿处于偏舌侧的位置（图 3.8①）。反𬌗既可以发生在前牙也可以发生在后牙，既可以只涉及一颗牙也可以涉及一组牙。

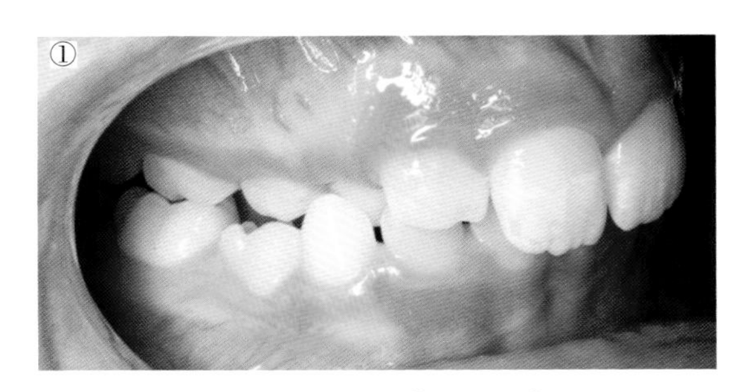


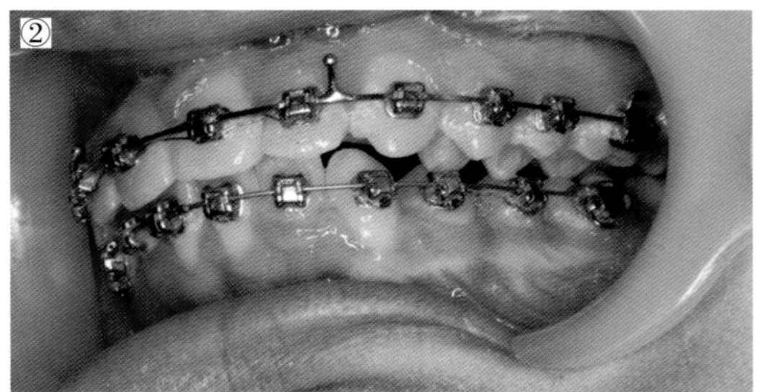


图 3.8 安氏Ⅰ类错𬌗（①反𬌗；②锁𬌗）

● 锁船

上后牙完全咬在下后牙颊尖颊侧或者舌尖舌侧（图 3.8②）。

● 阻生牙

正在萌出的牙齿受阻称为阻生。最常见的阻生牙是第三磨牙和尖牙。

● 异位牙

牙齿处于异常位置或在异常位置萌出（图 3.9）。

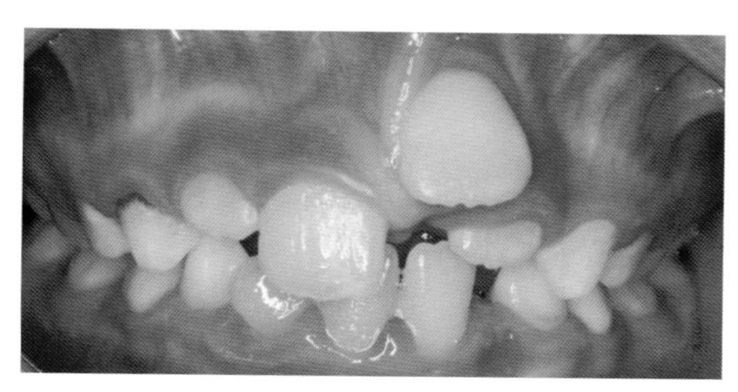

图 3.9　异位中切牙

**安氏Ⅱ类错船**　安氏Ⅱ类又分为两类，其中安氏Ⅱ类 1 分类的特征是上颌中切牙唇倾，覆盖增大（图 3.10②）。安氏Ⅱ类 2 分类的特点是上颌中切牙舌倾，覆船加深（图 3.10③）。在一些病例中，上颌侧切牙与中切牙部分重叠（图 3.11）。

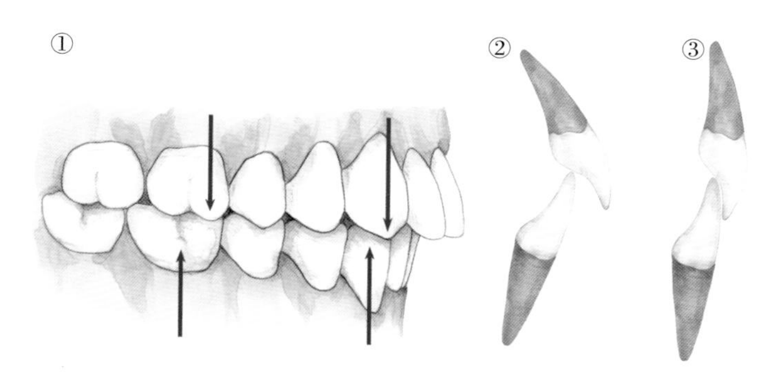


图 3.10　安氏Ⅱ类的咬合关系（①磨牙和尖牙关系；②Ⅱ类 1 分类的切牙关系；③Ⅱ类 2 分类的切牙关系）

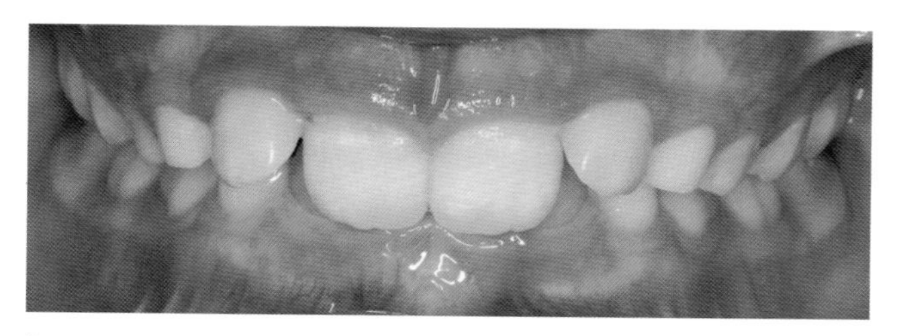

图 3.11　安氏Ⅱ类 2 分类（舌倾的上颌中切牙和唇倾的上颌侧切牙）

骨性Ⅱ类的病人喜欢前伸下颌，从而减少了覆盖，并掩盖了实际存在的骨性发育不足问题。这种假性的咬合关系叫做“星期日咬合”。在评估侧貌和检查咬合关系的时候，要确保下颌骨没有前伸。

覆𬌗是指上下切牙之间的垂直向关系，通常用百分比来表示（图 3.12①）。覆盖是指上下颌前牙的水平距离，单位为毫米（图 3.12②）。在一些严重深覆盖的病例中，下切牙切缘咬在上颌前牙区的腭侧软组织上（图 3.13）。如果不及时治疗，这种创伤性咬合会导致牙龈溃疡和退缩。

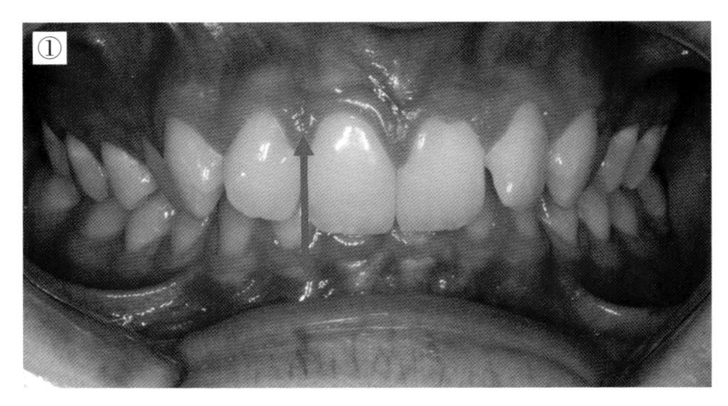
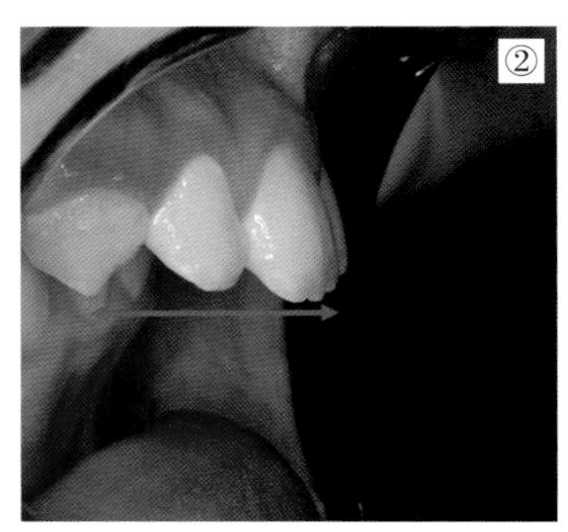
图 3.12　①完全性深覆𬌗；②深覆盖

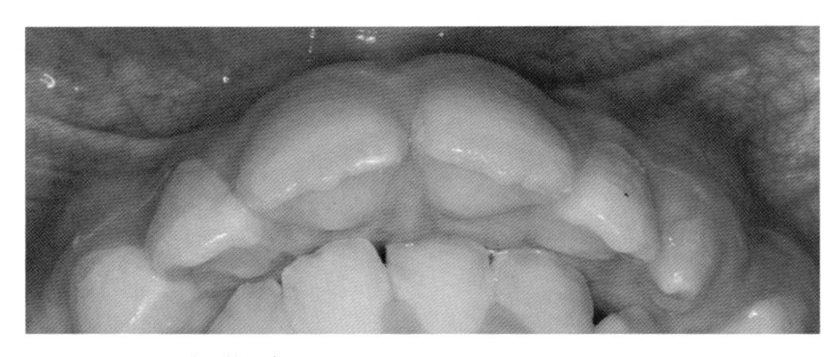
图 3.13　创伤𬌗

**安氏Ⅲ类错𬌗**　图 3.14 所示为安氏Ⅲ类错𬌗。在某些情况下，患者可以实现前牙切对切的咬合，但是自然状态下，下前牙又会向前滑动，从而产生反覆盖。我们称这种咬合关系为假性Ⅲ类关系，因为患者不是真正的Ⅲ类错𬌗。也就是说，前牙切对切咬合时，下颌处于正中关系位，因为下颌骨是处于其最后部位置的（图 3.15）。为了实现最大程

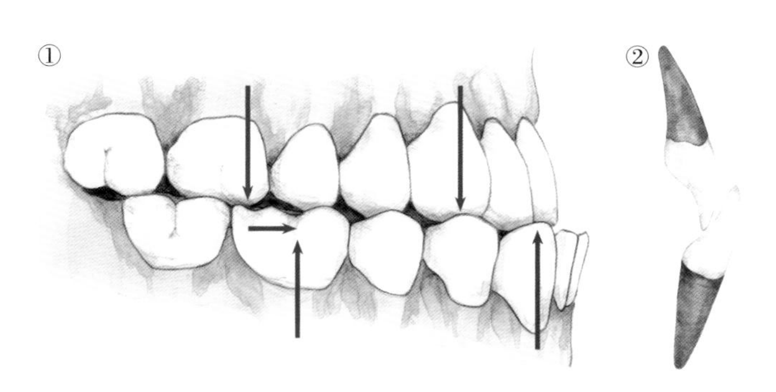
图 3.14　安氏Ⅲ类错𬌗（①磨牙与尖牙关系；②切牙关系）

度的牙尖交错，正中𬌗作为患者的习惯性咬合又滑向安氏Ⅲ类。

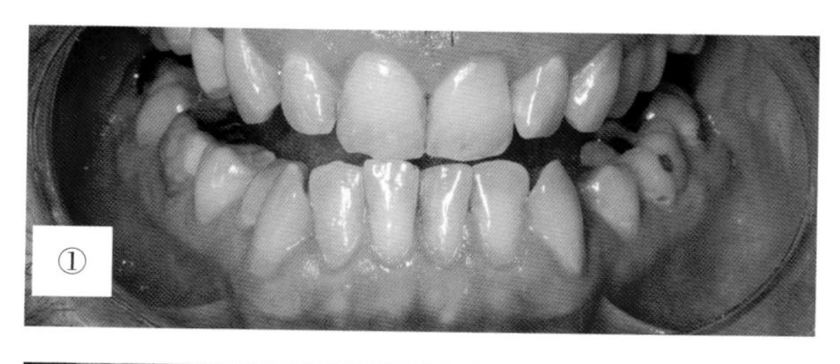


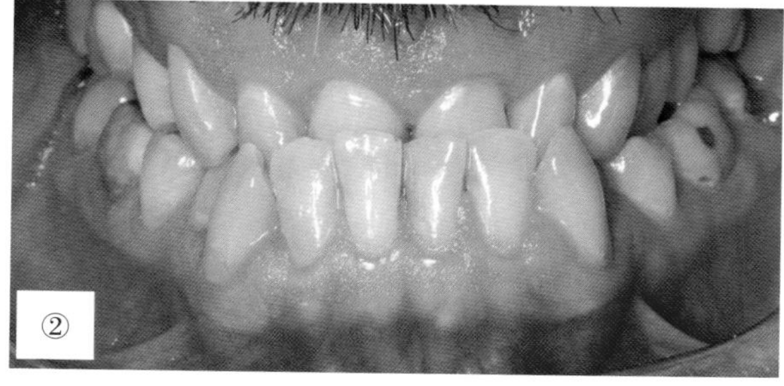


图 3.15　假性Ⅲ类关系(①正中关系位时:切对切咬合;②正中咬合)

## 乳牙列

恒牙列和乳牙列在切牙和尖牙的关系上具有相同的分类，而乳牙列的磨牙分类却是依据上下第二乳磨牙远中面相对位置形成的终末平面来判断的（图 3.16）。

1）平齐型：下颌第二乳磨牙的远中面与上颌第二乳磨牙远中面（同一垂直平面）平齐。这可以形成恒牙列Ⅰ类或Ⅱ类磨牙关系。

2）远中型：下颌第二乳磨牙的远中面位于上颌第二乳磨牙远中面的远中。这会形成恒牙列Ⅱ类磨牙关系。

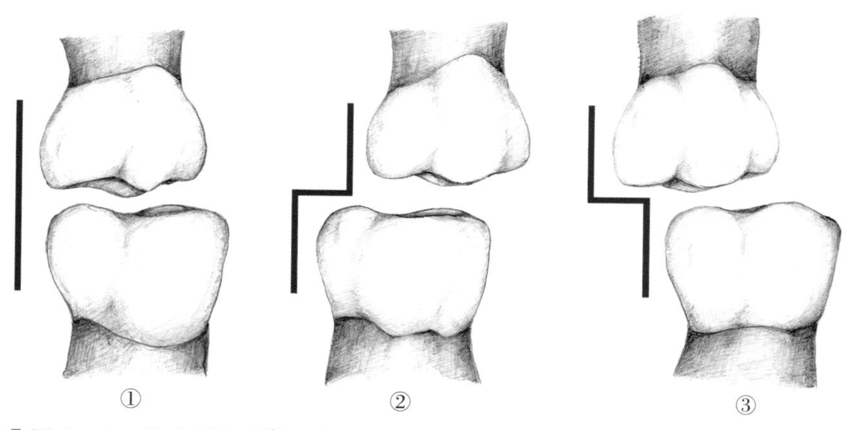


图 3.16　终末平面(①平齐的终末平面;②远中台阶;③近中台阶)

3）近中型：下颌第二乳磨牙的远中面位于上颌第二乳磨牙远中面的近中。研究表明，该型的终末平面通常形成恒牙列Ⅰ类磨牙关系。当然，如果近中台阶大于 2 mm，将不可避免地形成恒牙列Ⅲ类磨牙关系。

### 替牙间隙和灵长间隙

乳牙列和继承恒牙列牙冠近远中宽度之间的差值叫做替牙间隙（图 3.17）。乳尖牙及第一、第二乳磨牙的牙冠宽度总和大于替换后的恒尖牙和第一、第二前磨牙的宽度总和。在上颌单侧约为 1～1.5 mm，在下颌单侧约为 2～2.5 mm。这些间隙可以缓解轻度的恒牙列拥挤。

乳牙列中的间隙常见且是我们所期待的。通常在上颌尖牙的近中和下颌尖牙的远中会出现间隙，这类间隙叫做灵长间隙（图 3.18）。一般来说，如果乳牙列没有明显的间隙，恒牙列通常会出现拥挤。

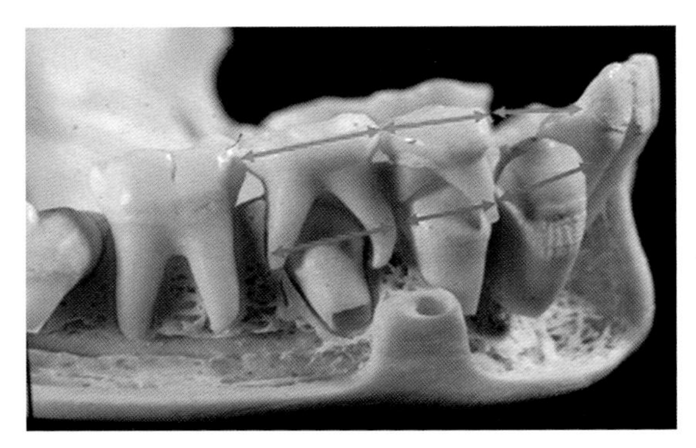

图 3.17 替牙间隙（由乳牙和恒牙之间牙冠近远中宽度的差异导致）

图片来源：Ali Darendeliler教授

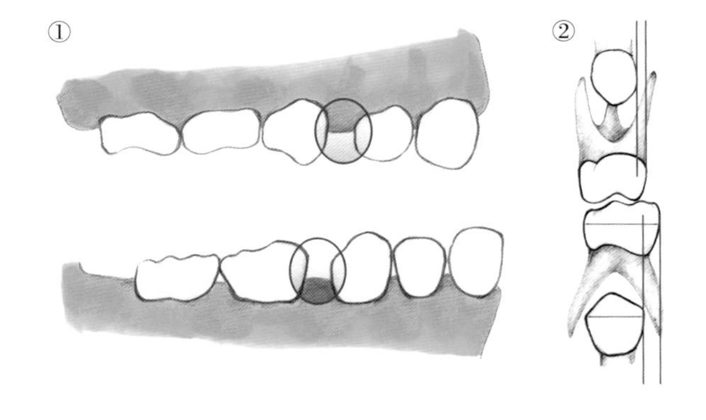


图 3.18 ①灵长间隙；②替牙间隙

### 混合牙列

“混合牙列”一词用于既有恒牙又有乳牙的牙列。错𬌗的早期发现有助于避免生长发育后期复杂的正畸治疗。在混合牙列早期阶段，我们应密切关注恒牙的萌出，以发现任何异常萌出现象。

混合牙列早期阶段一般从 6 岁左右开始，此时第一恒磨牙和下切牙萌出。有许多因素会影响这个阶段的发育，从而影响下切牙的萌出方向，如颌骨的生长旋转、软组织、口腔习惯。

混合牙列晚期在 11 岁左右，这时下颌尖牙和上下第一前磨牙已经萌出。

在 7 到 12 岁之间，儿童可能会经历一个“丑小鸭”阶段（在 1937 年 Broabent 首次描述这个阶段后，这也被称作 Broabent 现象）。在上颌尖牙萌出之前，会出现中缝间隙（间隙位于牙列中线），同时伴随着上切牙前突以及侧方散在间隙。随着上颌尖牙的萌出，切牙牙冠近中移动，上中切牙间的间隙会逐渐关闭。这种情况通常需要密切观察，一般无须正畸治疗，除非小孩子伴有潜在的骨性问题。

在 8~10 岁，恒尖牙应该可以在上下牙弓的前庭沟区域触及。如果出现未触及尖牙或者尖牙迟萌的情况，可以借助影像学检查来确认。疏于对恒牙萌出情况的监测会导致不可逆的后果。在图 3.19 中，早期没有发现异位尖牙，后来异位左上尖牙导致左上中

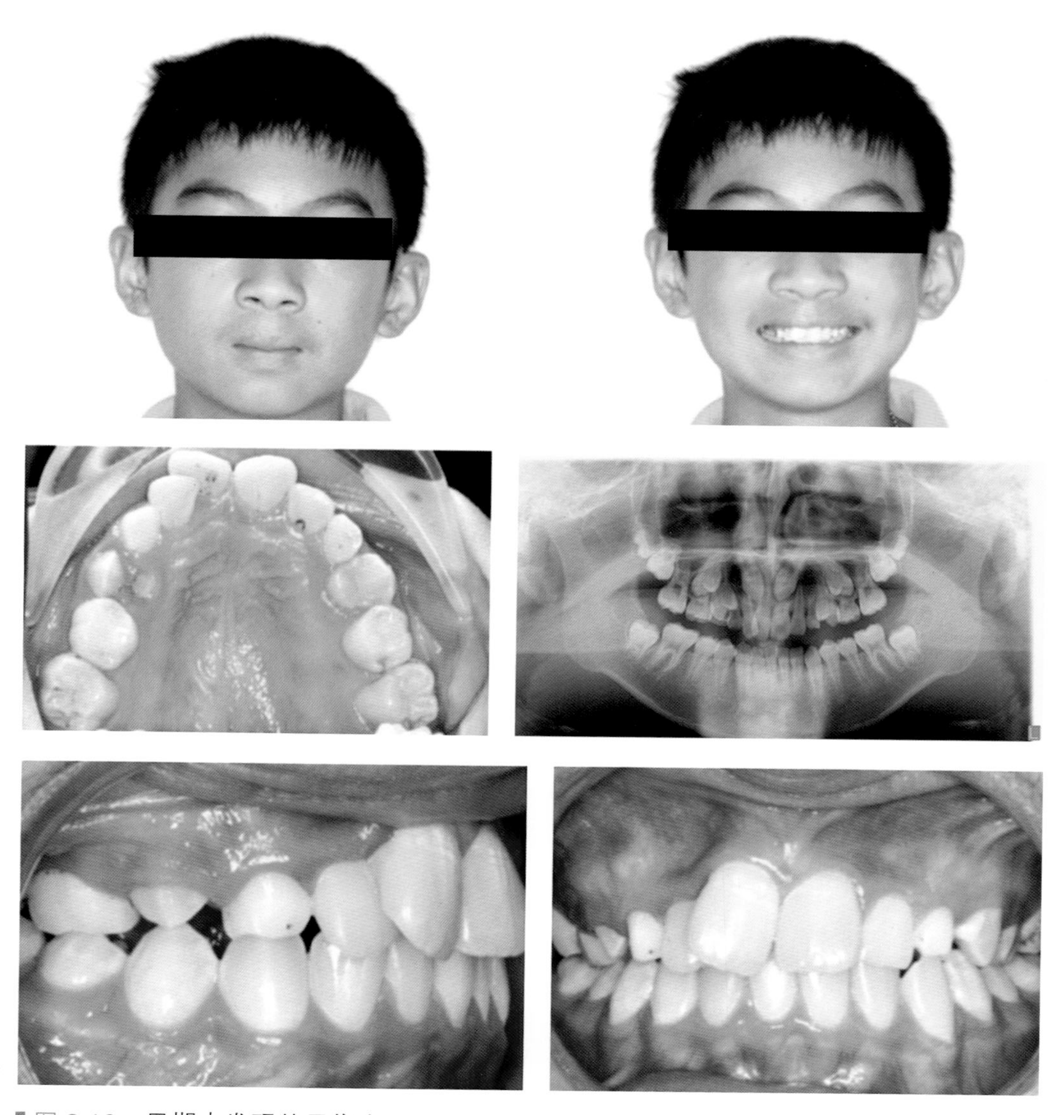

图 3.19　早期未发现的异位尖牙

图片来源：Jim Bokas 医生

切牙的牙根吸收（图 3.20）。由于超过三分之一的牙根吸收，并且牙齿有明显的松动度，正畸医生无法保留这颗牙齿。那么拔除左侧上颌中切牙和暂时保留滞留的乳尖牙就是为了让尖牙能够在中切牙的位置萌出。这个矫治技术叫做移位替代矫治。

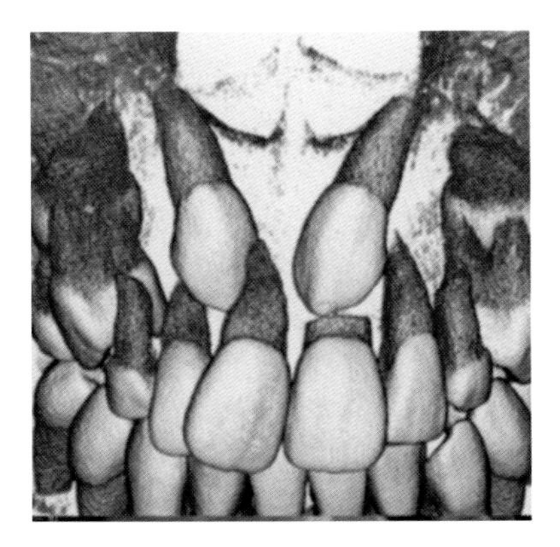
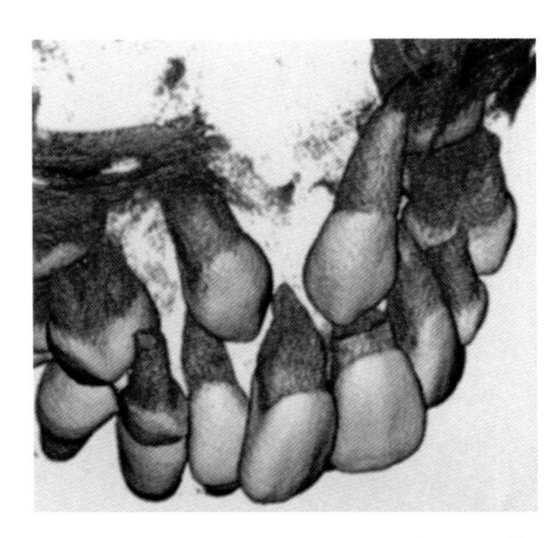

图 3.20　三维影像显示出异位尖牙已经对左侧上颌中切牙造成了损害

图片来源：Jim Bokas 医生

一旦尖牙正常萌出，并排列在切牙的位置，为了让尖牙与切牙外形一致，保证牙齿最终排列整齐、间隙关闭，通常会对尖牙行美学修复使之改形（图 3.21～图 3.23）。

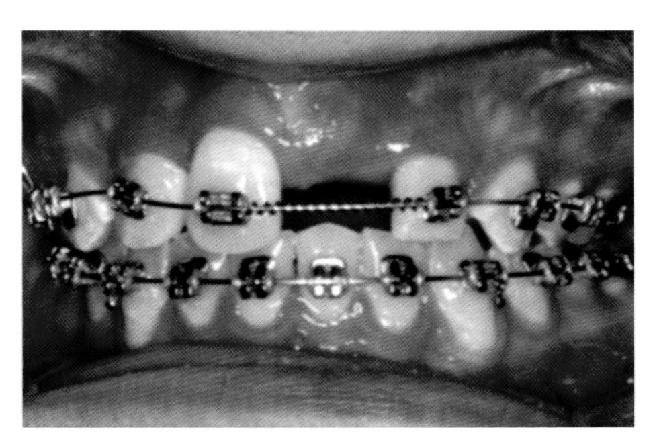
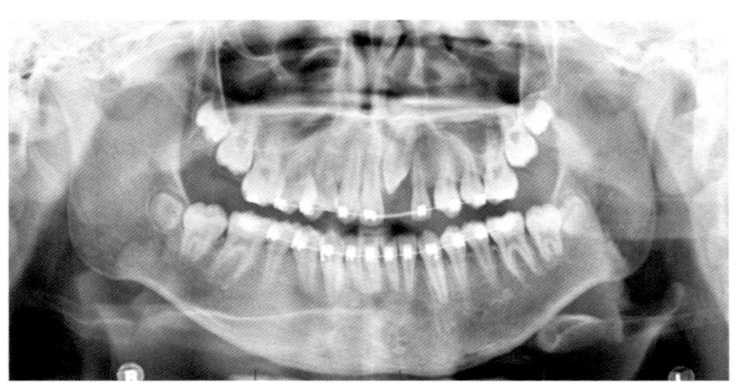

图 3.21　通过固定矫治器为左侧上颌尖牙在中切牙位置萌出创造间隙（替代矫治）

图片来源：Jim Bokas 医生

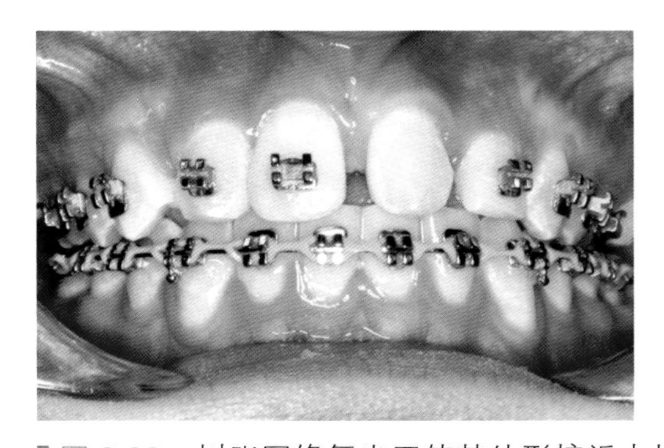
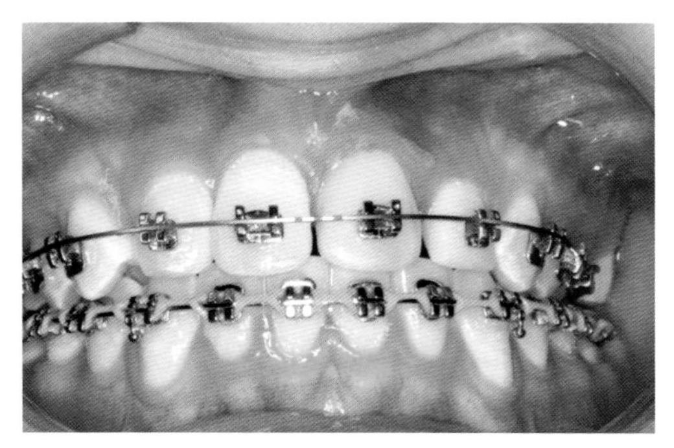

图 3.22　树脂冠修复尖牙使其外形接近中切牙

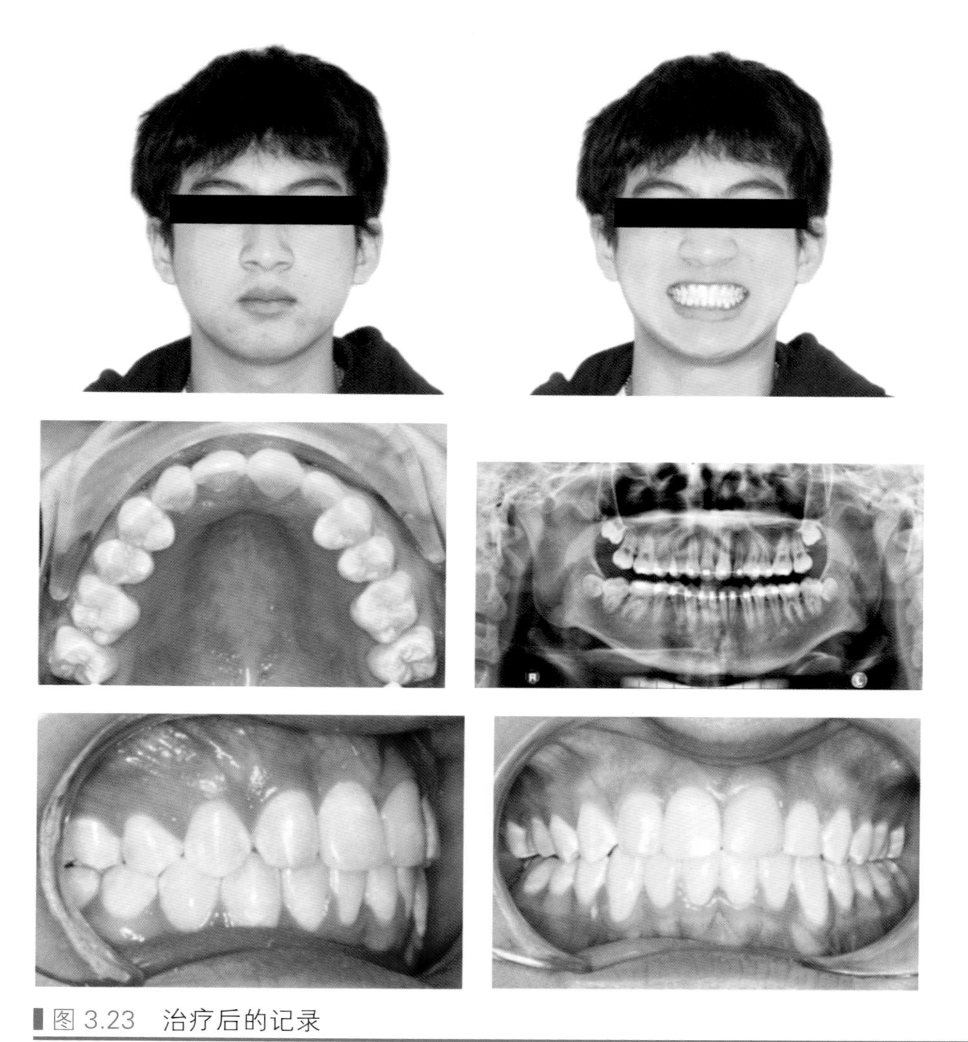

图 3.23　治疗后的记录

图片来源：Jim Bokas 医生

## 资料记录

对正畸而言，牙科照片和模型是非常有价值的诊断资料。在这一部分，我们将讨论高质量的照片和取模的必要性。

### 照片

对于正畸医生而言，牙科照片是必不可少的医学法律文件，同时它还会带来其他益处，如推动市场营销、有利于医生之间的沟通和对患者的宣教。因此，照片的质量必须是高水准的。这些照片不仅在治疗中提供了有价值的数据资料，而且还创建了关于患者正畸问题的可视化记录，这些将有助于患者接受治疗。

为了得到准确无误的、高质量的治疗前后照片，临床医生必须学会控制和标准化影响因素。这些因素包括拍摄技术以及患者体位、相机、镜头和闪光灯的选择。口腔内的照片被称为口内照，头颈部的照片叫做口外照（图 3.24）。

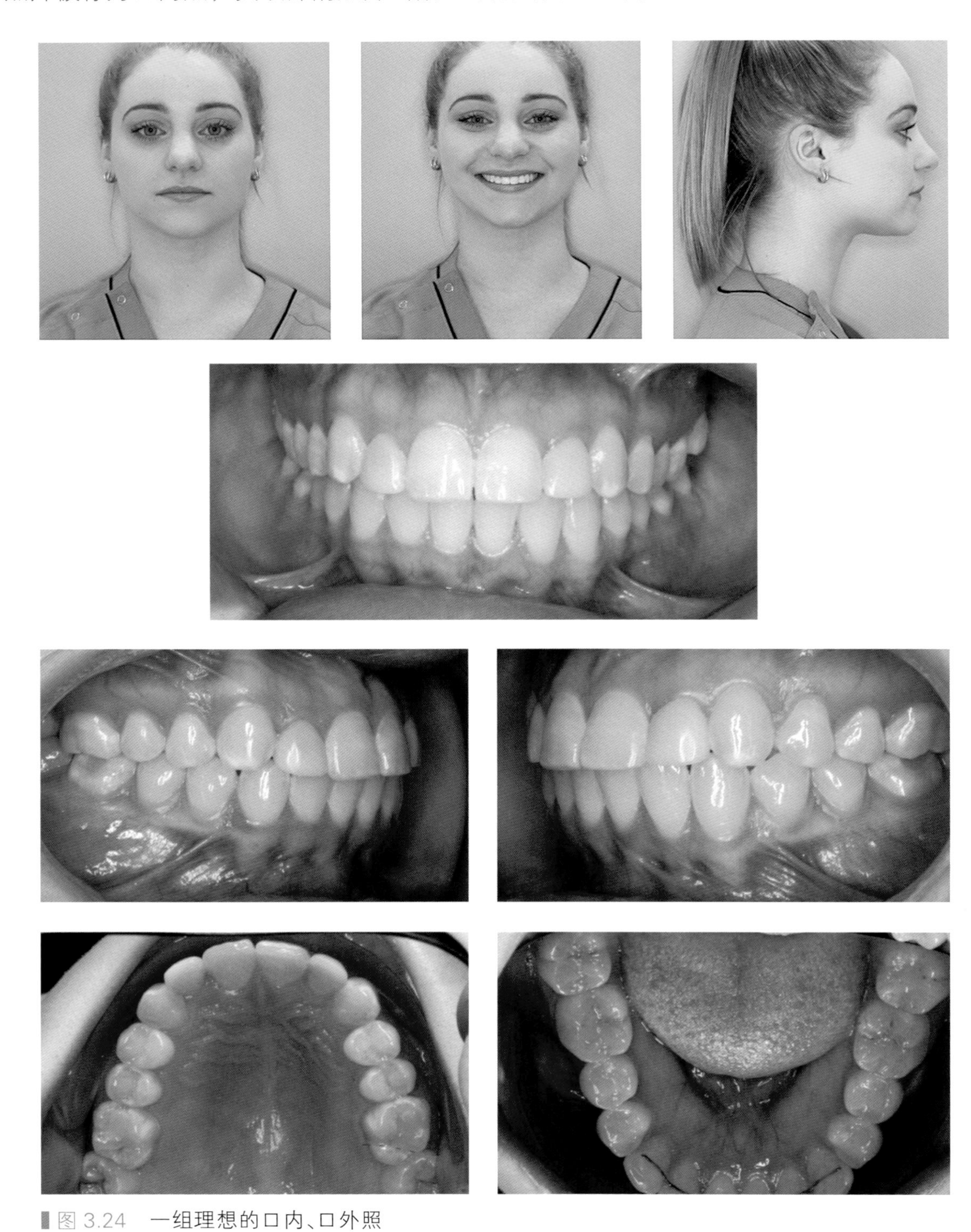

图 3.24　一组理想的口内、口外照

### 相机

相机的选择在实现高质量的照片记录中起着重要作用。数码单反相机（DSLR）是理想的选择。其他相机可能需要添加额外的设备才适合牙科照片的拍摄。当然，镜头和闪光灯的选择也需要特别注意。微距镜头可拍摄近距离照片而不会影响图像质量。

拍摄临床照片时必须考虑以下因素：

- 对焦：这是图像清晰显示所必需的环节。如果图像模糊，意味着图像失焦；那么通过转动聚焦环，图像就会变得清晰。
- 曝光：拍摄必须有足够的光线。曝光由拍摄区域的亮度、快门速度、ISO（感光度）设置和镜头光圈决定。快门速度是曝光持续时间，控制传感器曝光的时间长短。ISO 设置控制传感器对光的灵敏度。ISO 越低，灵敏度越低。如果通过增加 ISO 来提高灵敏度，则图像中将出现颗粒或者“噪点”。通常，ISO 在低亮度区域会增加。调整光圈的大小可以改变通过镜头的进光量，即 f-stop 值（光圈级数）。景深的深浅取决于光圈的大小。光圈越小，将会有更多光线进入镜头，景深也越浅。
- 取景：仅仅拍摄主体。对于口外照来说，拍摄头顶到肩膀就已经足够了。口内照则必须清楚地显示所有的软硬组织。

### 设置

DSLR 相机可以有多种设置。如果相机是自动模式的，那么需要提前设置好所有的曝光量。手动模式的相机，必须根据拍摄图像的需要来设置快门速度、ISO 设置和光圈这三种参数。为了保证照片的质量，对于手动模式，笔者推荐以下参数设置：ISO-1/60 秒；口外照——大光圈（f），例如 F5.6；口内照——小光圈（f），例如 F22。

这些设置会随着使用的相机不同而有很大的变化。每一位正畸医生对于拍摄临床照片都会有一套自己比较偏好的参数设置。

### 拍摄技巧

1）口外照：应在一个平面背景下拍摄口外照，相机保持在垂直于拍摄主体的位置（图 3.25①）。患者的体位对照片的准确性起着重要作用。患者应处于自然放松的体位，下巴平行于地面，眼睛看镜头。除肩部外，口外照还必须能够清楚地显示头顶部、前额、耳朵和颈部。患者的头发应该捋至后面，任何遮挡面部和颈部的物品，如眼镜、围巾或者帽子等都必须拿开。应该在患者处于自然状态（姿势位）、面部肌肉放松的时候拍摄一张照片，然后再拍摄一张患者牙尖交错位时的微笑照片。一些正畸医生为了进一步评估患者的微笑还会拍摄微笑特写照片。当然，想要评估骨骼的生长类型以及患者的侧貌，可以拍摄患者处于放松位置时的侧面像。为了评估社交微笑，也可以要求患者稍微侧身来拍摄 45° 侧面像，即 3/4 侧面像。

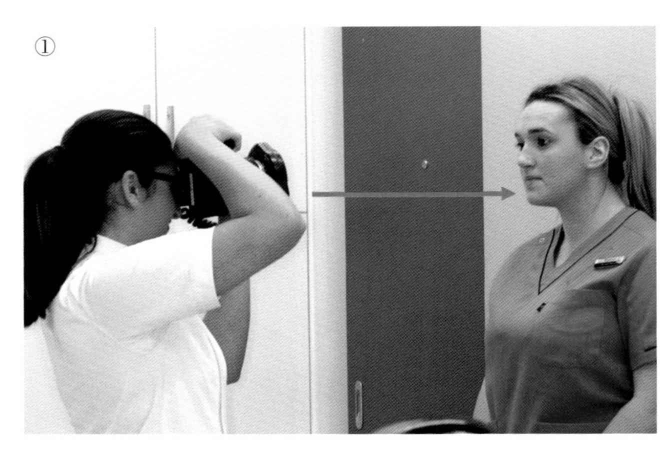

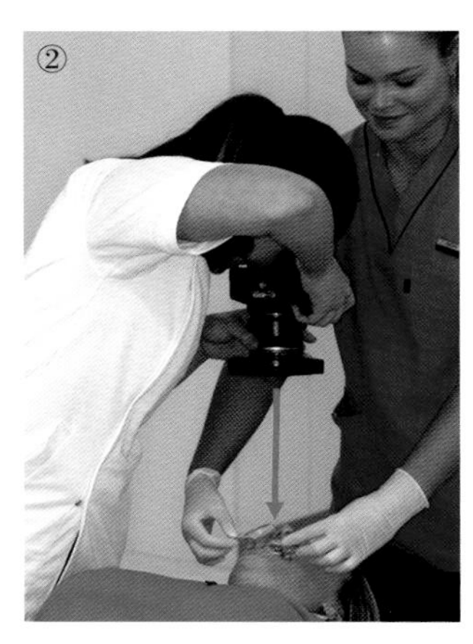

图 3.25 拍摄角度（①口外照；②口内照）

2）口内照：对于口内照，患者必须处于舒适的仰卧或半卧位（图 3.25②）。重要的是相机要直接放置在病人的上方。需要用拉钩牵开脸颊和嘴唇，以便更好地记录咬合情况。需要拍摄以下三张照片：

- 正面咬合相
- 左侧位咬合相
- 右侧位咬合相

在反映磨牙关系的照片中必须要将第一磨牙显示清楚，用拉钩将嘴唇牵开，把反光板放在最后一个磨牙后面（图 3.26 和图 3.27）。反光板提供上下牙列的𬌗面像。为了防止反光板表面出现雾气，将其放入口内前必须放在温水中，并且让患者通过鼻子呼吸。同时，我们要在反光板放入口内之前，将其冷却至口内温度防止烫伤口内组织。在拍摄口内照之前，我们需要告知患者所有的拍摄流程，让他们能够充分地理解和更好地配合。

口外照拍摄中的一些常见错误如下：

- 患者体位不佳——患者不能弯腰驼背
- 头颈部位置不正确——头部必须处于正中位置。注意拍摄时头颈部不要倾斜，也不要离镜头太远或者处于构图中的低位
- 所有照片中下巴和额头必须是放松状态
- 头发遮挡了前额和面部——头发必须捋至后面，使面部，耳朵和颈部清楚可见
- 没有拍摄到颈底部

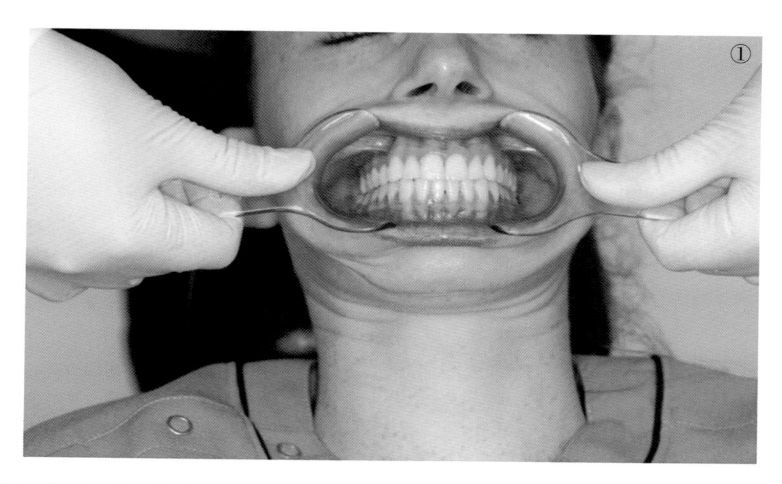



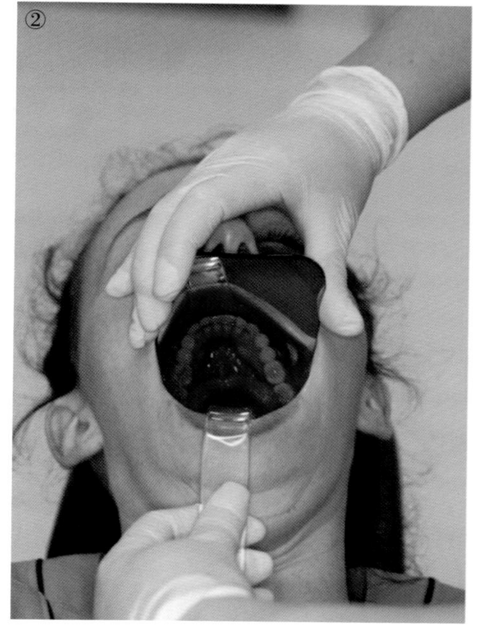



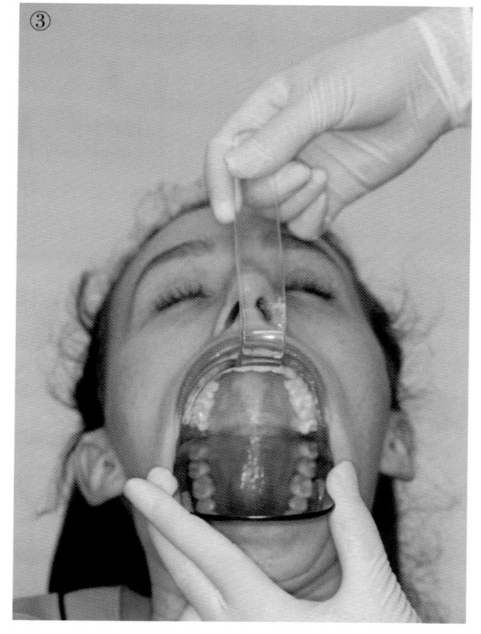



图 3.26　拍摄口内照的辅助工具：①脸颊牵开器；②嘴唇牵开器；③反光板

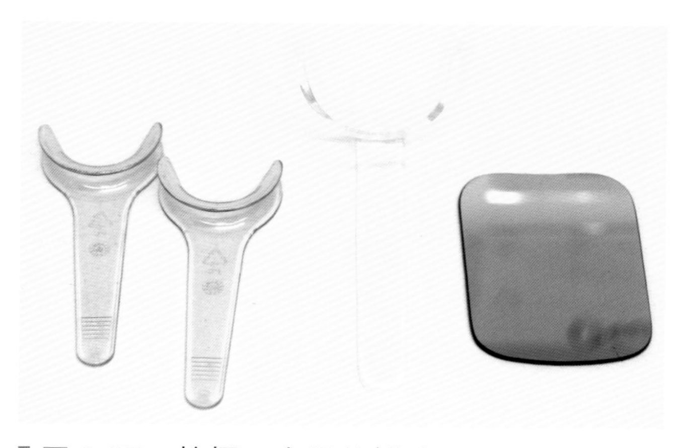

图 3.27　拍摄口内照的辅助工具

● 图像失焦

● 取景不对

口内照拍摄中的一些常见错误如下：

● 没有拍到所有重要的口内组织

● 脸颊和嘴唇没有彻底牵开会导致图像中牙根和口腔黏膜区域被嘴唇遮挡而没有完全暴露

● 尺寸不合适的反光板和拉钩可能让患者感到不适，而软组织也没有完全牵开

● 错误的相机拍摄角度——无法拍出准确的照片

● 错误的患者体位——如果患者的头过仰或者过俯都会影响照片的角度

● 图像失焦

## 印模和数字化扫描仪

口腔印模提供牙齿、牙龈和周围组织的阴模。藻酸盐印模用石膏灌注后就可以获得口腔组织的复制品，即阳模。口腔模型常用于诊断和制作矫治器。因此，印模的质量和准确性非常重要（图 3.28）。

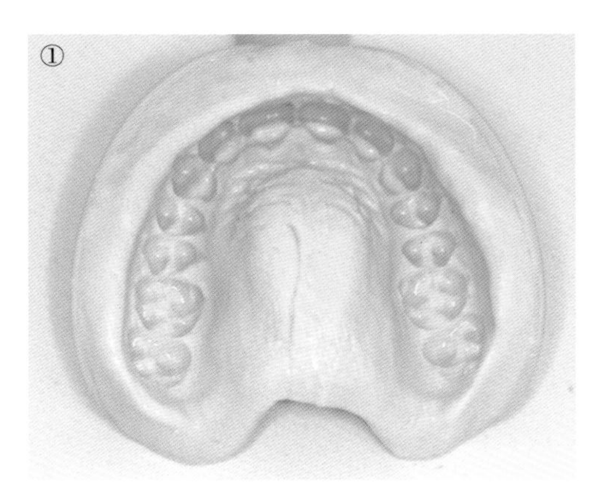


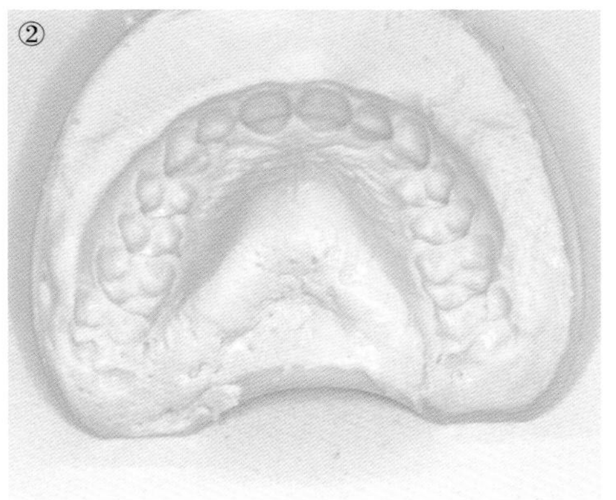


图 3.28 ①理想的印模（充分显示了软硬组织的各种细节）；②后牙区有拖尾的印模（组织细节都没取到，并且印模材料没有调拌好，在放入口内之前就已经凝固了）

### 印模托盘

选择一个合适大小的托盘是获得高质量印模的第一步。托盘可以是塑料的也可以是金属的（可高压灭菌）。托盘上的孔隙增强了藻酸盐与托盘的黏附力。为了增加固位力防止印模材料与托盘分离，在将藻酸盐材料放入托盘之前，需要将黏合剂刷在托盘的内表面。

### 印模材料

印模材料分为弹性印模材料和非弹性印模材料。非弹性印模材料是石膏和蜡。弹性印模材料进一步分为合成弹性体和水胶体。

**弹性体** 聚硫橡胶、硅橡胶和聚醚橡胶是三种不同类型的合成橡胶材料。它们分别由低黏度的轻体、中等黏度的普通体和最高黏度的重体组成。硅橡胶根据其聚合方法可分为两类：Ⅰ类是缩合型，Ⅱ类是加成型。腻子型材料是一种非常黏稠的硅树脂，其填料含量远高于重体硅橡胶。腻子型材料的发明是为了降低材料聚合时的收缩程度，因为其填料含量较高，故体积收缩较小。通常，在初印/终印二次印模法中（在取模技术中讨论），将腻子型材料与低黏度硅橡胶联合使用。尽管聚醚橡胶和加成型硅橡胶同样具有更好的尺寸稳定性，但聚硫橡胶和缩合型硅橡胶的物理性质还是相差不大。合成弹性体的最长贮存时间约为 48 小时。

**水胶体** 水胶体口腔印模材料有两种类型：琼脂和藻酸盐。随着温度变化，琼脂可以在高黏度凝胶和低黏度溶胶之间相互转化。但是应用琼脂时需要比较复杂的设置和医疗设备，所以它不常应用于口腔临床。而藻酸盐是不可逆的，在凝胶化后不会转化成溶胶。藻酸盐因无毒、无刺激性和价格低廉而被广泛用于口腔临床中。水胶体具有亲水、抗撕裂性不足、尺寸稳定性较差的特点（Walls，2002）。多年来，制造商改进配方后生产出了无尘藻酸盐，无尘藻酸盐有更好的物理性能、更高的准确性和稳定性。

### 藻酸盐凝固反应

藻酸盐是一种由海藻酸钠、硫酸钙、磷酸三钠、硅藻土、氧化锌和氟钛酸钾组成的粉剂（Nandini，2008）。一旦与水混合，可溶性藻酸盐就会和硫酸钙发生化学反应，产生凝胶状不可溶性藻酸钙弹性体。该反应的凝固速率可由水温控制。水的温度越高，材料反应速度就会越快。磷酸三钠（缓凝剂）加入其中可以减缓化学反应，增加工作时间。一些藻酸盐材料是用变色指示剂制作的，也就是说凝固后它的颜色会改变。

### 调拌藻酸盐和装入托盘

制造商不同，藻酸盐粉剂与水的比例也不同。

藻酸盐制作时，必须用扁平调拌刀快速搅拌材料。为防止出现气泡，将材料推压在调拌碗壁上进行调拌。这样调拌的材料更细腻，稠度也适中。水过多，藻酸盐就会变得很稀；水不够，则藻酸盐又会太干而难以搅拌。印模托盘必须装有足够的材料，多余的材料可以从托盘的边缘和表面除掉。

## 取模技术

无论使用何种印模材料，取模的第一步就是选择适合牙弓大小的托盘尺寸。对于上牙弓来说，托盘必须覆盖硬腭、上颌结节和前庭沟。在下牙弓，托盘则必须覆盖下颌磨牙后区、舌系带、舌下间隙、前庭沟和下颌舌骨嵴。在前牙区，托盘必须留有大约 5 毫米的空间让材料充满前庭沟。托盘的边缘通常用蜡包裹住，这么做除了可以让患者感觉更舒适，还可以充当托盘的延伸部分。在将材料放到托盘上之前，将黏合剂刷在托盘内表面以防止脱模。

**藻酸盐印模** 最好是先取下颌印模，因为大多数病人在取上颌印模时会发生咽反射。取模有两种方法可供参考：

1）让患者保持仰卧位姿势。

2）让患者坐直。

这两种体位对患者和操作者都有利。患者保持仰卧姿势可为操作者提供更好的视野，从而可以更好地放置印模托盘，对于上颌取模来说尤为适宜。而坐直对于患者来说可能更舒适，特别是那些有强烈咽反射的患者。

取上颌印模时，为了能有更好的视野以及更容易放置托盘，医生最好站在患者身后（图 3.29①），而取下颌印模时则站在患者的前方（图 3.29②）。使用口镜牵开脸颊和嘴唇时，要避免过度牵拉口角。要始终确保以旋入的方式放置托盘，印模放入口内后先在后牙就位再缓慢在前牙就位。需要注意的是，一旦托盘就位后就不能动了，此时一点点的移动都会导致印模变形。

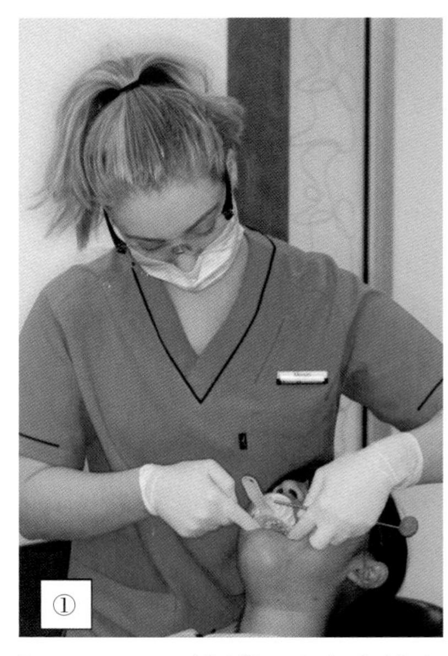
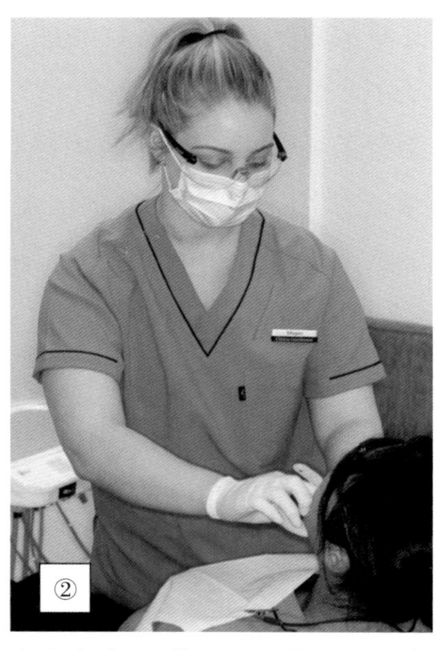

图 3.29　取模（①取上颌印模时站在患者身后；②取下颌印模时站在患者前方）

因为印模材料发生化学反应产生的自由基会与牙釉质羟基磷灰石结合，所以我们需要确保牙面没有完全干燥，否则就会难以取下印模或可能导致脱模。如果戴了托槽的患者需要取印模，最好用牙科蜡包裹托槽的边缘以防止脱模。

对患者而言，取模不是那么舒适愉快，可能引起咽反射，尤其是当印模材料接触到软腭的时候。当然，这也可能是心理诱导作用，特别是对于那些比较焦虑的患者。在这个过程中管理患者的最佳方法是帮助患者控制他们的呼吸方式。通过鼻子缓慢深呼吸来缓解焦虑，并且是一种分散患者注意力的方法。

### 初印/终印技术

初印/终印技术可以通过三种方法获得：

1）层压技术——这是一步法印模技术，因为两种硅橡胶材料同时记录下口内组织的情况，这种技术也称为双混合印模法。

2）两步无隙法——将重体硅橡胶装入托盘，再放进口内。在凝固重体上衬一层薄薄的轻体再放入口中。

3）两步有隙法——在重体材料放入口内之前在上面放置聚乙烯薄膜或待重体凝固后削去部分材料以形成利于轻体流出的通道。

### 咬合记录

咬合记录非常重要，特别是对于研究模型来说。如果咬合记录是错误的，那么正畸医生将难以准确诊断。除此之外，某些矫治器的制作也需要咬合记录；因此，错误的咬合记录将导致矫治器的不适合。非弹性印模材料（如蜡）通常用于记录咬合关系，一般是将蜡修剪成小矩形，将其放入口腔之前先在温水中软化。聚乙烯基硅氧烷（PVS）也可用于获得准确的咬合记录。密切观察患者，确保获得正确的咬合记录。为了更好地观察切牙关系，最好将蜡放在咬合面后方。如果蜡覆盖过多的前牙区，则难以检查正确的咬合关系。确保磨牙和尖牙咬合关系的准确记录通常就足以获得准确的咬合记录。

### 消毒和贮存

在对印模进行操作前，必须对所有牙科印模进行消毒，以防止交叉感染，同时还要避免印模变形。一旦印模从口中取出，必须在流动冷水下彻底冲洗，去除唾液、残渣和血液。研究表明，所有印模在操作前应该在 1％次氯酸钠中浸泡至少十分钟。

不恰当的贮存会导致材料变形，因此建议立即灌模或保存在凉爽湿润的环境中以防止材料脱水。如果长时间暴露在空气流动的环境中，印模会收缩并变得干燥。印模中的水分蒸发叫做脱水收缩。反之，如果印模上有过量的水分，则印模会吸水膨胀，这叫做吸胀。

### 灌模

印模用非弹性模型材料（如熟石膏）灌注后得到阳模（图 3.30）。这些灌注模型可以用作记录模型，研究模型或工作模型。跟藻酸盐类似，模型材料制作时用石膏与水混合即可。水和石膏的比例可根据制造厂家的说明不同而有所变化。为了避免模型中的气泡，可以在技工室中使用牙科石膏振动器。将印模托盘放置在机器上，并从印模的一端灌注石膏，直到所有的牙齿印模都被模型材料覆盖。模型的基底部较厚，应具有较大的稠度，因此需要较高的粉水比来形成模型基底。剩下的工作就是等模型硬固之后对其进行修整（图 3.31）。

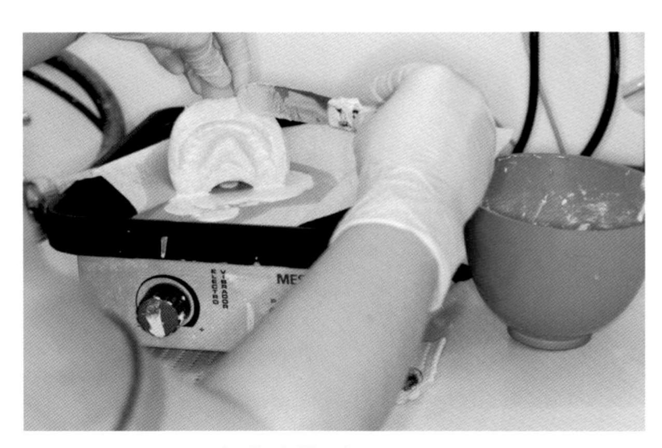

图 3.30　用石膏灌注模型

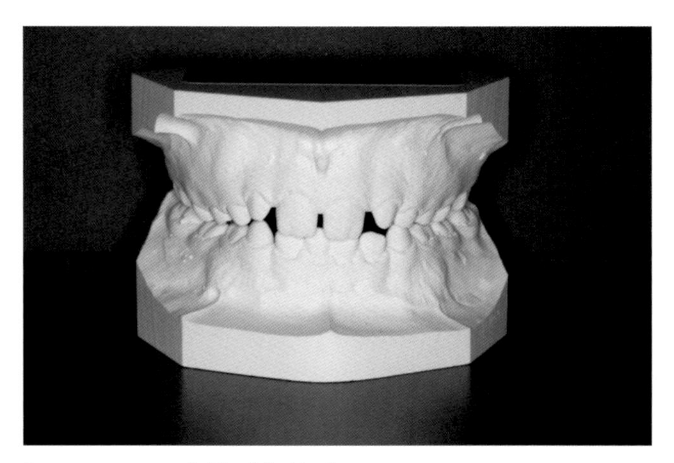

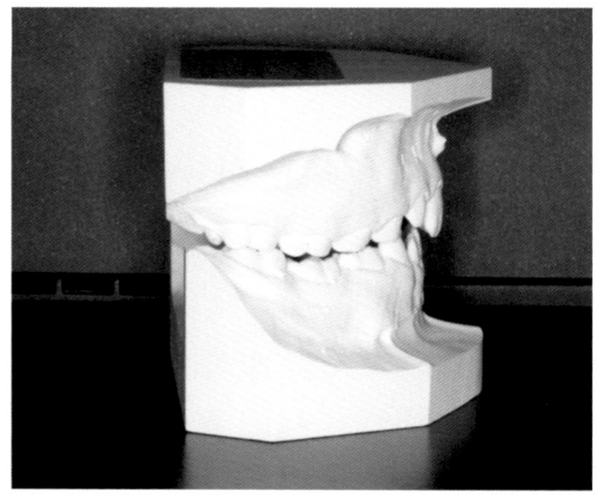

图 3.31　石膏模型修整后

### 常见错误

为了保证高质量模型，操作者必须在消毒和贮存之前彻底检查每一个印模。一些常见错误包括：

- 印模材料脱模
- 空腔或变形
- 印模有气泡
- 由于储存不当导致的印模脱水收缩或吸胀
- 在材料凝固之前取下印模会导致印模不准确
- 由于错误灌模技术，阳模中存在气泡
- 在将印模托盘与模型分离的过程中模型破损（在材料未凝固、柔软的情况下，模型易破损）

## 数字化扫描

多年来，口腔取模灌模方面的技术已经发生了巨大转变。在许多临床实践中，数字化扫描仪已取代取模（图 3.32 和图 3.33）。数字化扫描可以产生三维模型及生成对应数

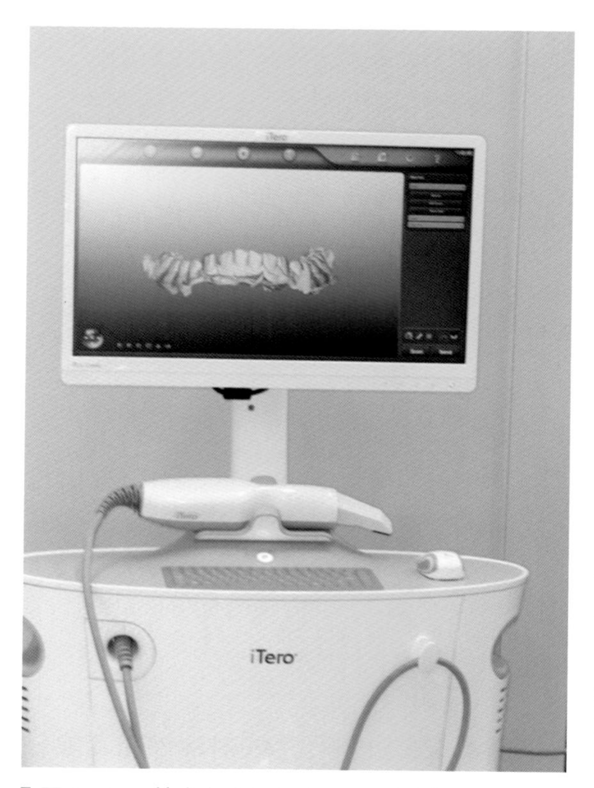

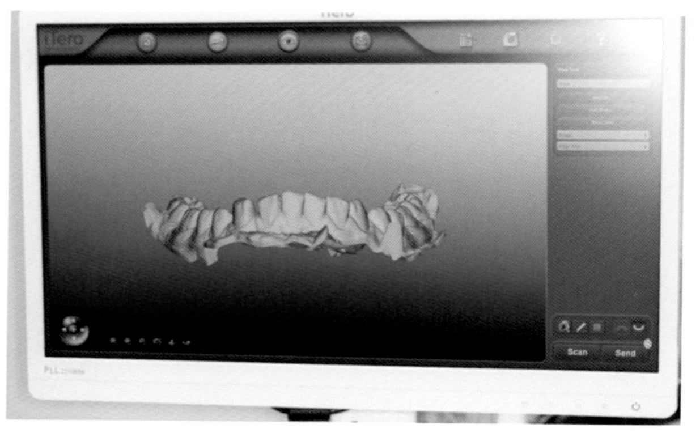

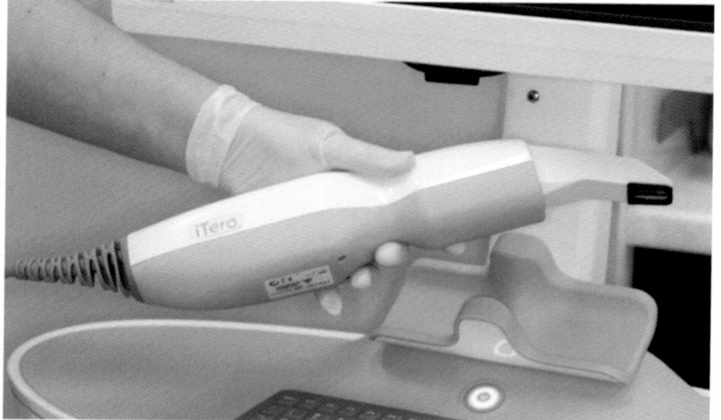


图 3.32 数字扫描仪 iTero 机器（采用无粉技术进行精确扫描，手柄可发出温和的气流）

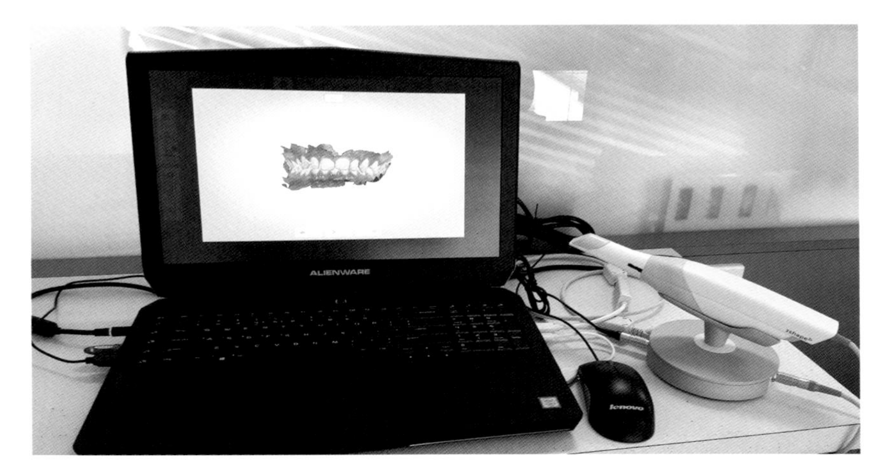


图 3.33　TRIOS POD 是另一种数字化扫描仪(这一创新技术利用的扫描头更小，可以大大缩短椅旁时间，让患者感到更加舒适。这台扫描仪可轻松连接多台笔记本电脑或计算机，从而轻松实现信息重置以及在多诊室间的共享)

据。与传统印模和石膏模型相比，这项创新技术具有多项优势。优点如下：

- 更高的准确性
- 更好的患者舒适度
- 模型数字化贮存
- 消除交叉污染的风险

有四种类型的成像技术（Kravitz，2014）：

- CEREC 系统采用的三角测量技术（Chairside Economical Restoration of a Eram - ics or Cframic RecConstruction）
- 平行共焦成像技术使用激光和光学扫描来捕获口内结构
- 可叠加干涉测量法
- 三维动态视频

一些数字化扫描仪可能需要涂上一层粉末来解决牙齿和修复体表面不均匀光反射导致的采集信息与实际情况不一致的问题。粉末成分通常是由氧化钛或无定形二氧化硅和氢氧化铝组成的氧化锆。这一技术叫做喷粉技术。

### 模型分析

不管是传统取模还是数字化扫描得到的诊断模型都应该进行牙弓的对称性和间隙分析。正畸医师需要仔细评估每个牙弓的对称性，在这期间也应进行间隙分析。拥挤度可以分为轻度、中度或重度。标准如下：

- 轻度：每个象限 1～2 mm 的拥挤度
- 中度：每个象限多达 4 mm 的拥挤度
- 重度：每个象限超过 4 mm 的拥挤度

间隙分析可以更好地评估牙弓中可用间隙和牙列排齐所需的间隙的关系。可用间隙可将牙弓分成四段进行线性测量。所需间隙需计算牙弓中每颗牙齿近远中宽度的总和，包括预估未萌恒牙的大小。如果所需间隙的总和大于牙弓中的可用间隙，则牙弓间隙不足。

## X 线检查

口腔正畸学中最有价值的诊断工具之一是 X 光片。正畸中的准确诊断所需的两个最重要的 X 线片分别是全景片和头影测量片。

### 正位全景体层 X 线片

正位全景体层 X 线片又称为口腔曲面断层片，这是一种重要的诊断工具。因为它可以显示上下牙列及其周围组织结构（图 3.34）。这类 X 光片通常在治疗前拍摄，有助于准确诊断，在治疗结束时拍摄则是为了确保牙冠和牙根处于理想位置。值得注意的是必须用系统的方式来读片，比如从一侧到另一侧逐一进行评估：

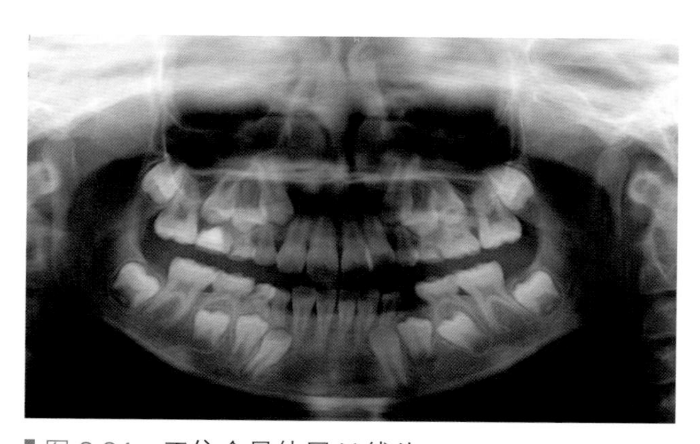

图 3.34　正位全景体层 X 线片

- 乳牙和恒牙的位置和大小
- 牙齿的发育萌出情况（牙龄）
- 缺失牙（牙齿发育不全）和多生牙
- 牙槽骨的密度和高度
- 牙根倾斜程度

- 阻生和异位牙
- 病理表现

**头影测量片**

头定位仪是 B. Holly Broadbent 在第一次世界大战后为了拍摄头影测量片而发明的 X 线装置（Mitchell，2001）。这类 X 光片可以用来评估各种平面中的颌面结构的生长发育、平衡和协调情况。本节简要讨论头影测量片的适应证和不同的分析方法。本节的目的是为了更好地了解头影测量片的解剖标志以及如何使用头影测量片协助正畸诊断。但是，如前所述，正畸诊断只能由正畸医生来做。

当然，并不是每个正畸患者都需要拍头影测量片，但它可以提供有价值的基本记录，特别是对于严重深覆盖的患者。并且在不同的治疗阶段，头影测量片可以协助医生更好地评估治疗进展。在分析骨骼问题之前，重要的是检查气道是否通畅，掌握牙根长度以及 X 光片上所有的病理表现。下图显示头影测量分析中使用的解剖点和平面（图 3.35、图 3.36、图 3.37 和表 3.3）。解剖标志点之间的关系可以用于诊断所有的差异和不调。

在头影测量片上对骨性不调和错𬌗进行研究可以追溯到 1934 年。在当时已经形成了几种分析方法来评估牙齿和骨骼的相关性。为了更好地理解牙齿与骨骼间差异以及测量不断增长的颅面结构，头影测量片的分析方法分为角度或线距这两类。解剖点之间的距离以毫米为单位测量，多个点与平面之间形成的角度以度为单位测量。同时，头影测量既可以手动描绘测量计算，也可以设计软件来进行数字化的测量分析。

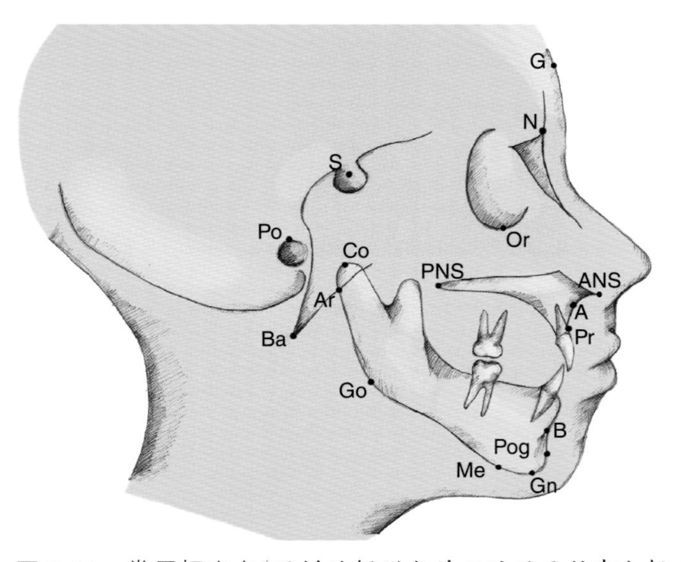


A 点：上齿槽座点
Ar 点：关节点
Ba 点：颅底点
S 点：蝶鞍点
G 点：额点
Go 点：下颌角点
N 点：鼻根点
PNS 点：后鼻棘点
Pog 点：颏前点
ANS 点：前鼻棘点
B 点：下齿槽座点
Co 点：髁顶点
Gn 点：颏顶点
Me 点：颏下点
Or 点：眶下点
Po 点：耳点
Pr 点：上齿槽缘点

图 3.35　常用标志点（同样的解剖点并不适用于所有分析方法）

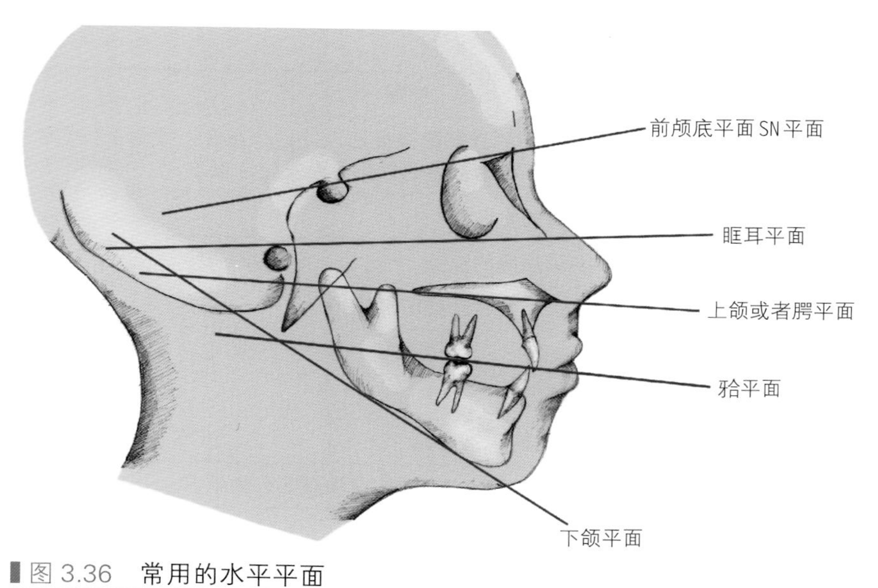


图 3.36 常用的水平平面

前颅底平面 SN 平面：S 点和 N 点连线
上颌或者腭平面：前鼻棘点与后鼻棘点连线
下颌平面：下颌角点与颏下点连线
眶耳平面：眶下点与耳点连线
𬌗平面：由均分后牙咬合点所得

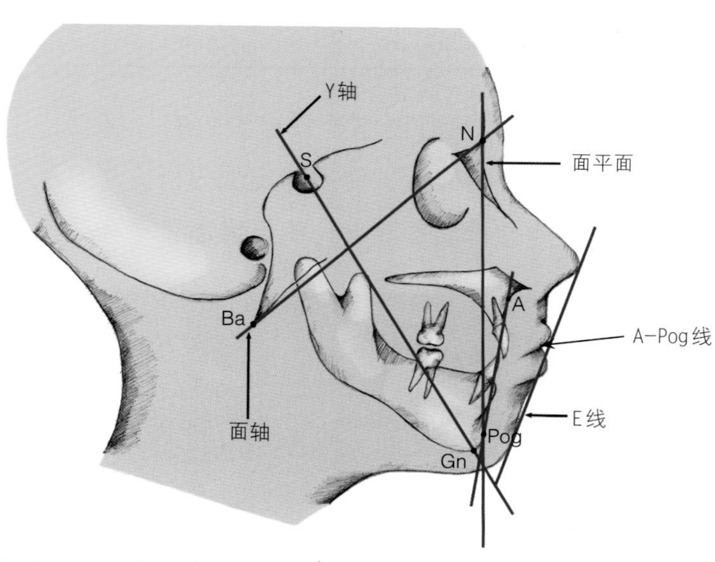


图 3.37 常用的垂直平面

A-Pog 线：A 点与颏前点的连线
面平面：鼻根点与颏前点的连线
面轴：颏前点到鼻根点颅底点连线的垂线
Y 轴：蝶鞍中心 S 点与颏顶点的连线；Y 轴与眶耳平面的夹角反映了面部的生长趋势
E 线：软组织审美平面，鼻突点到颏前点的连线

表3.3 解剖点和对应位置

| 标志点 | 英文简写 | 位置 |
|---|---|---|
| A点（上齿槽座点） | A | 前鼻棘与上齿槽缘点之间的骨部影像最凹点，这个点在上颌骨上，因此它会随着生长发育以及牙移动之后的骨重建而发生位置改变 |
| 前鼻棘点 | ANS | 鼻棘的最前部（上颌骨的骨突） |
| 关节点 | Ar | 颅底下缘与下颌髁突颈后缘的交点 |
| B点（下齿槽座点） | B | 下齿槽缘点与颏前点之间的骨部最凹点 |
| 颅底点 | Ba | 枕骨大孔的前下部 |
| 髁顶点 | Co | 下颌髁突最上点 |
| 额点 | G | 软组织额部突出的最前点 |
| 颏顶点 | Gn | 下颌颏联合（颏部）最前下点或者颏前点和颏下点的中点 |
| 下颌角点 | Go | 下颌角的后下最突点 |
| 颏下点 | Me | 下颌颏联合的最下点 |
| 鼻根点 | N | 前额骨与鼻骨交界处的最凹点 |
| 眶下点 | Or | 眶下缘之最低点 |
| 颏前点 | Pog | 下颌颏部联合的最突点 |
| 耳点 | Po | 外耳道的最上点 |
| 后鼻棘点 | PNS | 鼻棘的最后部（上颌骨的骨突） |
| 蝶鞍点 | S | 颅部正中矢状面上蝶鞍影像的中心点 |

手动绘图需要将X线片固定到醋酸纤维纸上，然后再描绘软组织轮廓、解剖标志点。准确描图需要借助观片灯来完成。标记定点和平面后，使用特定的分析方法测量相应的角度和距离并做出诊断。有几种计算机程序使得头影测量分析更容易、更省时。标出解剖点后，程序将自动进行线距和角度的测量。

头影测量分析还可以更好地了解是哪块颌骨存在问题，而这一点通过临床检查可能难以准确判断（图3.38）。因而可根据头影测量分析诊断出的骨性问题来调整治疗方案。

高角患者通常是长面型，均角患者一般是均面型，低角患者一般是短面型（Alexande, 2008）。

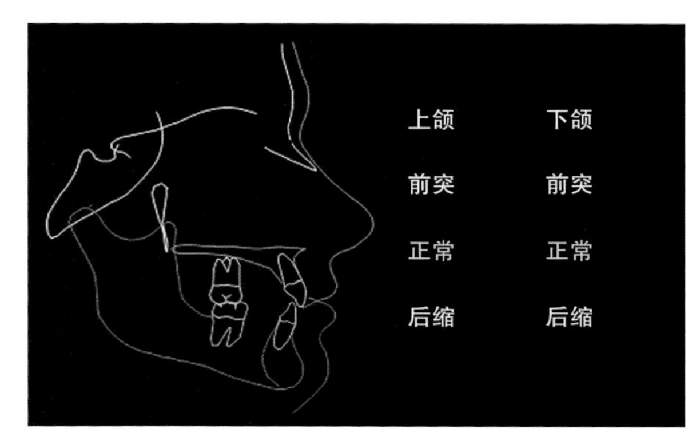


图3.38 颌骨矢状向不调（影像学诊断可以确定颌骨是否在正常的位置，是后缩还是前突。上下颌骨都需要一个相应的诊断）

来源：Ali Darendeliler 教授

### 头影测量分析

目前已有多种头影测量分析法用于辅助正畸诊断。每种分析方法都有其优点和缺点。通过将头影测量片绘图测量结果与所选分析方法相比较，做出相应的影像学诊断。然而，在当代口腔正畸学中，软件程序常应用于影像学诊断。一些常见的分析方法包括Steiner分析法，Downs分析法，Tweed分析法和McNamara法。但是，对这些分析法的讨论超出了本书的范围。

**矢状向影像学诊断** 对于判断上下颌骨矢状向的不调，影像学的评估是非常有价值的诊断工具。根据各种影像学分析，一些常见的矢状向影像诊断包括：

1）由蝶鞍中心、鼻根点以及上齿槽座点所构成的角（SNA）：正常值为82° 左右——当此角过大时，上颌前突；反之，上颌后缩。

2）由蝶鞍中心、鼻根点以及下齿槽座点所构成的角（SNB）：正常值为80° 左右——当此角过大时，下颌前突；反之，下颌后缩。

3）由上齿槽座点、鼻根点以及下齿槽座点所构成的角（ANB）：正常值为2° 左右。该角等于SNA角和SNB的差值。它反中映了上下颌骨的矢状向不调。2° —4° 的ANB表示骨性Ⅰ类，超过4° 为骨性Ⅱ类，低于2° 是骨性Ⅲ类。

**Wits分析法** 这是由于ANB角测量值不够可信，临床检查与头影测量片结果不一致而提出的新的分析方法。ANB角分析矢状向问题不可信的原因有以下几点：

1）颌骨的旋转作用。

2）随着年龄增加，ANB角减小。

3）下颌前突的程度。

4）SN平面相对于殆平面的改变。

5）随着生长发育，鼻根点的位置会改变。

Wits分析法在分析上下颌骨矢状向关系时不需要使用颅底的标志点作为参考。由A点、B点向殆平面做两条垂线，得AO、BO点。殆平面是磨牙、前磨牙的牙尖连线。根据研究认为，男性正常的Wits为1 mm，女性为0 mm。对于骨性Ⅱ类患者，BO点落在AO点后方。而骨性Ⅲ类患者，BO点落在AO点前方。这种分析法打破了评价矢状向关系的单一标准，为诊断的准确性提供了另一种方法。

**Ballard转换法** 当临床检查与头影测量结果不相符时，Ballard转换法又是另一种分析方法。它是通过切牙来判断上下颌矢状向的相互关系。

**Bolton指数分析** 对于牙齿大小的Bolton指数分析是由WayneA提出来的。Bolton指数可以用来诊断上下牙弓中牙齿宽度的不调。这项分析有以下两个要素：

1）Bolton 全牙比：从一侧第一磨牙到另一侧第一磨牙 12 个牙齿的宽度分析；

2）Bolton 前牙比：从一侧尖牙到另一侧尖牙 6 个牙齿的宽度分析。

根据正常𬌗的 Bolton 指数，下颌 12 个牙齿牙冠宽度之和与上颌 12 个牙齿牙冠宽度之和的比值应该是 0.913。下颌 6 个前牙牙冠宽度之和与上颌 6 个前牙牙冠宽度之和的理想比值为 0.772（Ebadifar，2013）。如果上下牙齿宽度的比值不同于这些数字，那么表示 Bolton 比不调，当与正常比值的差值大于 0.02 时，可以判断出上下颌牙齿的大小是明显不协调的；过大的 Bolton 比表明下颌牙齿宽度大于上颌牙齿，反之即下颌牙比正常尺寸小。该法特别适用于对咬合的美学及功能诊断，但是它的局限在于不同性别、不同种族正常𬌗的 Bolton 指数不同。

**软组织分析** 一些软组织分析方法如下：

1）Holdway 的 H 线：软组织颏前点与上唇间切线。理想侧貌中，H 线均分鼻突点与鼻基底点连线。

2）Rickett 的 E 线：鼻突点与软组织颏前点的连线。理想侧貌中，上唇位于 E 线稍后方，下唇位于 E 线前面 2 mm。

3）软组织面平面：软组织鼻根点与软组织颏前点的连线。理想侧貌中，A 点在这条线上，并且软组织面平面与眶耳平面的夹角应该是 86°。

### 头影测量的未来

毫无疑问，计算机化头影测量分析将会提高诊断和方案设计的准确性。在分析过程中软件可以根据头影测量片自动进行描点、测量（图 3.39）。Dolphin Imaging 软件便是其中的一个例子。当然，对二维影像的测量无法实现全面的诊断，因此所有的这些分析法都缺乏精准性。针对这点，有一些仪器被开发出来，使得诊断和方案设计更加方便，更加准确。比如锥形束 CT 就可以实现三维方向的影像诊断（Harrell，2005）。一些常用的锥形束 CT 有 iCAT、New Tom、CB MercuRay 和 3D Accuitomo。

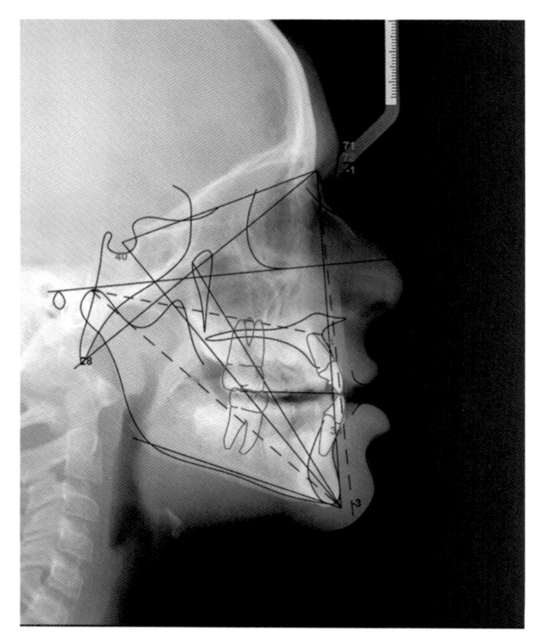

图 3.39 头影测量片

在二维的 X 线片上难以辨认出解剖标志，因此诊断的准确性受到质疑。那么随着三维影像信息评估分析的出现，诊断和治疗的精确度将得到提高（图 3.40）。

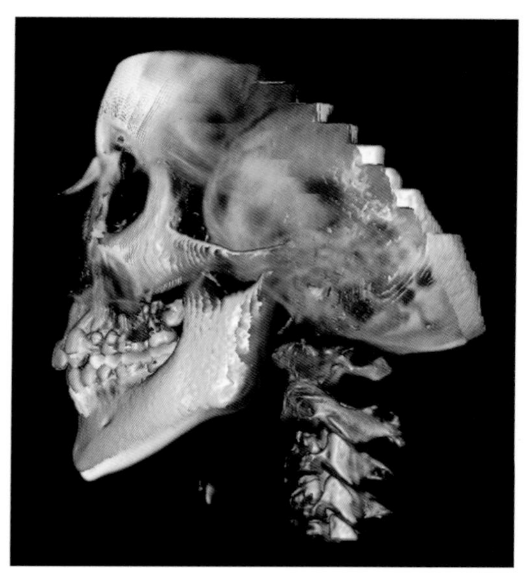

图 3.40　三维影像信息

图片来源：Ali Darendeliler 教授

## 使用影像检查进行生长发育评估

### 手腕骨 X 线片检查

手腕骨 X 线片可以用来了解机体的真正的生理年龄以及骨骼的成熟度（图 3.41）。这一类型的照片对正畸医生来说非常有价值，因为它评估了机体的生长和成熟程度。手腕骨 X 片可以提供手腕的骨骼情况以预测生长突增的情况，并且可用于判断骨龄与牙龄的不符。手腕上小骨头的钙化程度反映骨骼的成熟程度。骨骺的发育主要有三个阶段：宽度增加、形成帽状、完全融合。

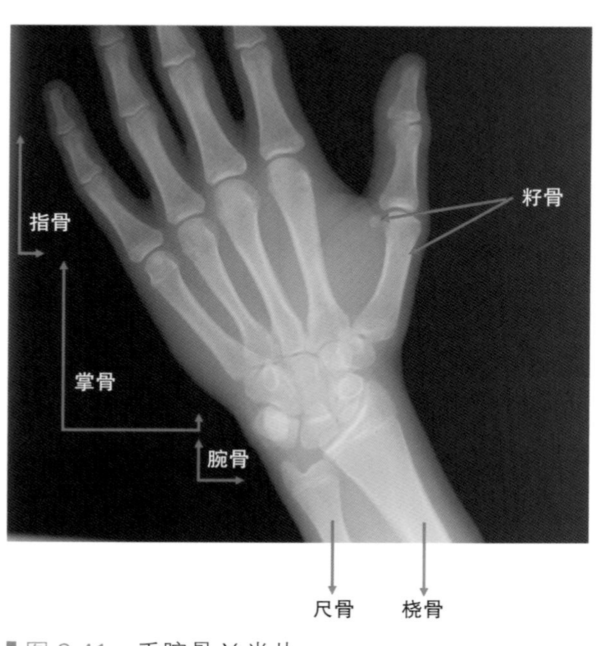


图 3.41　手腕骨 X 光片

骺边形成帽状盖着指骨骺端，并最终融合。通过检查拇指周围的骨组织以及拇指籽骨可以判断生长突增的情况。正畸医生可以使用多种生长评估的方法来更好地了解患者的骨骼发育情况，通过手腕骨的钙化程度更好地评估骨骼年龄。

### 颈椎成熟情况

另一种对骨骼成熟度的评估是基于头影测量片观察到的颈椎的评估（图 3.42）。这主要是指在五个生长发育阶段中，根据第二到第四颈椎的不同的形状和下缘凹度来评判是否到了生长发育高峰期，这个方法消除了拍摄手腕骨 X 光片的必要性。这一成熟指数可用于判断下颌发育不足患者进行功能矫治器治疗的时机。表 3.4 总结了颈椎生长发育阶段（Baccetti 等，2002）。Baccetti 等人的研究认为生长发育高峰期会在 CVSM Ⅱ 期后一年内到来，因此功能性矫治器治疗下颌骨发育不足的理想时机就是在 CVSM Ⅱ 期这个阶段。

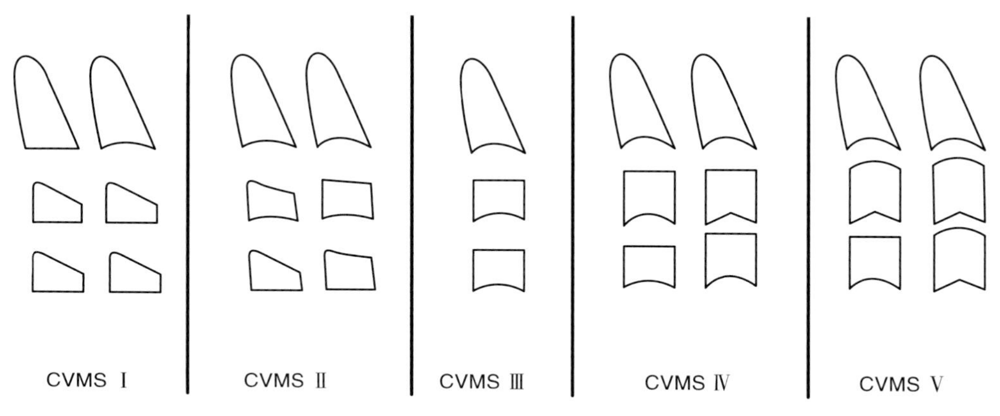


图 3.42　颈椎骨骼发育阶段

来源：Baccetti（2002）。经 *The Angle Orthodontist* 许可转载

表 3.4　颈椎骨骼发育阶段

| 阶段 | 定义 |
| --- | --- |
| CVSM Ⅰ | C1～C4 的下缘是平的，C3 和 C4 椎体是梯形。某些情况下，C2 的下缘可能是凹的。下颌生长高峰期在此期后一年以上。 |
| CVSM Ⅱ | C2、C3 的下缘变凹。C3、C4 椎体是梯形或者水平四方形的。下颌生长高峰期在此期的一年内。 |
| CVSM Ⅲ | C2、C3、C4 的下缘均凹。C3、C4 椎体不是梯形而是水平四方形的。下颌生长高峰期在此期之前的一年或两年之内。 |
| CVSM Ⅳ | 颈椎下缘均凹，C3、C4 椎体至少有一个是正方形的。下颌生长高峰期在此期之前一年以上。 |
| CVSM Ⅴ | C2、C3、C4 的下缘凹形明显。C3、C4 椎体至少有一个是垂直的四方形的，要不就是正方形的。下颌生长高峰期在此期之前的两年以上。 |

## 方案设计策略

方案设计首先要确定问题列表和治疗目标，以及如何能够实现目标，然后再开始制订计划。这样做的目的当然是为了在不良反应最小的情况下尽可能实现最佳治疗效果。正畸医师需要仔细研究所有收集到的资料，列出问题清单以及优先实现的治疗目标，与此同时也要考虑患者及其父母的治疗目标和期望。一旦做出诊断和设计出不同的治疗方案，下一步则需要规划矫治器的设计、功能、支抗、生物力学和保持。影响正畸医生决策的一些因素包括：

- 错殆导致的功能和美学问题
- 正畸问题导致的心理问题，对于患者来说可接受的治疗方案
- 患者的治疗动机和配合度
- 患者全身健康以及口腔健康卫生情况
- 病理情况
- 治疗的复杂性和所需要的时间

在这个阶段，正畸医生需要判断出患者是适合拔牙方案还是非拔牙方案。每个象限所拔的牙齿可能相同也可能不同，但是总体目标是每个象限尽可能拔除相同数目的牙齿。治疗的选择需要同患者或者其监护人（患者未到法定年龄）讨论决定。

治疗的风险、益处以及花费都应该给患者解释清楚，确保患者理解治疗过程以获得知情同意是治疗计划的一部分。这能够使患者更好地明白预期结果并提高患者的依从性。

### 患者求助正畸医生的时机

口腔保健士、口腔治疗师和口腔卫生士需要清楚知道患者何时开始正畸治疗最好。在某些情况下，可以利用生长和发育来进行早期干预，减少日后正畸问题的严重性。

在当代口腔正畸学中，患者满 6 岁就可以接受正畸治疗。早期干预的目的是尽量减少青少年或成人治疗的复杂性，为恒牙的萌出创造足够的间隙。早期治疗（也叫一期治疗）是在混合牙列期进行，通常是第一恒磨牙和切牙萌出后。它可能需要使用局部的固定矫治器和（或）功能矫治器，在生长发育期间促进或抑制颌骨的发育。局部固定矫治也叫做“2×4”技术或“2×6”技术，也就是说在第一恒磨牙及上颌四个前牙或上颌六个前牙上粘接托槽。

由于第一磨牙是唯一的口内支抗，因此在混合牙列中支抗控制是更困难的。而口外支抗又因为儿童的依从性较差而难以实现。同时，因为儿童骨密度情况以及继承恒牙的存在，在儿童口腔中获得临时支抗也不大可能，除非它作为颌骨矫形器的一部分（见第4章)。

通常，在完成一期治疗后，理想的颌面发育已经可以为恒牙的萌出提供足够的空间。但更多情况下，仍需要进行二期的固定矫治，这时主要是为了解决牙𬌗异常，例如恒牙列萌出后导致的拥挤。保守的两期治疗的目的是在早期阶段降低病情的严重程度，避免今后拔牙或者正颌外科手术。然而，如果存在严重骨性不调，二期治疗中手术矫正或拔牙治疗也可能无法避免。

只有当正畸医师认为患者适合某种治疗的时候，才可以开始早期干预。这种判断由正畸医生来做才最准确。因此，如果在常规牙科就诊期间发现异常，例如肌肉不平衡、牙槽骨或骨骼不调，转诊是非常必要的。如果正畸医生确定早期治疗不会改善病情或不会有助于恒牙的萌出，则患者需要定期复诊，进行恒牙情况监控，直到它们适合做正畸治疗。是否需要正畸治疗不仅仅基于美学或牙𬌗功能问题的考虑，存在创伤风险和错𬌗导致的心理社会问题也完全需要进行早期治疗。因为外貌的缺陷会让人产生自卑心理，还可能会让人因此受到歧视。

正畸医生花费较长时间来评估和分析所有收集到的资料，是为了给患者设计最有效的治疗方案。他们会在与患者沟通过程中提供所有必要的引导和信息，以便患者做出明智的决定。总之，作出正畸诊断是基于以下几方面的问题评估:

- 病理问题
- 美学和主诉
- 矢状向
- 横向
- 垂直向
- 排齐

## 参考文献

Alexander, R. G. *The 20 Principles of the Alexander Discipline*. Hanover ParkIL: Quintessence, 2008.

Baccetti, T, Franchi, L, McNamara, J. A. Jr. An Improved Version of the Cervical Vertebral Maturation (CVM) Method for the Assessment of Mandibular Growth. *Angle Orthod*, 2002, 72 (4): 316-322.

Ebadifar, A. Comparison of Bolton's ratio before and after treatment in Iranian population. *J Dent Res Dent Clin Dent Prospects*, 2013, 7 (1): 30–35.

Harrell, W. E. Jr, DMD. 2005. Limitations of two–dimensional cephalometric analysis in orthodontic diagnosis and treatment planning: the future of three–dimensional analysis. *AADMRT Newsletter*, Summer 2003. Available at http: //www. aadmrt. com/article–2–––2003. html (accessed 6 April 2017) .

Kravitz, D, Groth, C, Jones, P. et al. Intraoral digital scanners. *J Clin Orthod*, 2014, 48 (6): 337–347.

McDonald, F. *Diagnosis of the Orthodontic Patient*. Oxford: Oxford University Press, 1998.

Mitchell, L. *An Introduction to Orthodontics*. 3rd ed. Oxford: Oxford University Press, 2007.

Moore, T, Southard, K. A, Casko, C. S, et al. Buccal corridors and smile esthetics. *Am J Orthod Dentofacial Orthop*, 2005, 127 (2): 208–213.

Nandini, V. V. Alginate impressions: A practical perspective. *J Conserv Dent*, 2008, 11 (1): 37–41.

Wassell, R. W, Barker, D. , Walls, A. W. Crowns and other extra–coronal restorations: impression materials and technique. Br DentJ, 2002, 192 (12): 679–690.

## 延伸阅读

Ackerman, M. B, Ackerman, J. L. Smile analysis and design in the digital era. *J Clin Orthod*, 36 (4): 221–236.

Ahmad, I. Digital dental photography. Part 1: an overview. *Br Dent J*, 2009, 206: 403–407.

Bishara, S. E. *Textbook of Orthodontics*. Philadelphia, PA: W. B. Saunders, 2001.

Brand, R. W, Isselhard, D. E. *Anatomy of Orofacial Structures: A comprehensive approach*. 7th ed. St Louis, MO: Elsevier Mosby.

Burstone, C. J, Marcotte, M. E. *Problem Solving in Orthodontics: Goal–Oriented Treatment Strategies*. Hanover Park, IL: Quintessence, 2000.

Chiego, D. J. *Essentials of Oral Histology and Embryology: A clinical approach*. 4th ed. St Louis, MO: Elsevier Mosby, 2014.

Downs, W. B. Analysis of the dentofacial profile. *Angle Orthod*, 1956, 26 (4): 191–212.

Foster, T. D. *A Textbook of Orthodontics*. 3rd ed. Oxford: Blackwell Scientific, 1990.

Goose, D. H, Appleton, D. G. *Human Dentofacial Growth*. Oxford: Pergamon Press, 1982.

Kravitz, N. D, Groth, C, Jones, P. E, et al. Intraoral digital scanners. *J Clin Orthod*, 2014, 48 (6): 337–347.

Nayar, S, Mahadevan, R. A paradigm shift in the concept for making dental impressions. *JPharm Bioallied Sci*, 2015, 7 (Suppl 1): S213–215.

Ooe, T. *Human Tooth and Dental Arch Development*. Tokyo: Ishiyaku Publishers, 1981.

Park, J. U, Baik, S. H. Classification of angle class Ⅲ malocclusion and its treatment modalities. *Int J Adult Orthod*, 2001, 16 (1): 19–29.

Ranly, D. M. (ed. ) *A Synopsis of Craniofacial Growth*. 2nd ed. Norwalk, CT: Appleton and Lange, 1990.

Roberts-Harry, D, Sandy, J. Orthodontics. Part 2: Patient assessment and examination. *Br Dent J*, 2003, 195: 489-493.

Stewart, R. F, Edgar, H, Tatlock, C, et al. Developing a standardized cephalometric vocabulary: choices and possible strategies. *J Dent Educ*, 2008, 72 (9): 989-997.

Welbury, R. R, Duggal, M. S, Hosey, M. T. *Paediatric Dentistry*. 4th ed. Oxford: Oxford University Press, 2012.

Wiet, G. J. Biavati, M. J, Rocha-Worley, G. Reconstructive surgery for cleft palate treatment and management. Medscape, 17 August 2015. Available at http: //emedicine. medscape. com/article/878062-treatment (accessed 7 April 2017) .

## 自我测评

1. 初次就诊时必须收集以下哪些数据? （ ）

A. 全身病史　　B. 口腔病史

C. 家族社会史　　D. 以上（A～C）

2. 哪种 X 线片最适合辅助正畸诊断? （ ）

A. 头影测量片　　B. 咬合片

C. 根尖片　　D. 殆翼片

3. 描述上下颌骨牙槽骨前突的专业名词是什么? （ ）

A. Prognathic　　B. Retrognathic

C. Bimaxillary　　D. Mesognathic

4. 为什么获得全身和口腔病史是制订治疗计划的一个重要方面? （ ）

A. 更好地管理患者　　B. 有助于诊断

C. 医疗法律文件　　D. 是预防和管理医疗紧急情况方面的工作

E. 以上所有（A～D）

5. 藻酸盐属于哪种类型的印模材料? （ ）

A. 非弹性的　　B. 弹性的　　C. 加成型硅橡胶

D. 水胶体　　E. B 和 D

6. Ⅰ类磨牙咬合关系是什么样子的? （ ）

A. 上颌第一恒磨牙的近中颊尖咬在下颌第二恒磨牙的近中颊沟上

B. 上颌第一恒磨牙的近中颊尖位于下颌第一恒磨牙的近中颊沟近中

C. 上颌第二恒磨牙近中颊尖咬在下颌第二恒磨牙的近中颊沟上

D. 上颌第一恒磨牙的近中颊尖端咬在下颌第一恒磨牙的近中颊沟上

7. 什么是牙科印模的吸胀? （ ）

A. 材料收缩　　B. 脱模

C. 水分过多而吸水膨胀　　D. 材料中水分蒸发

8. 根据矢状向影像诊断，以下哪项是正常的? ( )

A. SNA 大于 82°
B. SNB 小于 80°
C. ANB 2°
D. ANB 7°

9. 哪种 X 线照片有助于评估生长高峰期? ( )

A. 只有手腕骨 X 线片
B. 全景片和头影测量片
C. 头影测量片和手腕骨 X 线片
D. 咬合片

10. 在骨性Ⅱ类病人中通常会出现以下哪种面型? ( )

A. 下颌骨造成的凸面型
B. 上颌骨造成的凸面型
C. 凹面型
D. 直面型

（黄兰　译）

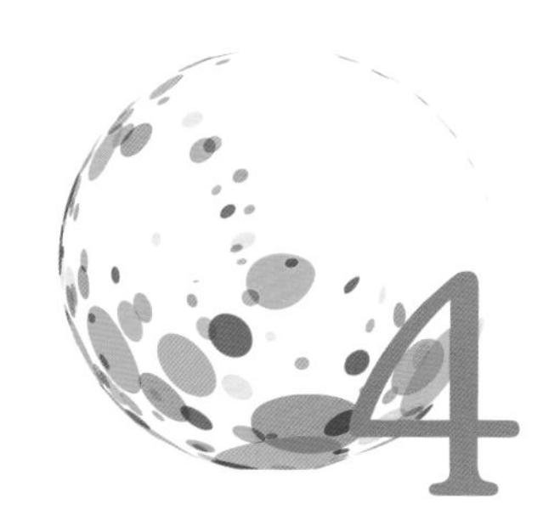

# 生物力学和治疗原则

多个因素决定了不同个体间的正畸或正颌方法存在很大差异。所以不能用同一种方案治疗所有的错殆畸形和骨性不调问题。即使生物力学机制相同，但应用方式也会有差异。本章着重介绍牙移动的基本原理，并对支抗进行简要介绍。

## 生物力学

正畸生物力学是研究牙移动的生物系统的科学。只有充分理解牙齿和面部结构对正畸力的反应，方可实现正畸治疗的可控性。因此，为了有更好的正畸决策和医疗效率，了解控制牙移动的因素是必不可少的。

## 牙移动力学

### 力、力矩、力偶

物理属性分为标量或矢量。标量没有方向，但有一定的大小；例如，体重。矢量既有大小又有方向；例如，力。施加在牙齿上的力有促使牙齿转动的趋势，这种力被称为力矩。力矩的大小由力和力作用点与阻力中心之间的垂直距离相乘而得（Gill，2008）。这在口腔正畸学中十分重要，因为力施加在牙冠上，而不直接作用在位于牙根上的阻抗中心，所以牙齿会发生旋转（图 4.1）。

两个大小相等、方向相反的平行力被称为力偶，力偶使牙齿发生旋转。力偶的大小是通过将作用力的大小和作用力之间的距离相乘来计算的。为了描述力矩或力偶，口腔正畸学引入了转矩的概念（Gill，2008）。

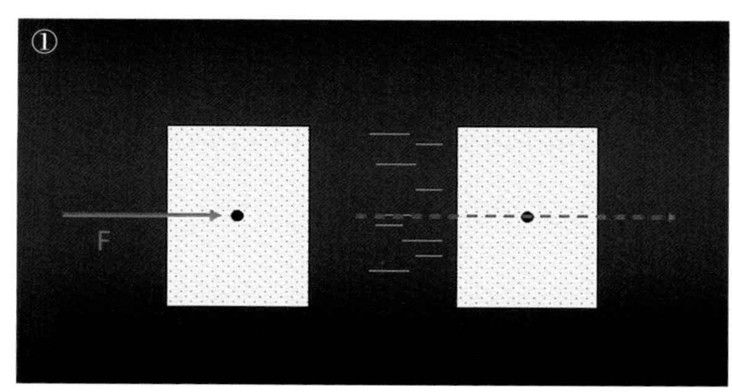


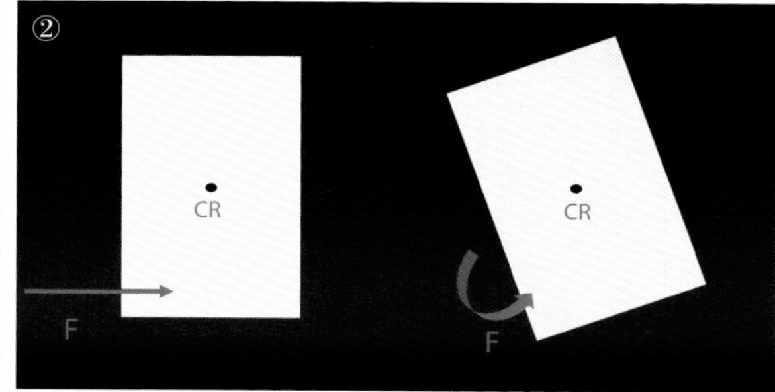


图 4.1　①力(F)直接作用于物体的阻抗中心(物体将沿力作用方向运动)；②力(F)没有作用于阻抗中心使物体发生旋转

图片来源：Ali Darendeliler 教授

## 阻抗中心、旋转中心

阻抗中心是约束物体运动的中心。此点通常位于自由空间中物体的质心（图 4.1①）。在异质环境中，阻抗中心朝向物质更密集的一边（图 4.2）。牙根位于颌骨内，因此，由于骨密度影响，牙齿的重心或平衡点更靠近根尖（图 4.3）。单根牙的阻抗中心位于根尖与牙槽嵴顶的中间，多根牙的阻抗中心位于根分叉向根方移动 1～2 mm。阻抗中心受到根长和牙槽嵴高度的影响；牙根越长阻抗中心越低；牙槽骨丧失越多，阻抗中心越靠近根尖。这是因为阻抗中心极易受周围物质密度的影响。当作用力通过阻抗中心时，牙齿发生整体移动。如果作用力不通过阻抗中心，便产生倾斜移动。

旋转中心是指物体在其初始位置发生转动（图 4.4）。牙移动不会改变其阻抗中心；但旋转中心会因牙移动类型的不同而发生变化。例如，如果牙冠倾斜移动，则旋转中心位于根尖方向；如果牙冠和牙根作为一个整体移动，则其旋转中心便位于无穷远。

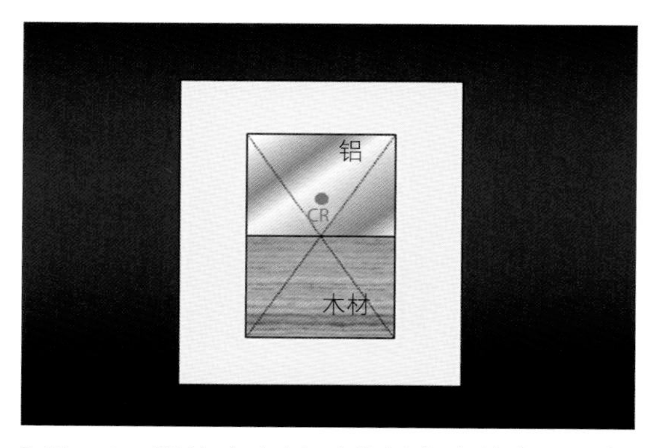


图 4.2　阻抗中心(CR)靠近密度较大的一侧，而没有位于物体质心

图片来源：Ali Darendeliler 教授

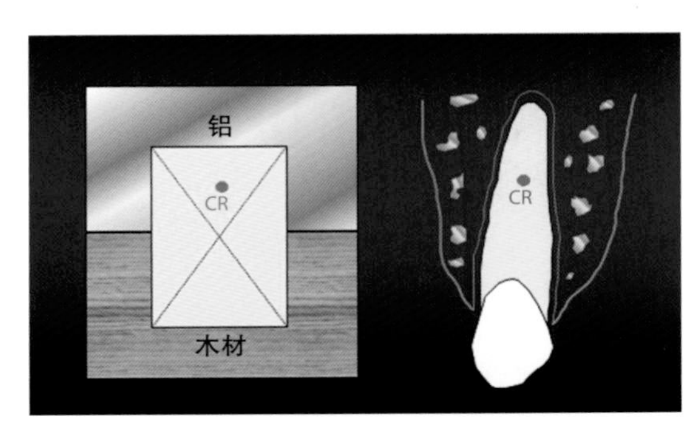


图 4.3　牙根位于颌骨内，因此阻抗中心(CR)不在牙齿中心。由于骨密度更大，其阻抗中心靠近根尖方向

图片来源：Ali Darendeliler 教授

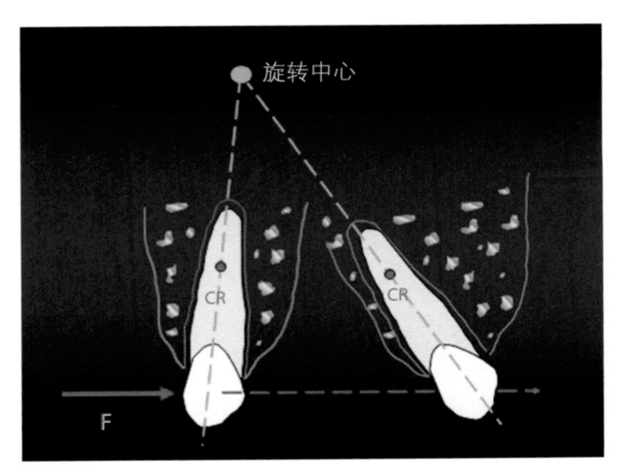


图 4.4　旋转中心

图片来源：Ali Darendeliler 教授

## 牙移动的生物学

被称为牙周膜的胶原支持纤维通过两端强有力地附着于牙槽骨、牙龈和牙骨质之间而将牙齿固定在牙槽窝中。牙周膜及其细胞成分，如：未分化的间充质细胞和牙周间隙内的组织液使得牙移动成为可能。牙移动的生物控制由两个理论支撑，它们分别是生物电理论和张压力理论。

### 生物电理论

穿过牙周膜的电流具有压电性。当力加载时，反应性地产生压电信号，但无论力的可持续性如何，它都会迅速衰减或消失至零。其另一个特点是力得到卸载后电偶极达到平衡。人们认为压电效应由牙槽骨的弯曲引起。牙槽骨弯曲导致局部前列腺素产生，有利于牙移动。该理论认为牙移动与力施加在牙槽骨上而非牙周膜上有关。一些研究表明，力作用于牙槽骨上，牙槽骨内部晶体结构形变，使得电子迁移产生电流。牙槽骨弯曲导致的凹面电子沉积产生负电荷，引起骨沉积；凸起面呈现正极性，引起骨吸收。这些生物电变化引发骨改建（Proffit，2007）。

## 张压力理论

力产生的冲击被牙周膜内的间隙吸收并产生一系列化学反应，使得牙移动成为可能（图 4.5）。力的方向是牙齿支撑结构哪一部分承受压力或张力的决定因素。当力加载到牙齿时，朝向运动一侧的牙周膜承受压力，远离运动侧的牙周膜承受张力。压力侧牙槽骨发生形变，区域血供减少，破骨细胞类的细胞被激活从而引起破骨细胞介导的骨吸收。在张力侧，由于牙周膜受牵拉，血流量明显增加。

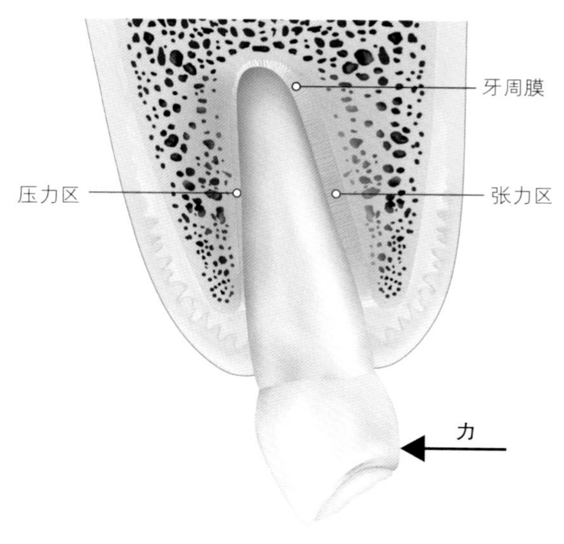


图 4.5　张力和压力

由于牙周膜和牙槽骨畸形的存在，成骨细胞受力后可分泌出前列腺素 $E_2$ 和白三烯。牙周膜中的细胞对机械载荷反应敏感，并可聚集于炎症部位。前列腺素 $E_2$ 是骨吸收的调节器，白三烯可促使胞内信使向目的地聚集。这些胞内信使包括白细胞介素-1 和巨噬细胞集落刺激因子（MCSF）。白细胞介素-1 由成骨细胞和巨噬细胞分泌产生，通过增加前列腺素合成，来刺激骨吸收和抑制骨形成。成骨细胞也可分泌 MCSF，对破骨细胞的增殖和分化具有调控作用。随着这些信使被募集到目的区域，成骨细胞数量增加，同时核因子 kB 受体活化因子配体（RANKL）开始表达。RANKL 由成骨细胞分泌，是破骨细胞分化、融合和活化的刺激因子。该因子对破骨细胞的存活至关重要。由于以上因素的存在，巨噬细胞分泌出更多的白细胞介素-1，导致 RANKL 水平进一步升高。RANKL 和 MCSF 募集到更多血单核细胞聚集。血单核细胞融合形成破骨细胞，破骨细胞再被 RANKL 激活。

类骨质位于矿化成熟的骨的表面，是由成骨细胞合成分泌于骨表面的一层新骨，约在十天内矿化成熟（Foster，1990）。成骨细胞分泌基质金属蛋白酶，分解表面的类骨质，使得下方矿化骨暴露。破骨细胞被募集到目的区域，分泌氢离子，并进入基质。这些离子使得羟基磷灰石晶体软化，并协同蛋白酶降解细胞外基质。以上作用导致骨吸收。另一方面破骨细胞的活性受到酶和细胞因子的抑制，成骨细胞分泌产生骨保素，可阻碍 RANKL 激活破骨细胞，使得骨吸收受成骨细胞的严格调控，故成骨细胞对于骨稳态的协调至关重要。

张力侧会发生一系列导致骨生成的反应。受张力影响，成骨细胞呈扁平状，提供进入类骨质的途径。牙周膜对这些变化做出反应，可提高特定第二信使（胞外信号调节激酶，ERK）的水平。ERK 通过诱导 RUNX2 的表达，增加成骨细胞的活性，从而导致骨生成。牙周膜成纤维细胞在 RUNX2 的诱导下，分化为成骨细胞（Mitchell，2001）。

这一连串反应引起牙槽骨重建，这也是牙移动的原因。牙槽骨的这些变化是对牙槽窝从一个地方移动到另一个地方所发生的适应性改变，从而使牙移动发生。

## 正畸力

持续轻力作用引起局部充血（血流增加），将成骨细胞和破骨细胞募集到目的区域，引发直接性骨吸收，从而使得牙齿发生移动。这种类型的吸收发生在牙根和硬骨板之间的牙槽骨内壁。持续轻力作用下牙槽窝压力侧发生骨吸收，张力侧发生骨沉积。张力使得局部血供增加、类骨质沉积，而类骨质比牙槽骨更能耐受骨吸收。

持续重力作用下牙周膜局部缺血（血流不足），出现过度的压迫和压力。这使得牙槽窝发生潜行性吸收。过大压力给牙周膜造成冲击，并使牙周膜闭塞，导致组织坏死（细胞死亡）。这可能导致牙根吸收或黏连（牙齿和骨融合）发生。同时纤维受压，导致牙齿与骨直接相连，从而使牙齿不能发生移动。

重力导致牙周膜透明样变。由于透明组织退行性变，局部组织失去细胞成分，呈现光滑、半透明样。该区域随着破骨细胞的吸收而消失。另一方面，在压力作用下，周围组织的细胞也会侵入透明样组织并消除该层组织。

力的大小和作用时间决定了发生哪种形式的骨吸收。直接性骨吸收（图 4.6）对于牙移动来说是理想的，且患者疼痛感较小。潜行性骨吸收（图 4.7）可发生在治疗的某些阶段，应特别关注予以避免。了解以上过程，在治疗的早期阶段及时发现异常情况显得尤为重要。临床上，随着牙槽窝改建，适度的牙移动速率在正畸治疗中是被认可的。而过快的牙移动会造成移动中的咬合创伤，且受持续重力作用会引发严重的潜行性骨吸收。在定期复诊过程中，评估牙的移动速率至关重要，当发现牙齿过快移动应及时通知正畸医生。通常减轻牙齿的咬合创伤、减小作用力，让更多的血液流向压力区，以保证牙周膜牢固附着。

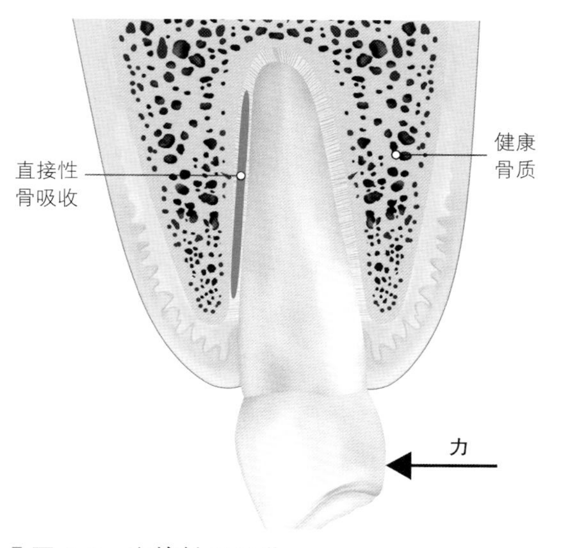


图 4.6　直接性骨吸收

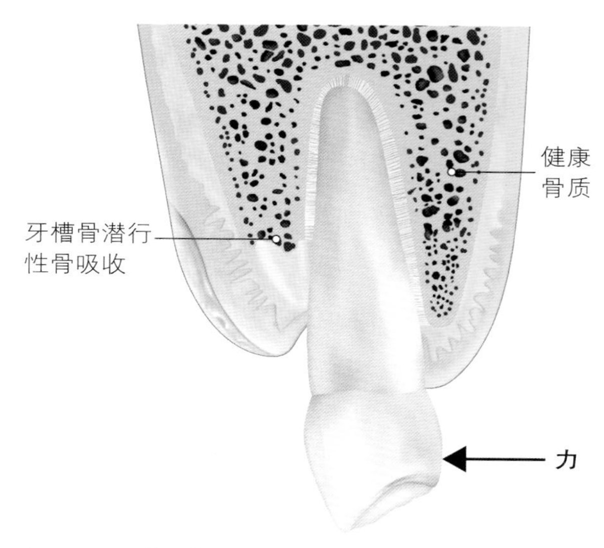


图 4.7　潜行性骨吸收

研究表明，作用于牙的适宜力值大小为 32 mmHg，低于毛细血管血压。牙髓会对正畸矫治器的初始作用产生短暂反应，引起轻度牙髓炎。但是，如上所述，不加控制的重力会导致牙髓坏死。在没有根尖周病变的情况下，死髓牙的正畸移动依然可行。

## 牙移动类型

牙移动类型有几种：

1）倾斜移动：牙齿向远离力的方向倾斜。

力的作用越接近船面或切缘，旋转中心就越接近根尖。倾斜移动有两种：受控制的和不受控制的。受控制的倾斜移动是牙冠朝向力作用方向移动，而牙根保持不动或少量移动，牙的旋转中心在牙根尖。不受控制的倾斜移动是，当牙冠朝向力作用方向移动时，根向相反方向移动，旋转中心接近其阻抗中心。倾斜移动的力不应超过 50 g。

2）平移移动（整体移动）：冠和根沿力的方向同向移动。

为了避免牙齿倾斜，必须使力作用于大部分牙冠上。此类型移动下牙周膜均匀受力。平移的作用力大小约为 50～120 g。

3）旋转移动：牙齿在牙槽窝内的旋转称为牙旋转移动。

当一对互为反向力发挥作用时会产生此类型牙移动。由于牙周膜纤维的被动牵拉，这一类型移动极易复发。牙旋转移动所需的力约为 35～60 g。牙周膜被过度挤压时牙齿将发生倾斜。

4）转矩移动：牙根移动方向与力作用方向相同，牙冠保持不动或少量移动。

这与倾斜移动相反，其旋转中心距咬合面较远。该类型移动的作用力大小约为 50～100 g。

5）垂直移动：分为压低和伸长移动，需要牙齿整体运动。

牙齿被牵拉出牙槽窝而发生伸长移动。由于骨质在根尖沉积，此类型移动所需拉力大于压力。牙齿被压入牙槽窝而发生压低移动。此类型移动下根尖周支持组织承受压力而非拉力，发生大量吸收，受此影响牙根极易变短。伸长移动的作用力大小约为 35～60 g，压低移动的作用力大小约为 10～20 g。

## 支抗

牛顿第三定律指出每一个作用力都有一个与它大小相等、方向相反的反作用力。牛顿第三定律也适用于牙齿的移动。提供抵抗不期望的牙移动的部分被称为“支抗”。正畸医生计划移动某些牙齿时，与矫治器相连的其他牙齿也将发生移动。于是，允许少量移动的牙就成为了其他移动牙的支抗。这将通过对支抗单元内牙的牙周膜施加较小的力避免发生移动来实现。如果支抗牙发生非计划的移动，则称支抗丧失，这时支抗牙的移动量超过预期移动量。支抗丧失的原因包括：

- 患者依从性差
- 不合适的矫治器
- 牙移动路径上的障碍
- 牙移动中支抗设计不充分

常见支抗丧失的临床表现：

- 前牙唇倾导致覆盖增加
- 出现额外间隙

● 支抗牙倾斜

● 矫治器不贴合

有意让支抗牙发生移动，则称消耗支抗。此类型移动的典型例子就是前移磨牙关闭拔牙间隙。

正畸医生应在治疗开始前就将支抗设计列入其治疗中。许多因素影响着不同类型支抗的特点。牙齿的数量、移动距离和移动方式决定了所需支抗的类型。如果需要长距离或多颗牙移动，应选择更强的支抗。整体移动比倾斜移动需要更大的支抗。根据对支抗的需求程度，支抗分为最大支抗、中等支抗和最小支抗：

1）最大支抗：可存在很小程度的支抗丧失，所以支抗维持和监控非常重要。

2）中等支抗：支抗很重要，但不是决定性的。

3）最小支抗：为了最佳的矫治效果，一定程度的支抗丧失是需要的。

## 支抗来源

支抗的来源可以是牙齿、肌肉、骨或种植钉。支抗按部位分为口内和口外支抗。口外支抗可来源于枕部、颈部和面部（图 4.8)。口外支抗的一个缺点是需要患者有良好的依从性，以达到最佳治疗效果。口内支抗进一步分为颌内支抗（在同一牙弓内）或颌间支抗（分布在上下牙弓间)。

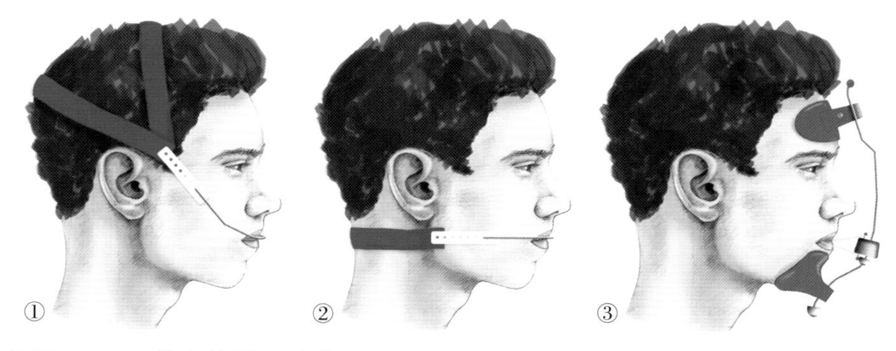


图 4.8　用作支抗的口外装置

（要了解这些装置是如何使牙移动的，请参考第 7 章和第 8 章）（①颅部：（枕骨/顶骨支抗）附有面弓的头帽用以抑制下颌生长或远中移动上颌牙弓；②颈部：颈部头帽/颈带在颈后部作为支抗使用；③面部：在治疗期间使用面罩以额骨和下颌骨作为支抗，面罩也称为倒置头帽）

支抗也可分为：

1）简单/初级支抗：以一颗牙来抵抗倾斜移动。

2）联合支抗：以两颗牙或一组牙作为支抗来实现其他牙移动。

3）增强支抗：以肌肉等非牙齿部位作为附加的支抗来源。

4）稳定支抗：抵抗牙的平移或整体移动。以下颌磨牙作为支抗来后移下颌切牙就是其中一个例子。之所以被称为稳定支抗是因为支抗牙移动受限。

5）交互支抗：相反方向的牙移动（牙周膜内力量均分）。关闭前牙间隙就是此类型支抗运用的例子。

## 颌间支抗

颌间支抗是上下牙弓互为支抗以实现所期望的上下颌牙槽骨的移动。弹性牵引不会改变基骨，但会按弹性力作用方向将牙槽骨移至所需位置。弹性橡皮圈通常与刚性更强的承力弓丝联合使用。初始弹性弓丝和弹性橡皮圈对转矩的控制力差，可能会造成不希望的倾斜移动（Alexander，2008）。常见弹性橡皮圈应用示意图参见表 4.1 和图 4.9。弹性橡皮圈仅用于恒牙列，其佩戴目的是协调牙弓。如何佩戴橡皮圈取决于正畸医生希望实现怎样的目的。根据正畸医生目的的不同，有不同的佩戴方法。因此，在给病人佩戴橡皮圈前确认佩戴范围包括哪些牙齿至关重要。

表 4.1　常见弹性牵引类型

| 弹性牵引类型 | 结构 | 可实现的牙移动形式 | 序号 |
|---|---|---|---|
| Ⅰ类牵引（颌内支抗的一种类型） | 从第一磨牙到尖牙或弓丝上的牵引钩 | 通常用于关闭拔牙间隙 | ① |
| Ⅱ类牵引 | 上颌尖牙到下颌第一磨牙 | 纠正Ⅱ类错殆，内收上颌前牙段 | ② |
| Ⅱ类三角形牵引 | 上颌尖牙、下颌第一前磨牙到下颌第一磨牙 | 纠正Ⅱ类错殆，改善覆殆 | ③ |
| Ⅲ类牵引 | 下颌尖牙到上颌第一磨牙 | 纠正Ⅲ类关系，内收下颌前牙段以避免下颌切牙前突 | ④ |
| Ⅲ类三角形牵引 | 上颌第一磨牙、第一前磨牙到下颌尖牙 | 纠正Ⅲ类关系，改善覆殆 | ⑤ |
| 三角形牵引 | 上颌尖牙到下颌尖牙和第一前磨牙 | 加深覆殆和改善尖牙殆关系 | ⑥ |
| 前牙斜行牵引 | 从上颌尖牙到对侧下颌尖牙。此类牵引会根据中线偏移方向进行牵引部位调整 | 纠正中线偏移 | ⑦ |
| 后牙交互牵引 | 从一颗或几颗上颌牙的腭侧到一颗或几颗下颌牙的颊侧 | 纠正后牙反殆 | ⑧ |
| 框形牵引 | 包括上颌两颗或多颗牙以及下颌两颗或多颗牙 | 改善开殆，使上下颌牙伸长。框形牵引可以用在前牙或后牙，能够整平下颌牙弓，改善垂直向关系 | ⑨、⑩ |

（注：表中的序号与图 4.9 中的序号相对应）

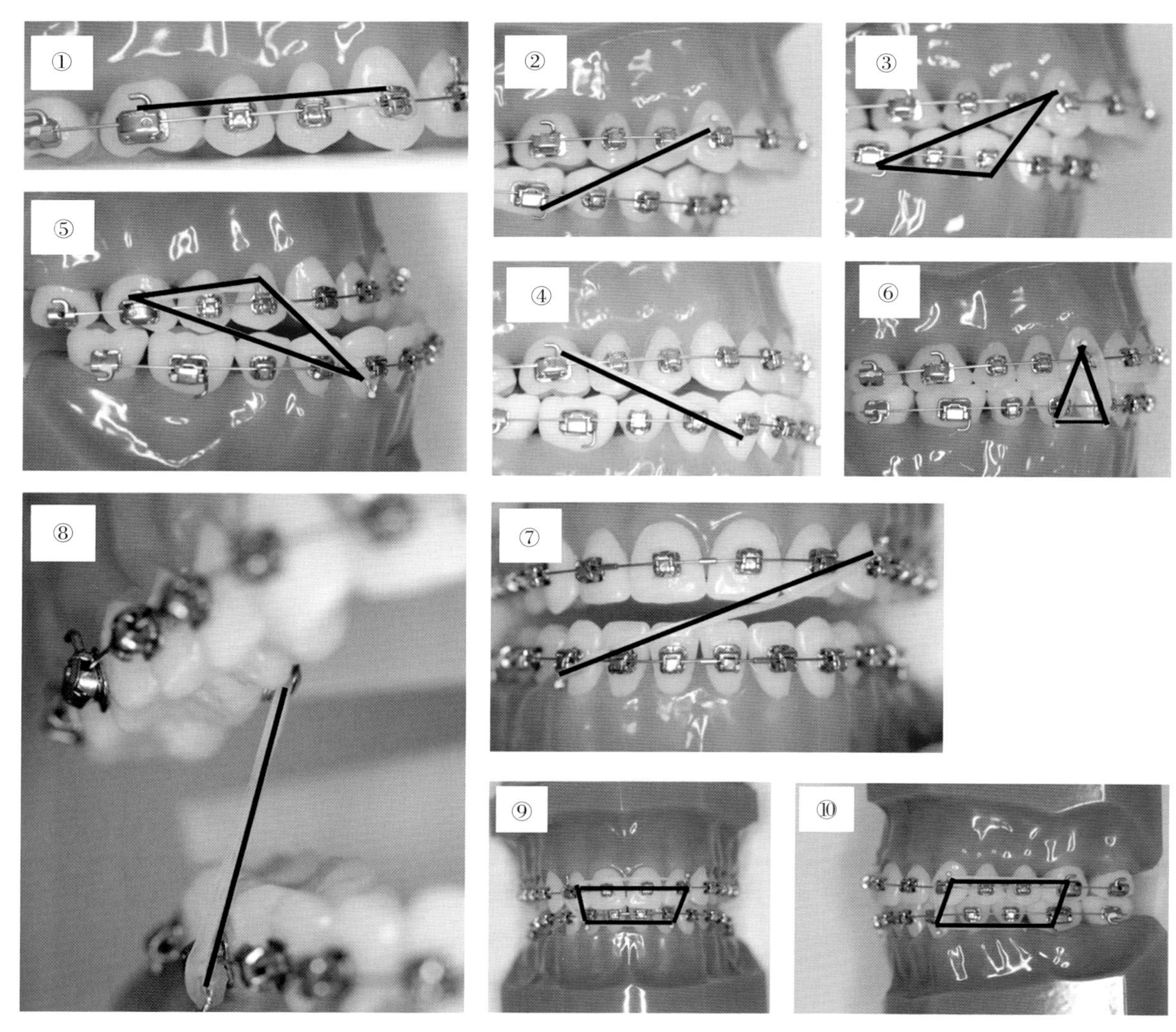


图 4.9　常见弹性牵引方式(① Ⅰ 类牵引；② Ⅱ 类牵引；③ Ⅱ 类三角形牵引；④ Ⅲ 类牵引；⑤ Ⅲ 类三角形牵引；⑥三角形牵引；⑦前牙斜行牵引；⑧后牙交互牵引；⑨前牙框形牵引；⑩后牙框形牵引)

## 颌内支抗

颌内支抗使用同一牙弓内的支抗单位来实现牙齿的移动（图 4.10)。

## 暂时支抗装置

骨支抗因被证实在临床实践中能够获得很高的成功率而广受欢迎。

骨支抗使用的种植钉有几种命名法，如（Ludwig 等，2008）：

- 种植钉
- 微种植体

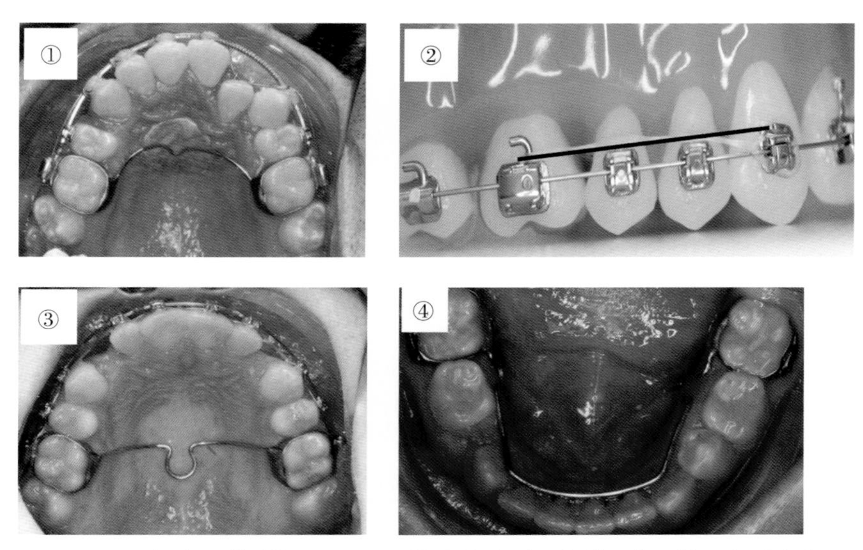

图 4.10 颌内支抗（①Nance 托；②Ⅰ类牵引；③横腭杆；④下颌舌杆）

- 迷你种植体
- 暂时支抗装置

在当代口腔正畸学中，种植钉正在成为一种广受欢迎的口内支抗来源（图 4.11）。这样的装置可以提供后牙前移关闭间隙的足够支抗而防止前牙段过度内收，从而避免唇部支撑不足。微种植体可以在竖直磨牙时避免其伸长或/和周围牙齿发生𬌗干扰（McGuire 等，2006）。它们被制成多种不同的形式和尺寸，以适应不同的黏膜厚度。微种植体无毒，具有良好生物相容性，由钛、钛合金或钛合金涂层的不锈钢组成。暂时支抗装置所用的材料具有能承受正畸力负载的基本特性，以提供能达到有效结果所需的充足支抗。微种植体可以作为直接或间接支抗使用（图 4.12）。直接支抗的辅助装置如橡皮圈或拉簧直接挂于种植钉上，以提供足够的骨支抗（图 4.13）。对间接支抗而言，由片段弓与微种植体结合，以提供支抗支撑，防止不希望的牙移动出现。

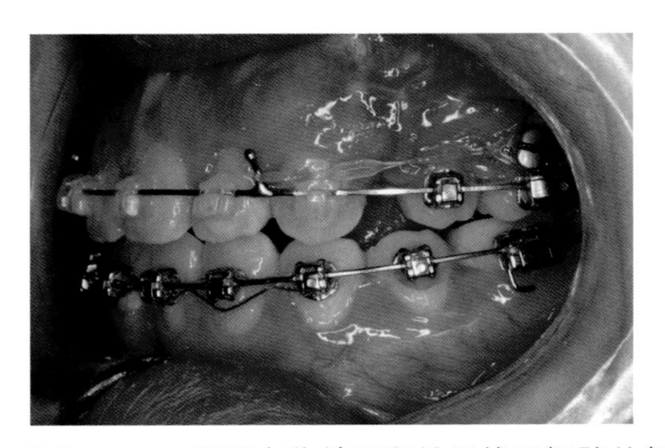

图 4.11 用于内收前牙段关闭拔牙间隙的颌内支抗

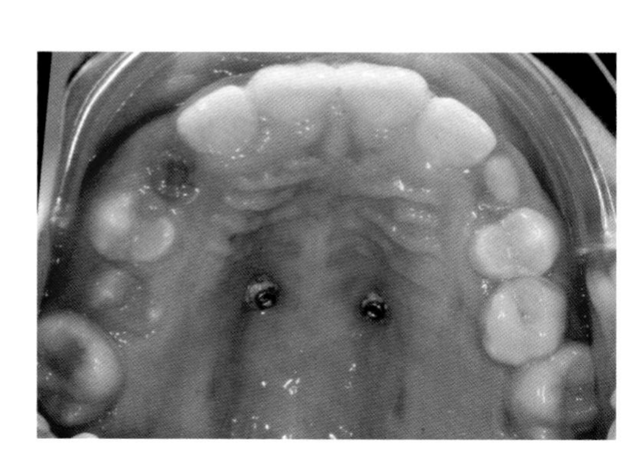

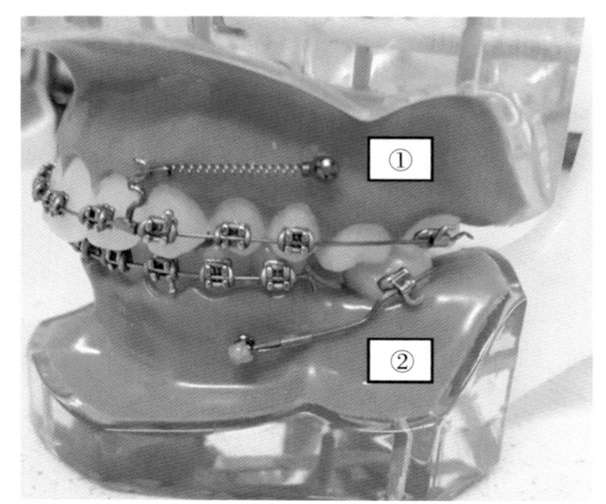


图 4.12　临时支抗装置植入上腭区域（①直接加力；②间接加力）

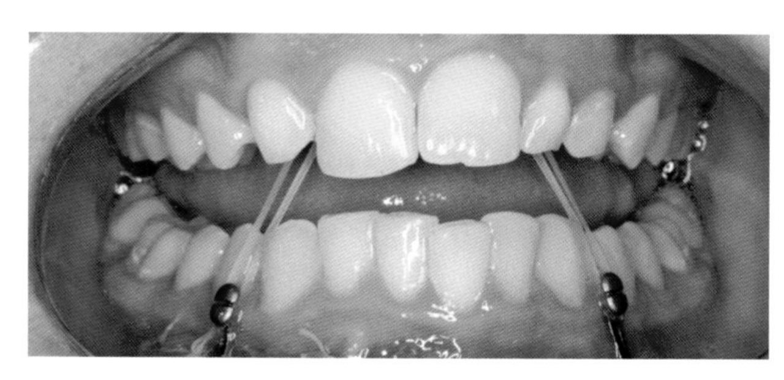

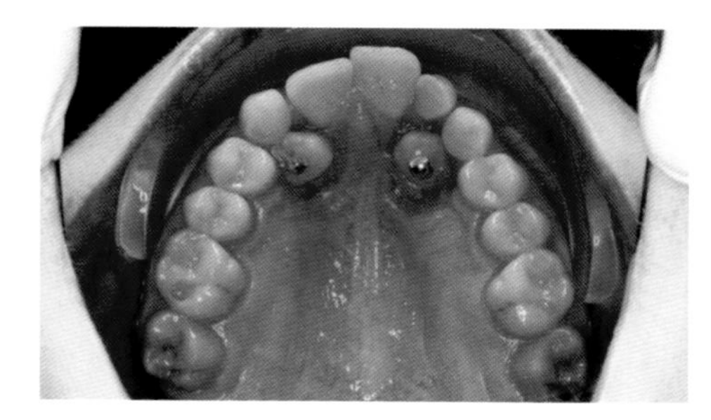

图 4.13　硬骨板作为支抗来源与弹性橡皮圈结合用以伸长错位尖牙

## 要点

微种植体对以下情况非常有效：

- 困难的牙齿整体近中和远中移动（如磨牙远移）
- 压低过度萌出的牙齿
- 伸长并竖直磨牙
- 关闭间隙
- 减小殆平面倾斜度

## 应用

微种植体被植入于松质骨和皮质骨。它分为两类：助攻型（推荐用于下颌）和自攻型（推荐用于上颌）。这两种类型的主要区别在于植入方式（图 4.12）。助攻型微种植体需要在植入前用助攻钻去除骨组织，为微种植体创造空间，然后使用手动螺丝刀将微种植体旋入骨质中。自攻型微种植体不需要预先使用助攻钻，其钉尖具有切削功能，可穿透骨质。此过程应在局麻下进行，植入前，专科医生应根据X线片和临床检查来确认微种植体的植入位置。

不同临床医生的操作可能略有不同。微种植体植入的操作指南如下(Ballard等,2007)：

- 拍摄X线片、临床检查、准备和制订计划
- 氯己定冲洗口腔以减少细菌菌群
- 局部麻醉
- 选择微种植体类型（确定其长度和直径）
- 采用根尖周X线片确定植入点
- 使用微种植体或打孔器械穿透牙龈（如有需要可以使用特定器械辅助）
- 根据微种植体设计类型和骨质情况使用或不使用助攻钻来预备骨质
- 植入微种植体
- 专科医生可能会参考根尖周X线片，以确保微种植体定位正确
- 即刻加力

为了增强微种植体的稳定性，正畸医生需确保牙槽骨有足够的骨密度和皮质骨厚度，以及牙根间有充足的间距。

由于菌斑累积会导致植体周围炎以及微种植体植入失败，故口腔卫生对实现良好的治疗效果尤为重要。洁牙士必须叮嘱患者保持微种植体清洁，使用牙间刷清洁菌斑效果更好。

### 拆除微种植体

在有或没有局部麻醉的情况下都可拆除微种植体。因为微种植体没有实现骨结合，简单地拧下即可。微种植体去除的伤口几天内即可愈合，但该区域须保持无菌斑状态。

### 微种植体入禁忌证

- 出血性疾病
- 糖尿病
- 骨代谢紊乱
- 钛金属过敏
- 抗凝血剂治疗
- 免疫缺陷病
- 局部禁忌因素——口干、口腔卫生差、吸烟、病理性表现、骨量不足

## 影响支抗的因素

- 牙根形态
- 牙根表面积
- 牙根数量
- 施力方向
- 牙移动类型和持续时间
- 骨密度
- 机体生长状况

多牙根、长牙根以及牙根呈三角形截面的牙需要更少的支抗控制，因为它们能一定程度上抵抗牙移动。整体移动比倾斜移动需要更大的支抗。

# 参考文献

Alexander, R. G. *The 20 Principles of the Alexander Discipline*. HanoverPark IL: Quintessence, 2008.

Arias, O. R., Marquez Orozco, M. C. Aspirin, acetaminophen, andibuprofen: Their effects on orthodontic tooth movement. *Am J OrthodDentofacial Orthop*, 2006, 130(3): 364–370.

Ballard, D., Darendeliler, A., Vickers, D., et al. Orthodontics and miniscrews. B*righter Futures*, 2007, 3: 1–4. Available at https://2aso.cdn.aspedia.net/sites/default/files/uploadedcontent/field_f_content_file/orthodontics_and_mini screws.pdf(accessed 7 April 2017).

Foster, T. D. *A Textbook of Orthodontics*. 3rd ed. Oxford: BlackwellScientific, 1990.

Gill D. S. *Orthodontics at a Glance*. Oxford: Wiley Blackwell Publishing, 2008.

Ludwig, B., Baumgaertel, S., Bowman, J. (eds). *Mini Implants in Orthodontics. Innovative Anchorage Concept*. Hanover Park, IL: Quintessence.

Mitchell, L. *An Introduction to Orthodontics*. 3rd ed. Oxford: OxfordUniversity Press, 2007.

Proffit, W. R., Fields, H. W., Sarver, D. M. *Contemporary Orthodontics*. 5thed. St Louis, MO: Mosby Elsevier, 2012.

# 延伸阅读

Bishara, S. E. *Textbook of Orthodontics*. Philadelphia, PA: W.B. Saunders, 2001.

Chin, M. Y., Sandham, A., de Vries, J., et al. Biofilm formation on surfacecharacterized micro implants for skeletal anchorage in orthodontics. *Biomaterials*, 2007, 28(11): 2032–2040.

Cope, J. B. Temporary anchorage devices in orthodontics: A paradigm shift. *Semin Orthod*, 2005, 11: 3-9.

Cornelis, M. A., Scheffler, N. R., De Clerck, H. J., et al. Systematic review ofthe experimental use of temporary skeletal anchorage devices inorthodontics. *Am J Orthod Dentofacial Orthop*, 2007, 131(4 Suppl): S52-S58.

Higuchi, K. W., Slack, J. M. The use of Titanium fixtures for intraoralanchorage to facilitate orthodontic tooth movement. *Int J Oral Maxillofacimplants*, 1991, 6(3): 338-344.

McGuire, M. K., Scheyer, E. T., Gallerano, R. L. Temporary anchoragedevices for tooth movement: a review and case reports. *J Periodontol*, 2006, 77(10): 1613-1624.

## 自我测评

1. 标量和矢量之间有什么区别? (    )
   A. 标量只有大小，矢量既有大小又有方向
   B. 矢量有一定的方向，标量有一定的大小
   C. 标量和矢量都有一定的大小，但标量还具有一定的方向
2. 单根牙的阻抗中心在哪里? (    )
   A. 在根尖
   B. 在根尖与牙槽骨嵴之间
   C. 在牙齿的釉牙骨质界处
3. 什么使牙移动成为可能? (    )
   A. 由成骨细胞和破骨细胞的一系列反应引起的牙槽骨改建
   B. 牙周膜在与力方向相反一侧所受的拉力，和牙移动方向侧所受的压力
   C. 以上都有 (A和B)
4. 什么类型的力适合牙移动? (    )
   A. 持续重力
   B. 持续轻力
   C. 间歇重力
5. 什么是直接性骨吸收? (    )
   A. 由于持续轻力作用而发生的牙槽骨内壁的骨吸收
   B. 牙周膜的透明样变
   C. 由于持续重力作用而发生的牙槽骨吸收
6. 牙冠少量移动，牙根向力作用方向移动，此种牙移动方式的名称叫什么? (    )
   A. 平移移动
   B. 转矩移动
   C. 伸长移动

7. 什么是交互支抗? ( )

A. 整体移动的支抗

B. 牙齿相向同等移动

C. 倾斜移动的支抗

8. 患有出血性疾病的患者禁用临时支抗装置。 ( )

A. 正确

B. 错误

9. 临时支抗装置有哪些优点? ( )

A. 可以为某些间隙关闭提供前牙支抗而避免前牙段后移

B. 竖直磨牙而避免不必要的伸长或对周围牙造成殆干扰

C. 以上两者都是(A和B)

10. 哪些因素会影响支抗的需求程度? ( )

A. 需要移动的牙齿数量

B. 牙移动的距离和类型

C. 以上两者都是(A和B)

(徐晓梅 译)

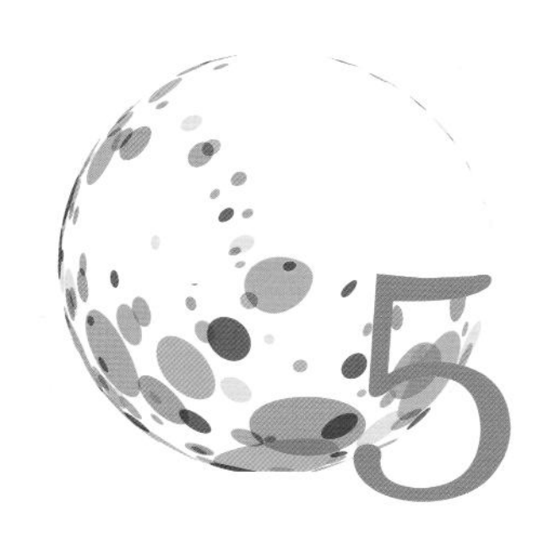

# 5 固定矫治器和矫正装置

固定矫治器是指被粘接于牙齿上，患者不能自行取戴的正畸矫治器。根据不同类型和设计，固定矫治器可作为支抗，矫正某些骨骼或颌骨的不调以及牙列不齐。矫治骨性畸形的固定矫治器，如 Herbst 矫治器、Forsus 矫治器和腭部扩弓器，将在第 6、7、8 章节中进一步讨论。固定矫治器主要用于治疗牙齿咬合错乱。本章节将简要地回顾矫治器的发展历史，并介绍一些临床上常用的矫治器和结扎丝。固定矫治器可实现牙齿的精准移动。固定矫治器可成功地实现覆𬌗的改善、多种形式的牙移动、拥挤的解除、间隙的关闭以及扭转牙的纠正等。

## 固定矫治器

固定矫治器的施力部分是粘接于牙面上的金属托槽和矫治弓丝，它们共同主导牙齿的移动方向。托槽和矫治弓丝有各种不同的材料和设计。根据横截面形态的不同，弓丝可分为圆丝或方丝（图 5.1）。圆形弓丝通过托槽槽沟可以施加颊舌向倾斜、近远中倾斜和旋转的矫治力。方形弓丝在圆丝应用一段时间后使用才能获得更好的控制牙移动的效果。当方丝完全入槽便可实现牙齿整体移动。

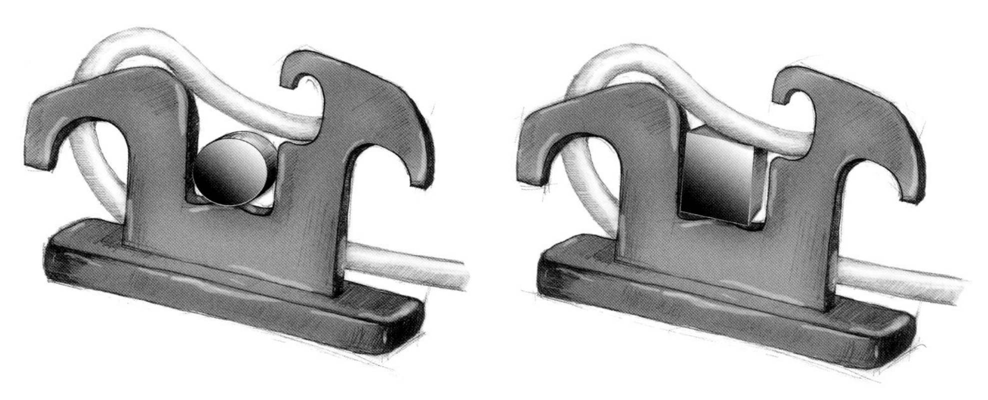

图 5.1　从横截面显示圆形和方形弓丝在托槽槽沟中的差异

与活动矫治器不同，固定矫治器可以实现多种形式的牙移动，如旋转、伸长、压入、竖直和转矩。竖直和转矩的不同主要体现在牙根移动的方向上。竖直是牙齿沿着弓丝做近远中向移动，而转矩则是牙齿的唇舌向移动。特殊的牙移动和转矩是通过第一序列、第二序列和第三序列弯曲来实现的。正畸医生使用特定的钳子弯制不锈钢或β-钛丝，以完成牙根和牙冠位置的最终调整。大多数托槽系统把根转矩预设到托槽中，一旦方丝完全入槽，牙根便向腭向移动，牙冠则向唇向移动。有时候，正畸医生将托槽反过来粘贴，以达到牙根唇向移动、牙冠腭向移动的效果。

## 托槽系统的发展

17 世纪，被誉为正畸学之父的法国牙医 Pierre Fauchard 发明了一种弓形的金属带，从此口腔正畸医生能够以适宜的旋转力控制牙齿的倾斜。20 世纪，现代正畸学之父 Edward Hartley Angle 在提出错殆畸形的分类之后发明了方丝弓矫治器，错殆畸形的分类在第 3 章中有详细介绍。历年来，Angle 设计了四种矫治器用于不拔牙矫正。这些系统的目标是扩大牙弓，用不拔牙来解除牙列拥挤。Angle 矫治器的发展：

1）E 形弓：磨牙粘接带环，其余牙齿结扎到唇侧硬丝上并施加重的间歇力。该矫治器只允许牙齿倾斜移动。

2）钉管弓：大部分牙齿与磨牙一样都粘接带环。在带环上焊接小管以允许硬丝通过。栓钉需频繁重新定位以达到理想的牙移动。

3）带状弓：把带环上的管改良为垂直嵌入的槽沟称为托槽。将黄金弓丝穿过托槽槽沟，使用栓钉固位，以提供持续的轻力。这种矫治器成功地实现了有限的控根移动。

4）方丝弓：从带状弓矫治器向方丝弓的演变，实现了更好的冠根控制。经过多次验证，托槽槽沟的尺寸及方向也发生了改变。目前方丝弓矫治系统托槽均为水平槽沟，槽沟宽度为 0.018 英寸或 0.022 英寸。当弓丝与托槽槽沟紧密结合时，才能有效控制牙移动。目前已知的最流行的托槽系统都是基于方丝弓矫治器发展而来。

澳大利亚口腔正畸医生 Percy Raymond Begg 在带状弓矫治器的基础上推出了 Begg 技术。该技术是为拔牙病例设计的。方丝弓技术主要在于扩大牙弓、不拔牙矫正使牙齿整体移动。而 Begg 技术需拔牙创造必需间隙，然后通过两个步骤：先倾斜移动牙冠，再控根移动来关闭拔牙间隙，使牙齿最后位于理想位置。

从带状弓矫治器到 Begg 矫治器有以下几点优化：

- 在矫治器中用不锈钢取代贵金属
- 托槽上下倒置设计
- 联合使用辅助弹簧以获得更好的牙根控制

历年来，多次方丝弓系统的演变都是基于 Angle 提出的矫正原则。Angle 的学生 Charles H. Tweed 向倡导非拔牙矫正的方丝弓体系提出了挑战。他介绍了使用方丝弓矫治器矫治拔牙病例的方法，并强调了支抗是矫正成功的关键。为了提高方丝弓矫治器的效率，Lawrence Andrew 医生发明了直丝弓矫治器，Roth 医生则进一步将其改进。直丝弓矫治器，这项创新技术将转矩、轴倾度预成在托槽槽沟中，以补偿牙齿的特殊解剖结构。在托槽设计中，将不同空间平面上的各种角度整合在一起，大大减少了在治疗的最后阶段对弓型的调整和曲的弯制。然而，在不同的个体中，弓丝的精细调整仍然是实现理想牙根位置的关键。其他系统则对所有的牙齿使用单一的托槽，并使用辅弓和反复的弓丝形变来实现特定的牙移动。由于这是唯一拥有预成补偿设计的托槽，只有这种系统可以被个性化使用而达到最佳效果。这种托槽系统与其他托槽系统的区别在于托槽槽沟的宽度，主流的两种托槽系统是 0.018 英寸×0.025 英寸和 0.022 英寸×0.032 英寸。

## 自锁托槽

20 世纪 30 年代早期，发生了一次从传统托槽到自锁托槽的革新（图 5.2）。近年来，随着自锁托槽设计的发展和机制研究的深入，矫治效率随之提高，自锁托槽也变得越来越流行。自锁托槽在托槽上加了锁片和弹簧夹，可以直接将正畸钢丝固定在槽沟内，免除了结扎。这种托槽在很大程度上改善了口腔卫生，因为它不需要塑料结扎圈固定钢丝，减少了菌斑的附着（Pellegrini，2009）。

自锁托槽基于其结扎机制的不同可分为两类（Brauchli 等，2012）：

1）被动自锁：通过锁片封闭托槽槽沟，形成小管状，这种自锁机理是为牙移动提供低摩擦力。被动自锁托槽包括 Damon 自锁系统和 SmartClipSL3 自锁系统。

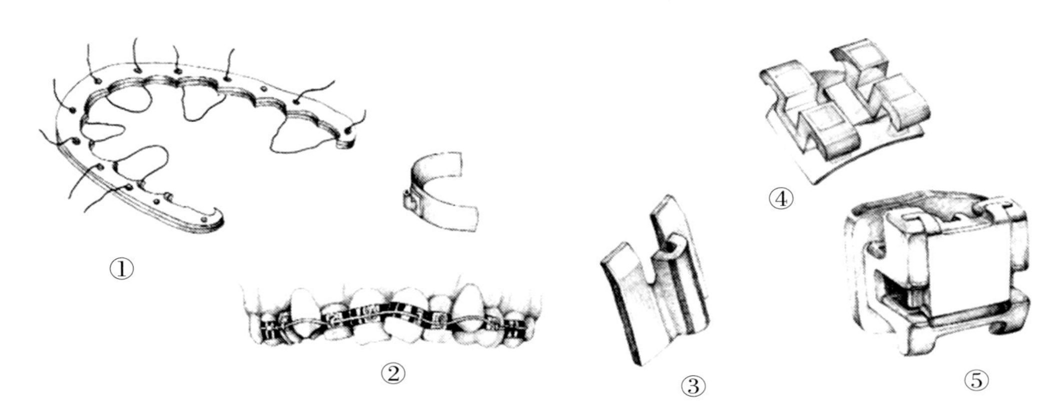


图 5.2 ①从 Fauchard 的最初矫治器开始演变；②经过多年演变而成带状弓丝；③Begg 托槽；④当今最常用的传统方丝弓托槽；⑤自锁托槽

2）主动自锁：托槽上设计了弹簧片对弓丝施加压力，可以更有效地控制牙移动。这种主动的弹簧片加强了牙齿旋转控制和转矩表达。其代表托槽有 Speed 系统、In-Ovation R 和 BioQuick。

## 舌侧托槽

20 世纪 70 年代，舌侧矫治器被引入正畸治疗中，并获得了更好的美学效果。舌侧矫治器的大量应用需要更灵活和特殊的舌侧器械。最初，受限于视野，舌侧矫治的效果并不尽人意。然而，随着计算机软件程序的发展，个性化定制的托槽和弓丝显著提高了治疗效果（图 5.3）。很多专业人员经过培训和经验积累都使用了这种新方法。

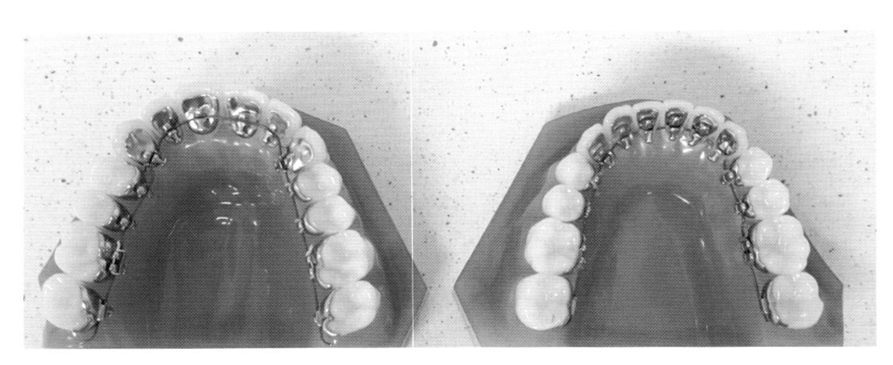

图 5.3 舌侧托槽

## 固定矫治器的组成

在 Angle 时代之前，贵金属及其合金首次用于口腔正畸。这些合金最重要的特性之一是良好的耐腐蚀性。然而，它们的不足是拉伸强度和柔韧性差。1919 年，F.Hauptmeyer 博士将钢和铬结合起来，制成了物理性能更佳的不锈钢，从而取代了正畸中的黄金弓丝。自 20 世纪 30 年代以来，因这种组合比黄金成本低，故被广泛应用。弓丝可以采用以下材料制造：

- 铜镍钛
- 镍钛
- β-钛
- 铬钴
- 不锈钢
- 金合金
- α-钛

弓丝的物理性质取决于材料的形状、尺寸和类型。固定矫治器包括被动部件和主动部件。正畸矫治器的主动部件引导牙移动。主动部件为弓丝、分牙圈、结扎圈和螺旋弹簧。固定矫治器的被动部件传递和转换主动部件的矫治力，被动部件有托槽、带环、磨牙颊面管和附件等。

## 主动部件

### 弓丝

弓丝的物理性质包括刚度、强度、柔韧性、回弹性、延展性、可塑性和生物相容性。应力是分散内部加载力的能力。应力有三种类型，取决于力的方向：

- 张应力
- 压应力
- 剪切力

张应力导致物体伸长，压应力使物体压缩，两个物体相互滑动时产生剪切力。应变是由应力引起的形变，分为弹性应变和塑性应变。弹性应变是移除矫治力后能迅速回弹的形变，塑性应变是物体的永久变形。拉伸应力与拉伸应变的比率称为弹性系数。弹性系数越高，刚度越高。强度和刚度与弹性范围密切相关。弹性范围是在达到永久内部形变之前的弹性应变极限。弓丝的强度、刚度和范围在很大程度上取决于其成分、形状、横截面和尺寸。

回弹性是另一个重要的物理特性。在应力期间被物体吸收的能量释放和回弹称为回弹性，其通常发生在物体达到其形变极限之前。延展性是承受拉力和塑性应变而不发生断裂的能力，随着温度升高而降低。塑性是在压应力作用下发生塑性应变的过程，随着温度升高而增强。成形性是承受永久性形变而不会发生材料失效的能力。

弓丝的理想特性是低刚度、高范围、高强度和高成形性。很难有某一种材料同时具有所有理想特性，因此，根据目的不同，应用有特定特性的材料制成的弓丝才能实现特定的理想牙移动。

弓丝通过托槽和颊面管传递生物力。矫正初始采用圆丝提供持续轻力，以获得有效的牙齿倾斜移动。初始弓丝必须具有以下特性：

- 足够的灵活性
- 韧性
- 低硬度
- 高范围
- 在槽沟内移动自如

用于初始治疗阶段的理想弓丝必须具有良好的生物相容性，并且具有在施加力后恢复到原始形状的高回弹性，能使弓丝在变形最小的情况下实现充分的排齐和精确的牙移动。镍钛合金弓丝具有优良的回弹性和弓形记忆性。记忆性和热弹性能确保形变后弓丝重获初始形状。最常用的弹性弓丝成分是镍、钛、铜和铬，弓丝有圆形和矩形两种。由于其良好的物理性能，弹性弓丝在正畸治疗中常用作初始弓丝。

使用和槽沟紧密贴合的方丝会由于方丝对根尖的影响而产生不期望的牙移动，但同时却可更有效地实现转矩控制。不锈钢弓丝可用于治疗中期和后期的精细调整。β-钛丝则为后期的精细调整提供合适的物理性能。弓丝的厚度和可成形性决定它们的效率。在材料没有失效的情况下，弓丝可以弯制成各种所需的曲。随着直径的增加，弓丝的刚度和强度也随之增加。

为了提高治疗效果、增加患者的舒适度和减少频繁的弓丝调整，弓丝的材料和设计方面已有很多改进。比如：

- Optiflex 是一种提供高度美观的新型弓丝。它可用于中度拥挤的早期矫正。这些牙色弓丝由三种光学纤维组成：可以产生牙移动效应的二氧化硅、具有防潮和高强度特性的硅树脂、可以增加抗应变的尼龙。
- Bioforce 是另一种常见的记忆合金弓丝。它能经受塑性变形并恢复到其原始形状。这种热力学弓丝具有横跨弓丝的梯度力，在前牙段施加较低的力，向后牙段递增，并在磨牙段变得恒定。它是一种美观的弓丝，由于其力量的持续释放，无需频繁更换。
- 澳大利亚弓丝（Wilcock）是由 Begg 研发的经过热处理的不锈钢弓丝。根据弓丝弹性的从低到高，它可分为圆丝型、普通型、加强型、特殊型、特殊加强型、优质型、优质加强型以及高级型（Pelsue 等，2009 年）。澳大利亚弓丝具有很强的抗永久形变能力。

## 弹性材料

合成弹性材料和乳胶弹性材料广泛应用于正畸临床上。乳胶弹性材料的主要成分是天然橡胶，可用于颌间牵引；也有专门为乳胶过敏患者生产的不含乳胶成分的弹性材料。合成弹性材料由聚氨酯橡胶组成，广泛用于颌内移动。这些弹性材料可产生不同大小的力，这取决于多种因素，如牙槽骨条件、患者合作度和不同类型的移动需求。不同的牙齿运动可以通过不同的弹性牵引模式实现（在第 4 章中已讨论）。

### 弹簧

镍钛螺旋弹簧可以提供持续力，分别通过推簧和拉簧来打开或关闭间隙。

## 被动部件

### 材料

大多数托槽由含有铬和镍的不锈钢制成，也有设计美观的塑料和陶瓷托槽。塑料托槽由聚碳酸酯和有机玻璃组成，这种类型托槽的不足是物理性能差和易变色；托槽底板易变形，正畸力无法准确地传递到牙齿上，从而无法实现理想的牙移动。为了解决这个不足，塑料托槽设计了不锈钢底板，同时采用陶瓷或玻璃纤维增强材料性能，以提高其物理性能和颜色稳定性。陶瓷托槽是由单晶体和多晶体组成的，这种托槽脆性高、断裂率高。由于牙列后部区域承载咬合力和托槽断裂风险高，因此磨牙没有设计陶瓷托槽。复合增强型陶瓷托槽具有最小摩擦力。由于树脂在正畸粘接剂和托槽底座中的化学留存机制，在去除陶瓷托槽过程中会对牙釉质造成很大的损伤。为减少牙釉质损伤，粘接剂的粘接机制改良为机械性粘接模式。

### 粘接

托槽设计有不同类型和图案的网状底板，以便有更好的粘接和固位。正畸粘接剂品种多样，不同粘接剂有不同的聚合模式（化学固化、光固化或双重固化）。正畸常用的是复合树脂或树脂增强的玻璃离子聚合物，粘接剂的固化必须遵循制造商的建议。托槽可以通过两种不同的技术粘接到牙齿上，分别是直接粘接和间接粘接。间接粘接技术包括将托槽手动预先放置在铸造模型上或用计算机程序放置在数字模型上。正畸医生在模型上确定了理想的托槽位置，即可制作转移托盘。每位专家可能都有自己独特的粘接方法。总之，框 5.1 总结了直接粘接（图 5.4）和间接粘接（图 5.5）的方法。

| 框 5.1 托槽粘接方法——直接粘接和间接粘接 |
| --- |
| **直接粘接**<br>1）浮石抛光牙釉质表面，去污，去除唾液蛋白膜、牙菌斑和残渣。干净的牙釉质表面能使粘接强度最大化。<br>2）为了增强粘接，牙釉质表面应用氧化铝酸蚀。确保喷砂器的喷嘴远离牙龈边缘，以防止软组织医源性损伤。<br>3）彻底清洗并干燥，以确保牙釉质表面干净，并且所有表面均微蚀（光亮的牙釉质表面表明牙釉质表面没有被微蚀）。<br>4）干燥的工作区域能有效地预防粘接失败。充分隔湿对防止唾液污染至关重要。使用棉卷、干燥尖、开口器控制湿气。<br>5）在粘接之前，使用自酸蚀底液处理牙釉质表面。这样就无须酸蚀，两步完成粘接。它允许操作者一个简单的步骤就完成酸蚀、预处理和粘接。<br>6）使用托槽镊将每颗牙齿的托槽放置并定位在牙釉质上。清除托槽周围过多的粘接剂。<br>7）用托槽定位器检查托槽的位置高度。<br>8）不同的粘接剂类型，固化方法不同，可能需要光固化或化学固化。为了提高粘接强度，必须遵循粘接剂的适当聚合方法，并且必须提前告知患者。如果粘接剂是化学固化的，则必须建议患者在操作后一小时内避免食物或饮料，以使粘接剂充分固化。 |
| **间接粘接**<br>1）制取牙齿模型然后发送到技工室，或者使用数字扫描仪扫描获得牙齿电子模型并上传到相应的软件。<br>2）托槽被定位在石膏模型上或由正畸医生在软件程序上进行数字定位。<br>3）制作转移托盘。<br>4）釉质处理和水分控制与直接粘接没有区别。<br>5）托槽放在转移托盘中，底板上预置粘接剂。<br>6）一旦隔湿到位，牙釉质表面准备好粘接，就将转移托盘放在牙齿上。<br>7）去除多余的粘接剂，发生聚合后轻轻移除托盘。 |

## 定位

托槽的放置和定位须自始至终在正畸医生的指导和监督下进行。托槽的位置对于理想的牙移动非常重要。为了使托槽中的预成数据发挥最有效的作用，托槽必须放置在牙冠的中心，并且托槽长轴与牙齿长轴保持一致。然而，不同的托槽系统会影响托槽的定位；例如，为了实现牙弓的协调，被动自锁托槽与主动自锁托槽的放置位置略有不同。推荐的托槽高度在表 5.1 中有详细说明，但基于专家试图达到的牙移动的类型和方向，这个高度会有变化。在有牙龈增生、舌侧或腭侧错位的牙齿以及牙齿大小不同的患者中，托槽位置的变化也很常见。推荐使用定位器确认托槽放置的垂直向准确度（图 5.6）。定位器的测量是从切缘和咬合边缘到托槽沟底中心的高度。

关于托槽和颊面管放置位置的建议：

1）托槽放置太靠龈方会导致牙齿伸长。这适用于未完全萌出牙齿的粘接。然而，

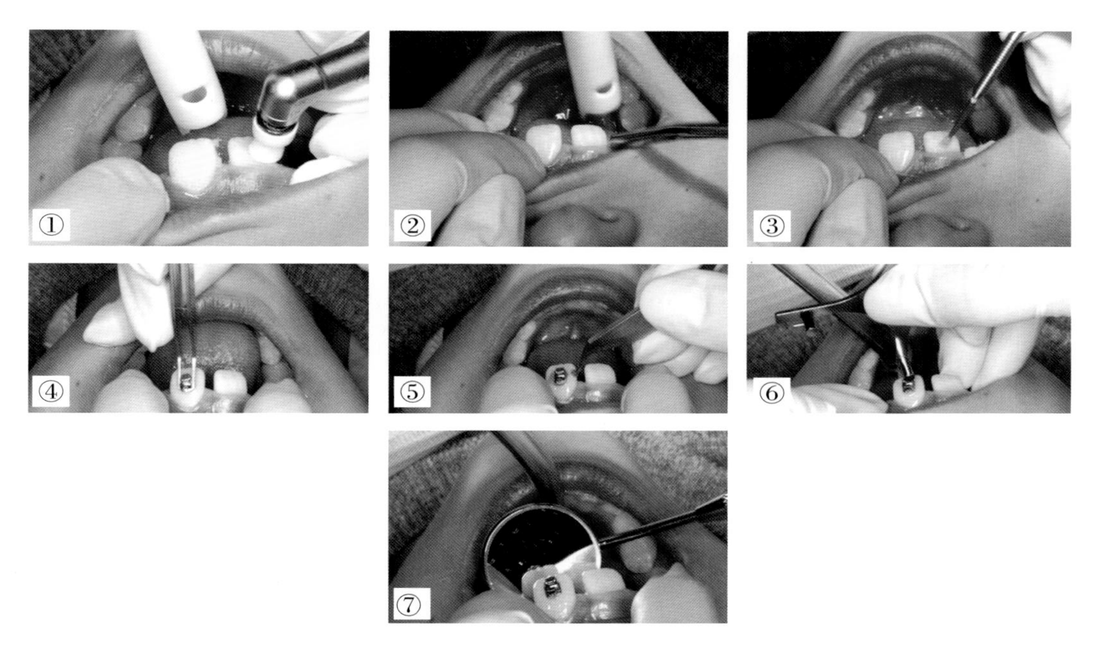

图 5.4　直接粘接[①牙面浮石去污处理;②彻底清洗并干燥;③酸蚀和涂布底液(建议在此步骤之前进行微蚀,以加强粘接并减少粘接失败);④托槽直接定位在牙釉质表面;⑤去除多余的粘接剂;⑥用托槽定位器检查托槽的高度;⑦检查托槽近远中定位,粘接完成]

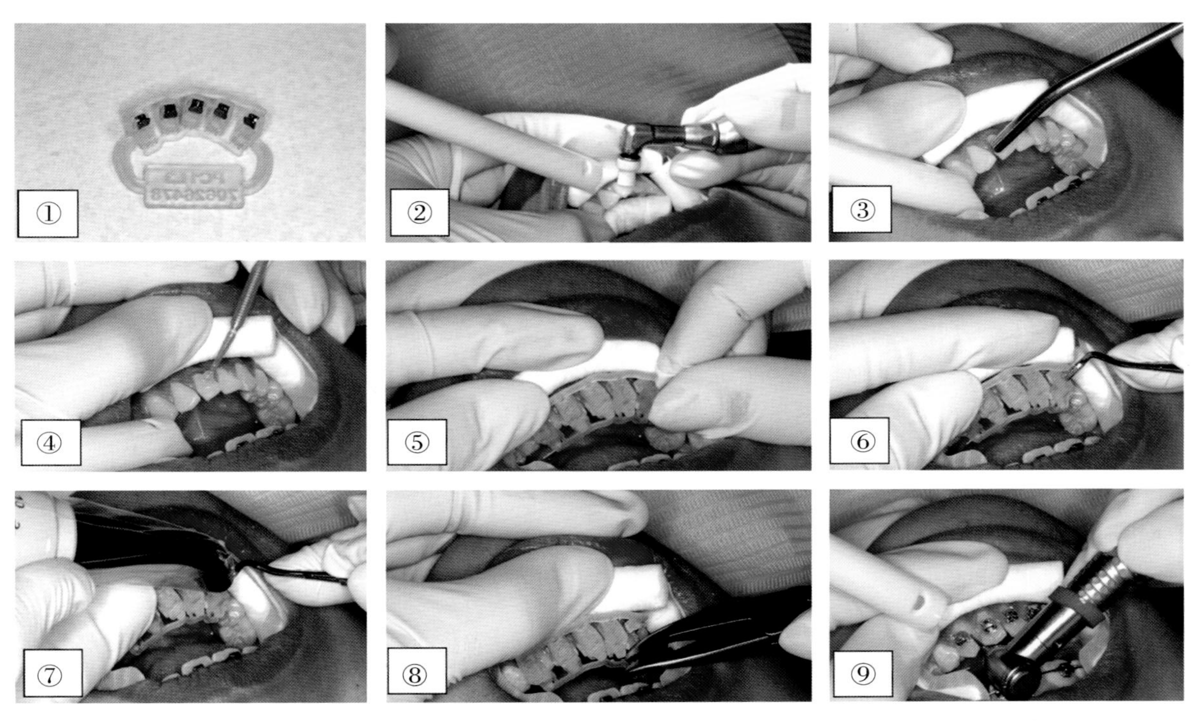

图 5.5　间接粘接[①托槽放在转移托盘中并将粘接剂放到底板上;②清洁釉质表面;③牙面浮石去污并干燥;④酸蚀及涂布底液(在牙釉质表面微蚀后);⑤转移托盘固定在牙齿上;⑥推压器施加压力;⑦粘接剂固化;⑧轻轻移除转移托盘;⑨托槽周围抛光,去除多余的粘接剂]

这种粘接并不适合磨牙，因为磨牙的伸长将导致前牙开𬌗，同时会使后牙产生咬合早接触。

2）如果托槽放置位置太靠切端，则牙齿将会被压低。

3）托槽放置在牙齿远中，会导致牙齿的近中扭转，近中放置则会引起牙齿远中扭转。但是这样近远中放置在一定程度上有助于纠正轻度旋转。

正畸医生将根据牙齿的解剖结构和位置优化托槽的定位。对于深覆𬌗病例，托槽在前牙区可靠近切端粘，而在后牙区可靠近龈方粘，通过磨牙的伸长和前牙的压低来打开咬合。在开𬌗病例中，托槽在前牙区可靠近龈缘的位置，以达到一定程度前牙伸长（Mclaughlin，1999）。在粘接第二磨牙时，有时候要特别注意，如果颊面管或托槽定位太靠近龈方，磨牙将被伸长而导致开𬌗。这可能对改善深覆𬌗有利，但并不适合每一位患者。每次复诊时都要检查托槽的位置，以提高治疗效率。如果发现牙齿位置和托槽位置存在差异，必须立即通知主管的正畸医生，通过重新定位托槽来纠正，以实现所需的牙移动。

表5.1　托槽位置的平均高度

| 牙齿 | | 平均垂直高度(mm) |
|---|---|---|
| 上颌 | 中切牙 | 5.0 |
| | 侧切牙 | 4.5 |
| | 尖牙 | 5.0 |
| | 第一前磨牙 | 4.5 |
| | 第二前磨牙 | 4.0 |
| | 第一磨牙 | 3.0 |
| | 第二磨牙 | 2.0 |
| 下颌 | 中切牙 | 4.0 |
| | 侧切牙 | 4.0 |
| | 尖牙 | 4.5 |
| | 第一前磨牙 | 4.0 |
| | 第二前磨牙 | 3.5 |
| | 第一磨牙 | 2.5 |
| | 第二磨牙 | 2.5 |

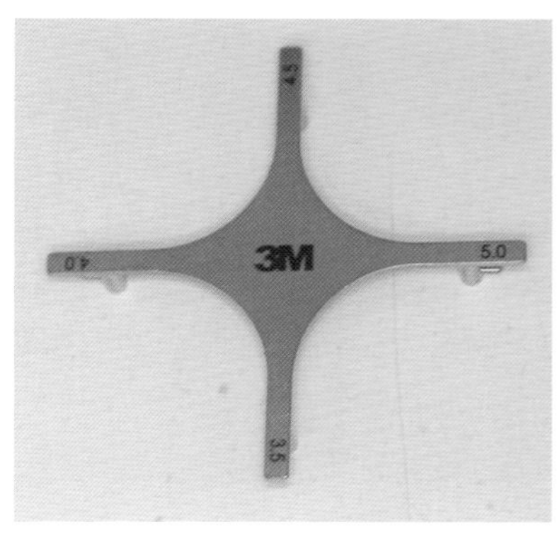

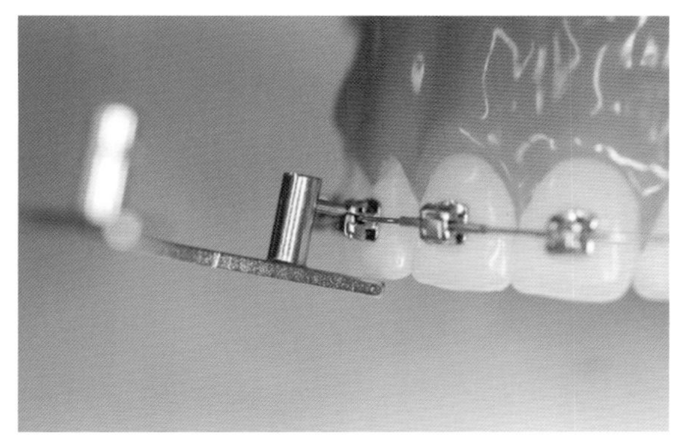

图 5.6　定位器用于测量从切缘到托槽的高度

在中切牙的腭面或磨牙的𬌗面上粘贴咬合板非常有用，可以打开咬合（图 5.7），防止上下牙齿的咬合接触，避免托槽脱落或咬合创伤。

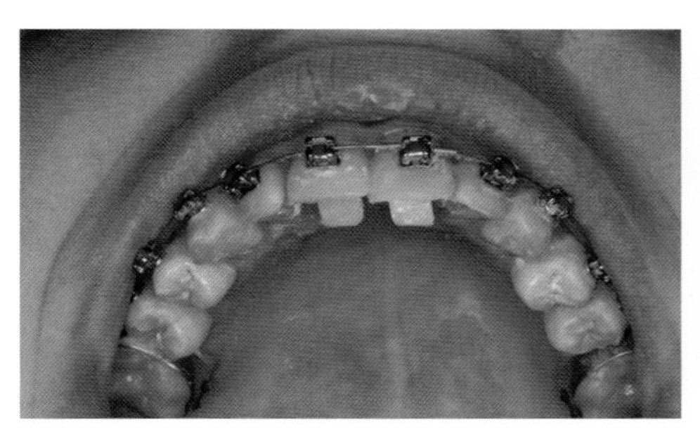
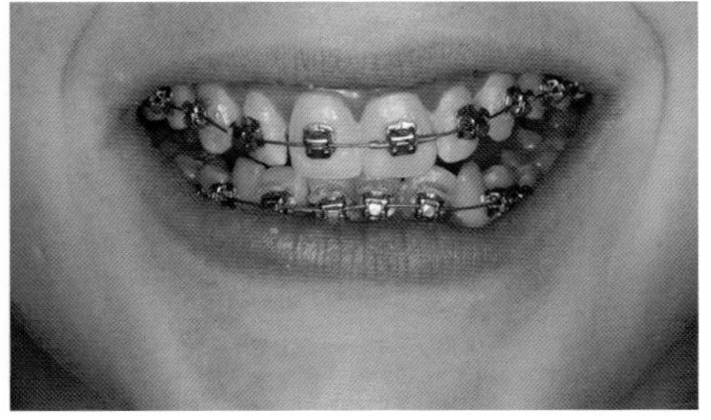

图 5.7　咬合板粘接在上颌中切牙的腭侧，以防止上牙咬合下牙导致托槽破裂

## 托槽拆除

特殊的钳子设计更易于去除托槽而使牙釉质的损伤达最小（图 5.8）。去除自锁托槽时必须要小心，因为它们可能会从弓丝上滑落。陶瓷托槽必须连底板一并取下，以防破碎。硬质合金钻头或抛光杯可用于去除牙釉质上的残留粘接剂。在去除粘接剂之前，一定要擦干釉质表面，以便区分釉质和粘接剂。在陶瓷破碎的情况下，用高速机头的金刚砂钻对陶瓷残余物进行抛磨，用低速抛光杯或磨头对剩余的粘接剂进行抛磨，以防止损伤牙釉质。

## 带环和颊面管

磨牙通常粘接颊面管或焊接了颊面管的磨牙带环。带环用于需要承受较大间歇矫治力的大修复体或牙齿。带环覆盖更多的表面积，因此可以承受更大的矫治力。在一些病例中，要保持磨牙区干燥并防止粘接失败可能很困难，因此磨动使用带环是更好的选

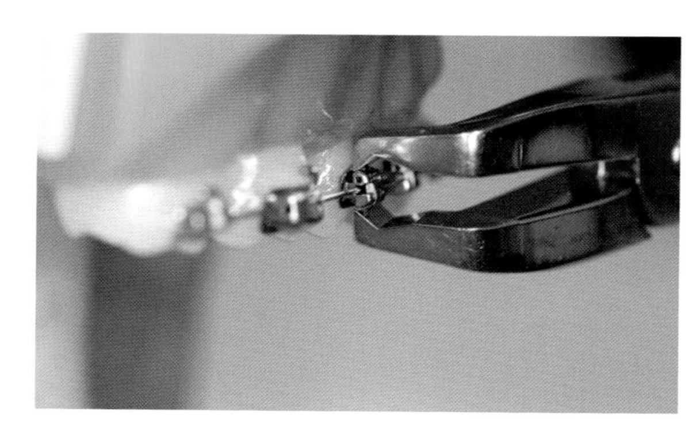

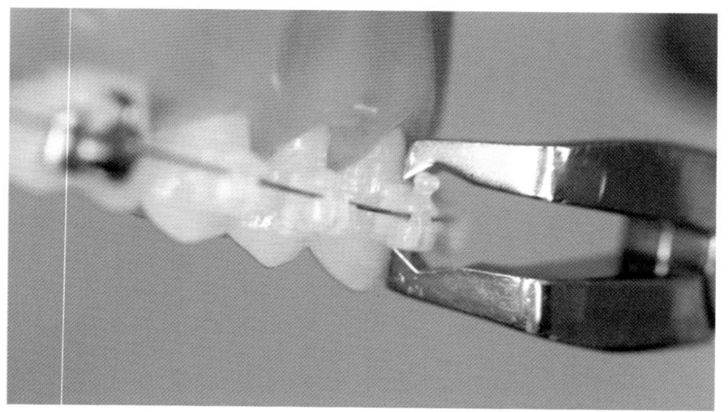

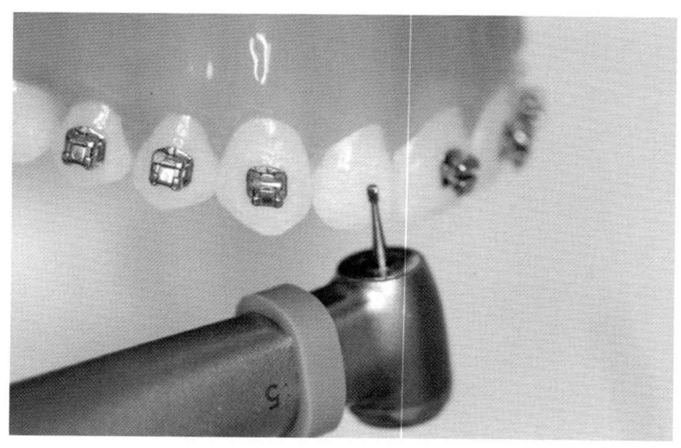

图 5.8 托槽拆除（连带底板拆除透明托槽以防止陶瓷破裂）

择。粘接颊面管或磨牙托槽的方法和粘接其他牙齿一样，前面已有论述。然而，粘接带环采用的方法有所不同，首先需要分牙，分牙是用分牙圈嵌入紧密接触的牙齿邻面，为放置带环创造空间（图 5.9）。通常分牙需要 2 ~ 7 天。

必须选择最合适的磨牙带环，以防止粘接后的并发症。理想的磨牙带环除了与磨牙边缘嵴平行，同时要有良好的固位。如果带环太大，则易侵犯牙龈而引起患者的不适，因此带环的边缘应位于龈缘上方。如果带环尺寸不合适，粘接后应尽快去除。一旦确定了带环的理想位置和尺寸，即可干燥牙面，再用玻璃离子聚合物粘接。粘接剂放置之前，应干燥带环并再次核对带环位置。

有几种类型的粘接剂可用于粘接带环和固定矫治器的部件。有化学固化的，也有光固化的。使用粘接剂时，要遵循正确的程序，以确保矫治器的安装质量。正畸医生要了解粘接剂的种类，以便给患者适当的建议。化学固化的粘接剂需要一定的时间来充分固化，因此必须建议患者在治疗后约 1 小时内避免进食或饮水，以避免粘接力减弱。光固化系统消除了这种延迟，因为粘接剂经光照会立即固化，进食或饮水不会影响其粘接强度。

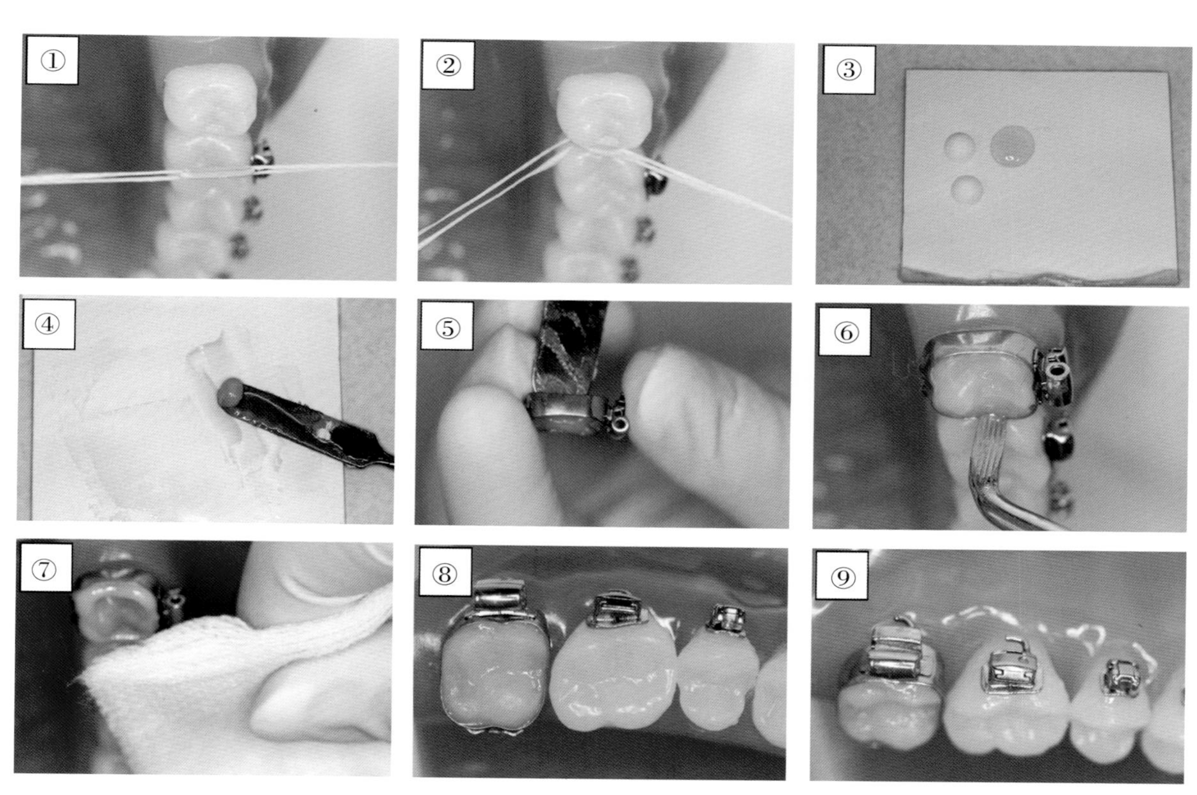


图 5.9 分牙和带环粘接(①和②在粘接前 2~7 天放置分牙圈,并在粘接带环前将其移除;③按适当的比例准备粉与液体;④调拌玻璃离子水门汀以获得质地均匀的材料;⑤把玻璃离子水门汀放入带环;⑥使用带环推压器调节带环位置;⑦擦去多余的玻璃离子水门汀;⑧和⑨在玻璃离子水门汀凝固前检查带环的位置)

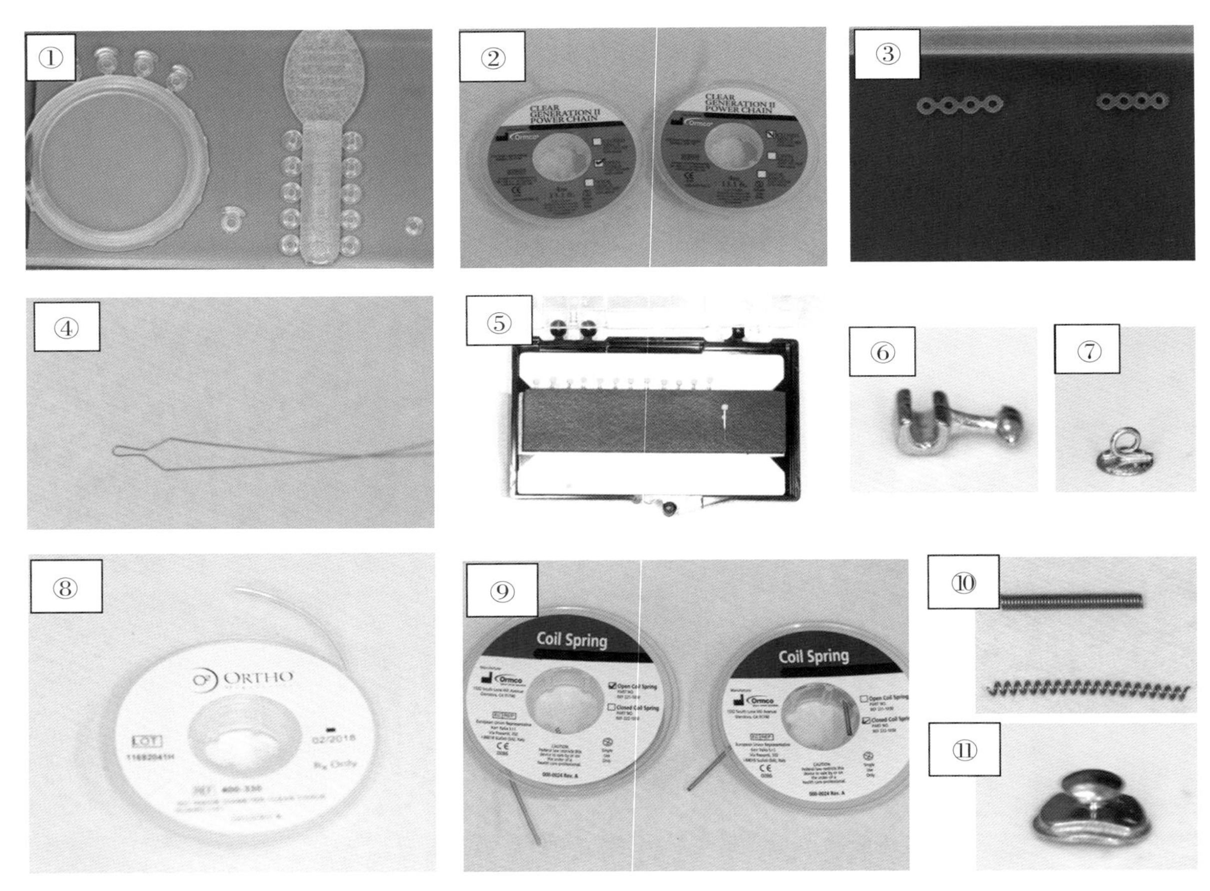


图 5.10 一些常见的正畸附件[①弹力保护圈(左),O 形或条形结扎圈(右);②长链和链状橡皮链;③长链(左)和连续链(右)橡皮链;④不锈钢结扎丝;⑤嵌入栓钉;⑥牵引钩;⑦牵引扣;⑧黏膜保护管;⑨弹簧卷;⑩拉簧(上方)和推簧(下方);⑪舌侧扣]

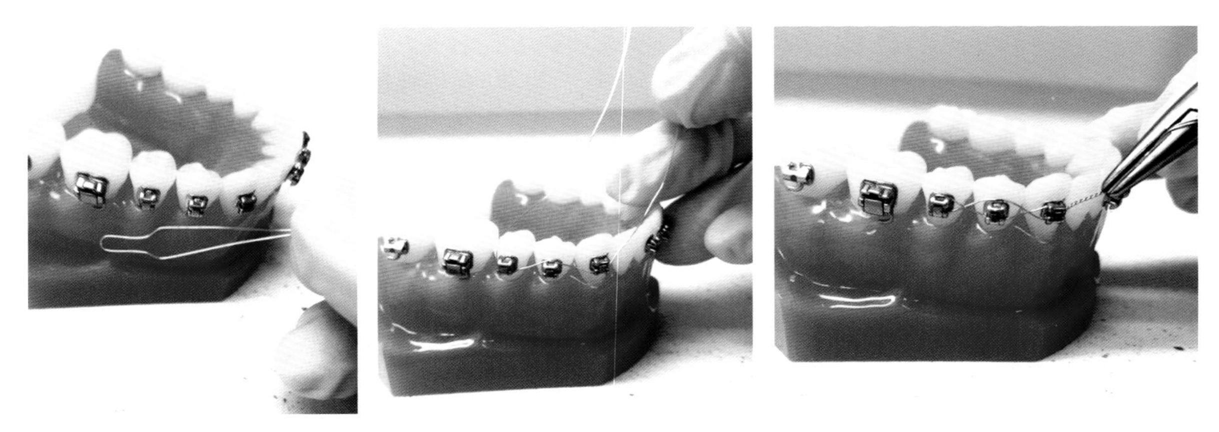

图 5.11 不锈钢结扎丝在托槽周围行“8”字结扎

表5.2　辅助工具和附件的基本功能

| 附件 | 描述 |
|---|---|
| 结扎物件 | 弹力结扎圈或结扎钢丝将弓丝与托槽结扎在一起，可增加摩擦力并引起牙移动。弹力保护圈（如图 5.10①左侧所示），用于防止托槽被咬合接触，防止托槽破损（如图 5.7 所示）。 |
| 橡皮链 | 将弓丝固定在托槽上，用于集中和关闭间隙。有两种不同强度的橡皮链：①短距链（高张力）；②长距链（低张力）。 |
| 结扎丝 | 长结扎钢丝可以在托槽周围“8”字连扎。短结扎钢丝可以将弓丝结扎到托槽上。 |
| 栓钉 | 置于托槽辅沟内，用于弹性牵引。根据不同类型的托槽系统，这些栓钉或钩有多种设计形式。 |
| 牵引钩 | 术前放置在弓丝上用于手术中结扎，也可以加在弓丝上用于弹性牵引。 |
| 牵引扣 | 粘在形容牙齿上，可采用各种结扎方式以将牙齿牵引至正常位置。 |
| 弹性胶管 | 又称弓丝套/管或黏膜保护管，用于长跨度的弓丝，可保护嘴唇不被钢丝擦伤，并维持缺牙区间隙。 |
| 弹簧圈 | 推簧用于开拓间隙。拉簧用于关闭间隙。 |
| 拉簧 | 根据间隙大小精确选取拉簧长度。 |
| 推簧 | 可以通过添加一小段推簧或截取比所需间隙约长半个托槽宽度的推簧来激活。激活推簧有许多方法，每个专家都有自己独特的方法。 |
| 舌侧扣 | 可粘接到牙齿表面，用于弹性牵引。还可根据需要粘接在腭侧、舌侧或颊侧。 |

## 口腔卫生维护

提供口腔卫生和护理是口腔保健士、口腔卫生士和口腔治疗师的主要职责之一（图5.12）。掌握该领域的知识和为患者提供足够有价值的信息可以大大减少与不良口腔卫生相关的并发症。每次复诊时都可以进行口腔卫生宣教和饮食建议，特别是对有明显牙龈炎和矫治器周围可见牙菌斑堆积的患者宣教。当矫治器粘接后，演示口腔卫生操作，并让患者练习，能有效帮助他们更好地理解口腔卫生维护（框 5.2）。

口腔卫生习惯不良会导致牙齿脱矿和牙龈炎，并可导致牙周炎。饮食在维护健康的口腔环境中起着至关重要的作用。不良饮食习惯不仅会导致罹患龋齿的高风险，还会对矫治器造成严重损坏，因此接受正畸治疗期间患者必须避免吃硬而黏的食物。特别要强调的是，为防止矫治器受到破坏，建议患者进行至少一周的软质饮食，这样还可减少最初的不适。必须让患者意识到持续破坏和损坏矫治器会影响治疗疗程，因此，患者必须注意避免食用可能会损坏矫治器或其他固定装置的食物。

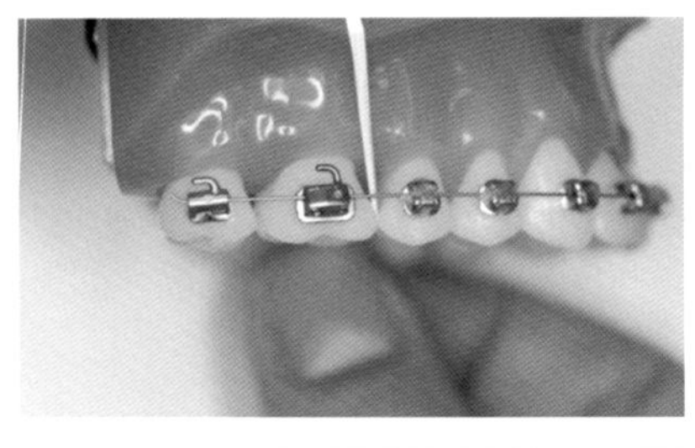
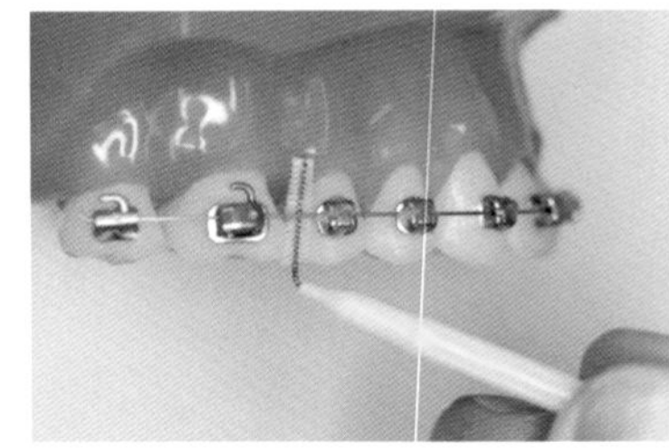
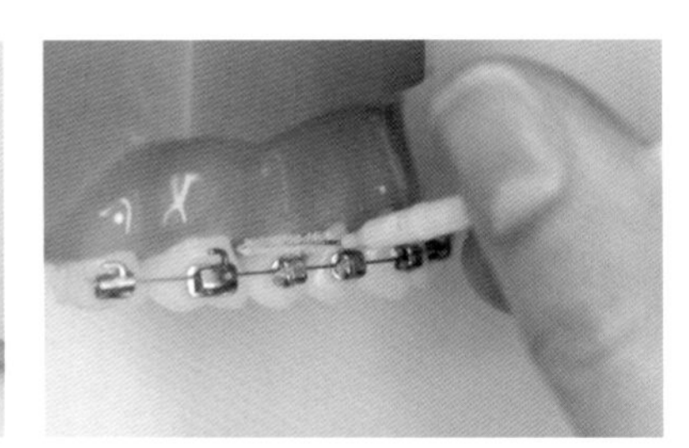
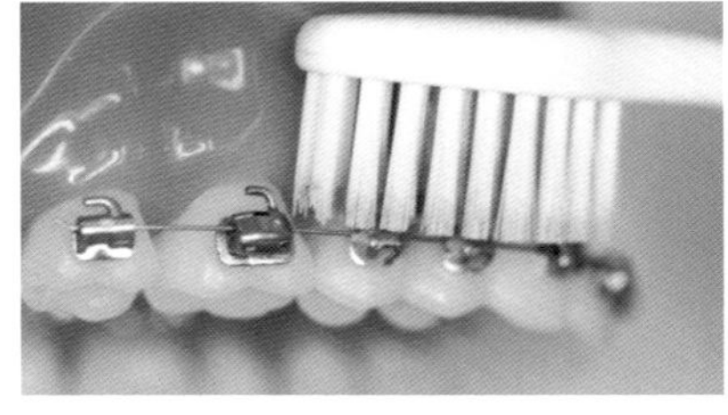
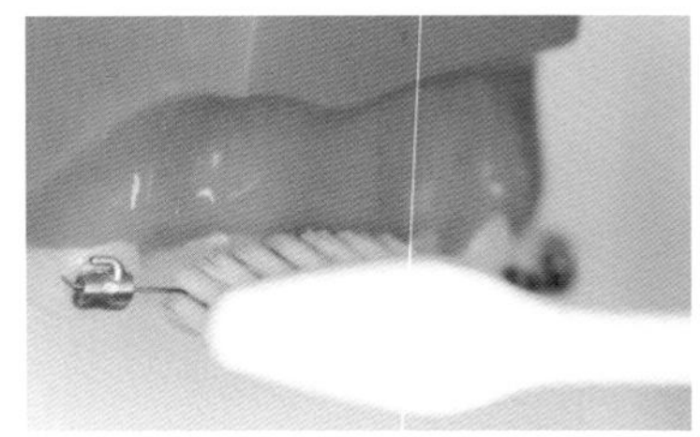
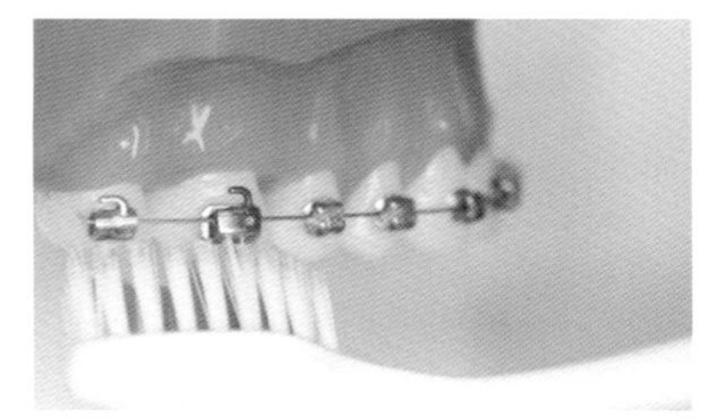

图 5.12 正畸中口腔卫生保持

框 5.2 给患者的口腔卫生建议

**固定矫治器**

- 每天刷三次牙：早餐后、午餐后、晚餐后。
- 可以用牙线清洁牙齿邻面，使用牙线穿线器可更好地在弓丝下引导牙线；也可以使用超弹牙线。
- 必须使用牙间刷清洁托槽和牙齿邻面，因为弓丝会阻止牙刷刷毛到达上述部位。
- 牙刷必须保持与牙长轴成 45° 角，才能到达并清洁牙龈边缘、托槽顶部和托槽下方。
- 使用含氟牙膏，有利于保护牙釉质，可帮助早期脱矿的牙再矿化。
- 必要时可在饭后使用漱口水。但如果是为了去除牙菌斑则漱口水漱口无法取代刷牙。
- 电动牙刷已被证实对于牙齿清洁更有效，强烈推荐灵巧性较低的儿童使用。

**活动矫治器**

- 必须始终按照口腔医生的指示佩戴矫治器。
- 所有矫治器应使用冷水和牙刷清洗。
- 清洁活动矫治器时，必须使用少量的牙膏，因为矫治器可能比较粗糙，不好清洁。
- 避免使用义齿清洁产品，因为这些产品对于矫治器的丙烯酸材料来说可能会引起过度损耗。
- 在未佩戴时应保护好矫治器。

患者的主观能动性是良好口腔卫生和良好饮食习惯的关键。因此，在每次就诊时，口腔医生都会检查矫治器的贴合性、患者的口腔健康和卫生，并确保患者不会因矫治器不合适而引起任何不适。此外，口腔医生还重视经常鼓励患者，向患者发放关于饮食、口腔卫生和常见紧急情况的纸质说明。在正畸治疗的初始阶段，患者及其家属特别担心会发生紧急情况，因此口腔医生要给他们相关指导，让他们知道如何在与口腔医生取得联系前对紧急情况进行正确的处理。口腔医生必须告知患者哪些情况被视为正畸紧急情况：头部和颈部的创伤并不总是会导致紧急情况，而带环损坏、托槽和矫治器不合适导致的溃疡和不适则为正畸紧急情况。吃黏性食物会导致托槽或弓丝损坏，患者在下次复诊前必须避免这种情况的发生。患者也应知道如何使用正畸保护蜡减轻弓丝或托槽的锐性刺激，切勿自行拆除弓丝或托槽，尽快就诊处理。

作为口腔医生，充分获取紧急情况发生原因的信息至关重要，这样可消除不必要的情况发生，同时要向患者强调矫治器的损坏会极大地延长矫治时间。

## 正畸器械

正畸器械是专为正畸目的设计制造的器械。基本的通用器械，如口镜、镊子和探针，在此不作讨论。本节主要介绍临床上广泛使用的正畸工具。舌侧矫治用的许多钳子和正畸工具都专门进行了优化，以便在舌侧更好操作和更方便托槽、弓丝和结扎丝放置。口腔医生必须具备足够的正畸工具知识，以免误用和损坏工具。正畸钳设计为圆形尖端是为了保证患者安全，因为工具的尖端都是由硬质金属制造的。不锈钢和碳化钨是切割工具的尖端最常用的两种材料，两种材料都有优点和缺点。碳化钨耐用性更高，抓握力更好，切削性强，但脆性高。不锈钢最大的优点之一是耐腐蚀性。

### 调节工具

一些常见的调节工具包括：

1）温氏钳：用于弓丝夹持，辅助弓丝取出和放置入托槽。

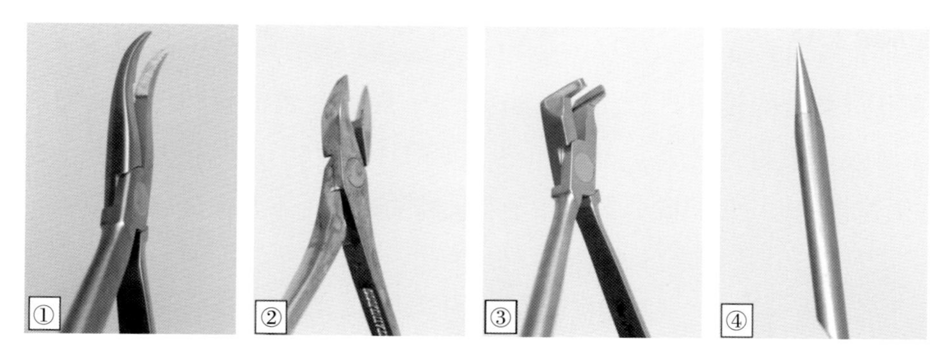


图 5.13 常见的弓丝钳子（①温氏钳；②结扎丝切断钳；③末端切断钳；④自锁托槽开锁器）

2）结扎丝切断钳：用于切断弓丝和结扎丝。

3）末端切断钳：用于切断过长的弓丝末端。切断端有磁性，可提高安全性，可在口内和口外使用。

4）自锁托槽开锁器：自锁托槽需要特殊工具才能打开托槽上的锁片或弹簧。每种托槽系统都设计有不同的开锁工具。

5）霍氏钳：用于持握弓丝。霍氏钳有直的或弯的，弯的最适用于后牙区。

## 托槽定位工具

托槽镊也称为托槽夹持或放置工具，用于夹持托槽以便直接粘接（图 5.14①）。一些托槽镊在手柄上设计有一个平端，可以插入槽沟以便更好地定位托槽。尖端弯曲的托槽镊用于后牙区粘接（图 5.14②）。托槽定位器用于测量从切缘开始的托槽高度（图 5.14③）。平刃位于切缘上，尖头位于托槽槽沟中。

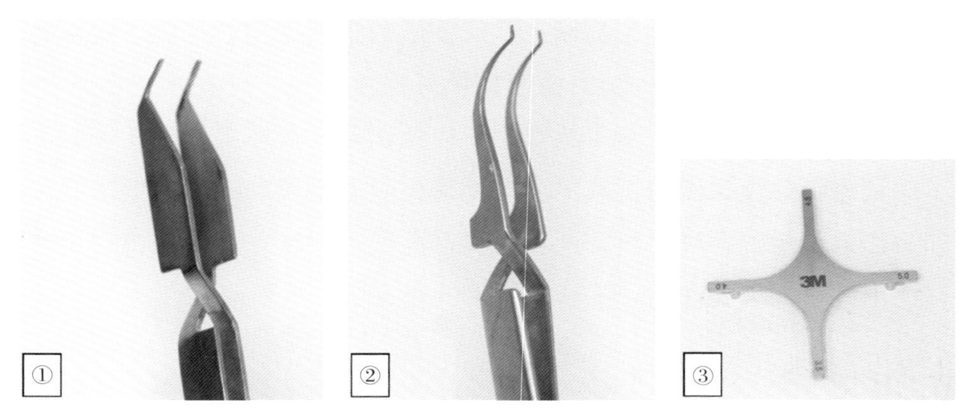


图 5.14 常见的托槽定位工具(①前牙托槽镊子;②后牙托槽镊,尖端弯曲,以便更好地进入后牙区;③托槽定位器)

## 托槽拆除工具

有两种不同类型的插槽拆除工具，分别用于去除金属托槽和透明托槽。尖嘴钳设计用于避让面颊，更好地进入后牙区（图 5.15①）。直钳设计用于前牙（图 5.15②）。陶瓷托槽必须连带底板一同拆除，因此钳子有独特的设计，不至于破坏托槽（图 5.15③）。

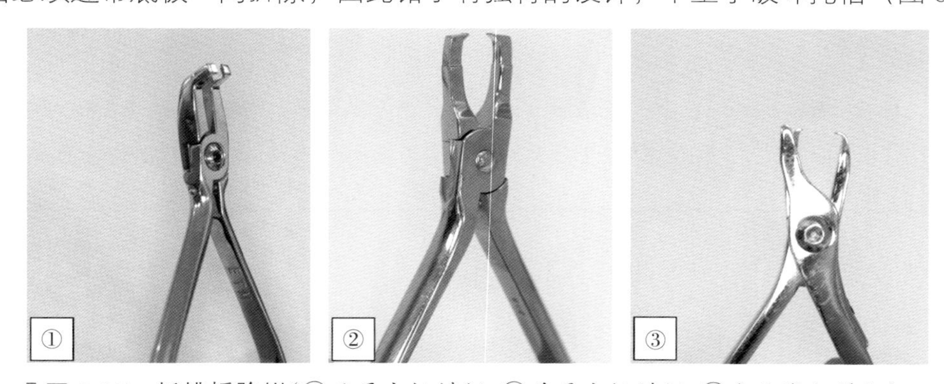


图 5.15 托槽拆除钳(①后牙去托槽钳;②前牙去托槽钳;③去陶瓷托槽钳)

## 带环操作工具

1）带环去除钳：分为前牙带环去除钳和后牙带环去除钳，用于取下前后牙带环（图 5.16①）。钳子的塑料尖端贴于牙齿䐢面，而金属尖端放在带环的龈缘下。当压力施加在手柄上并向䐢方或舌向提拉，则可移除带环。

2）带环推压器：用于将带环牢牢放置和固定在牙齿上（图 5.16②），设计有锯齿状顶端和圆柱形手柄。

3）带环就位器：锯齿状顶端，形状多样（三角形、矩形或圆形），可以更好地使带环就位（图 5.16③）。带环就位器放置于带环的边缘上，患者咬住柄部产生的强大压力使带环能够正确地就位于牙齿上。这种工具使带环龈下就位更精准。

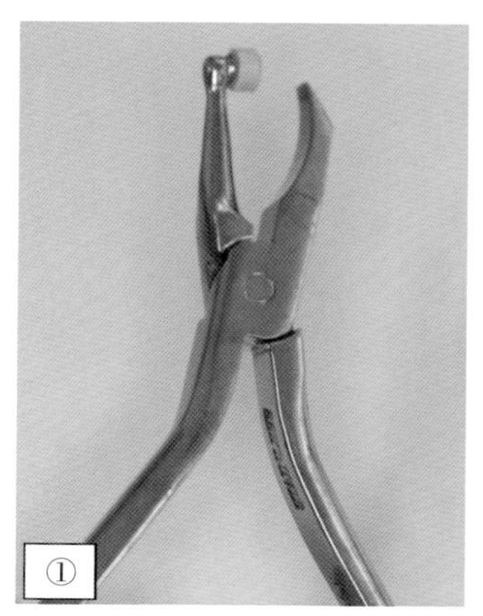
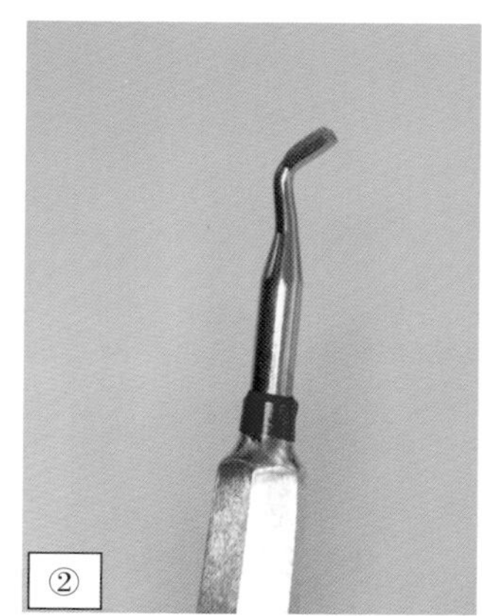
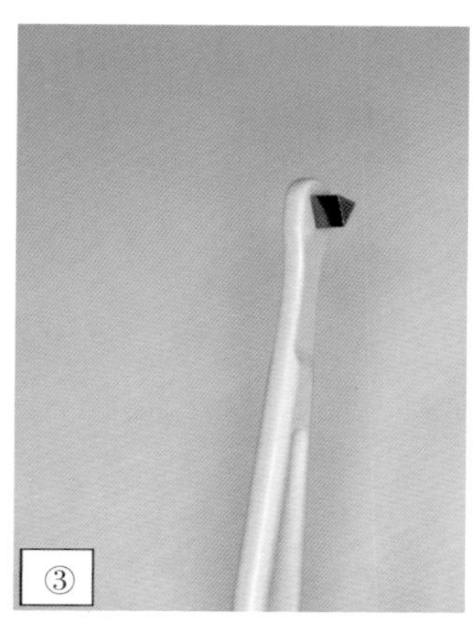

图 5.16　带环操作工具（①带环去除钳；②带环推压器；③带环就位器）

## 弓丝成型钳

1）亚当斯钳：用于弯制和调整卡环（图 5.17①）。

2）转矩钳：在弓丝上进行转矩的弯制，弓丝纳入托槽后，以获得所需的转矩（图 5.17②）。

3）Tweed 钳：用于弯制圈弯曲；主要用于弓丝上弯曲进行精调（图 5.17③）。

4）细丝鸟嘴钳：用于预成和弯制弓丝。通常用于弯制不同弧度的精细弯曲（图 5.17④）。

- Jaraback 钳子：用于弯制曲和成形弓丝。
- 带状弓钳：环成形钳。
- V 形弯钳：用于不锈钢和钛丝弯制“V”形曲。

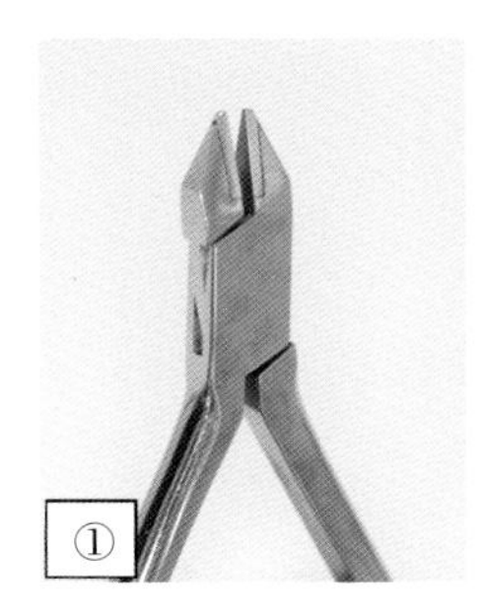
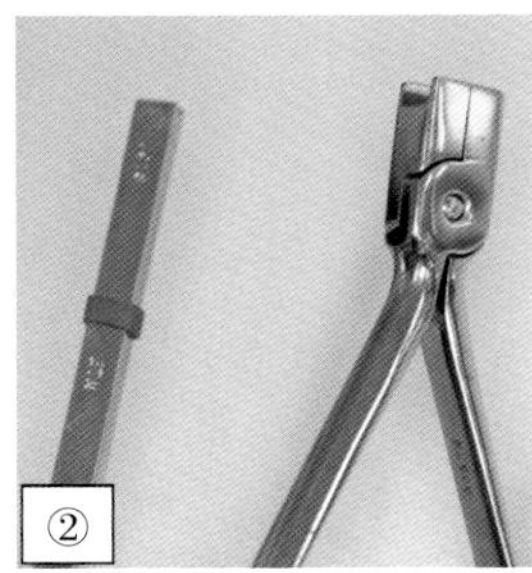
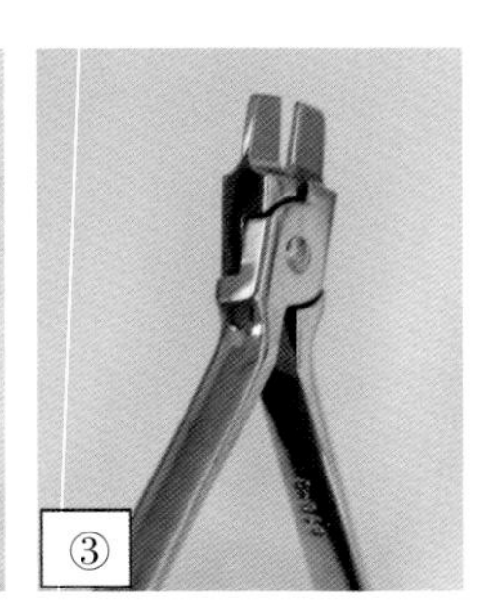
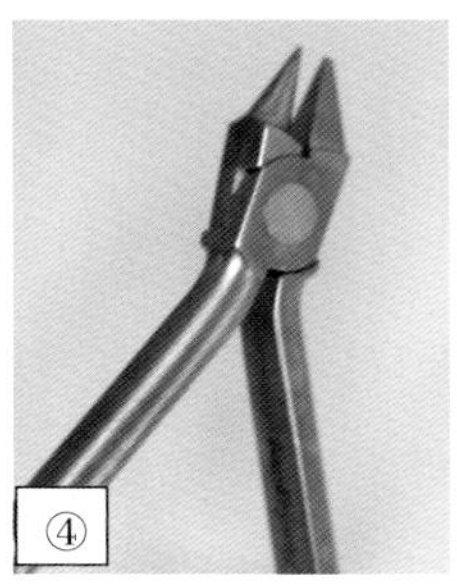

图 5.17　弓丝弯制钳（①亚当斯钳；②转矩钳；③Tweed 钳；④细丝鸟嘴钳）

- 马修持针钳：用于结扎和钳持结扎丝（图 5.18①）。

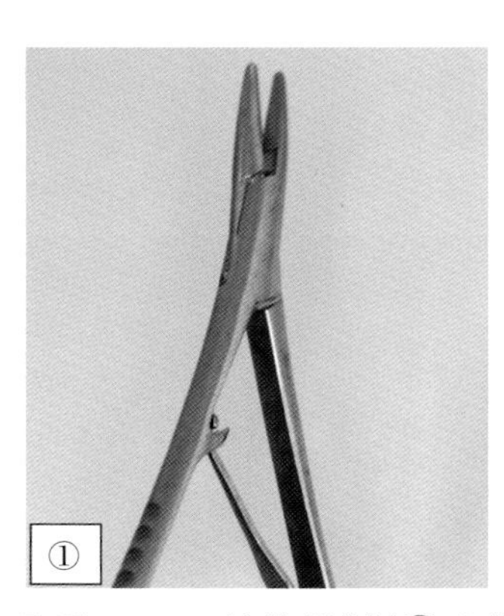
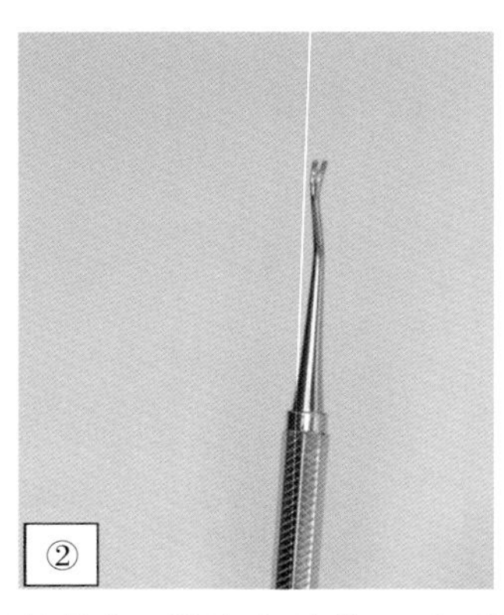
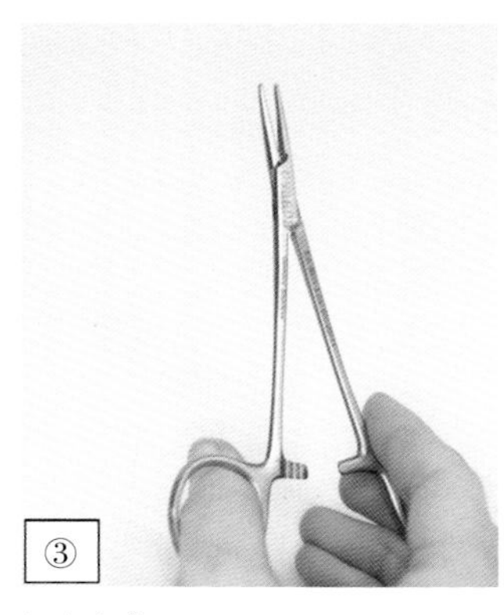

图 5.18　其他器械（①马修持针钳；②结扎丝推压器；③蚊氏钳）

- 结扎丝调节器和推压器：目的是固定弓线和结扎丝（图 5.18②）。它非常适用于弯曲弓丝和推动弓丝更好地进入托槽槽沟中。
- 蚊氏钳：用于固定结扎丝（图 5.18③），与马修钳非常相似。

## 舌侧器械

舌侧器械在尖端处有 45° 弯曲，以便于弓丝和结扎丝的放置（图 5.19）。

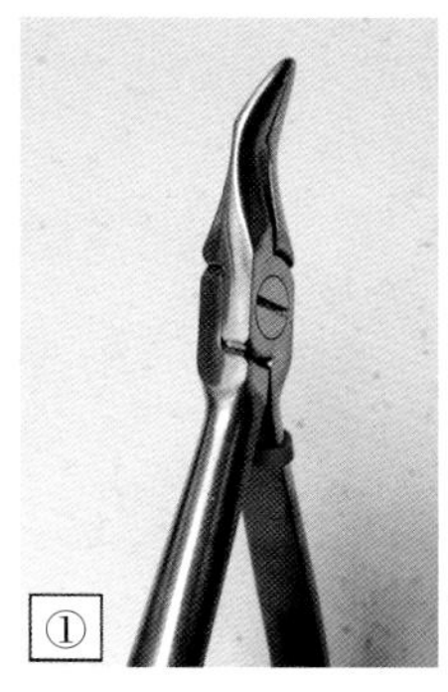
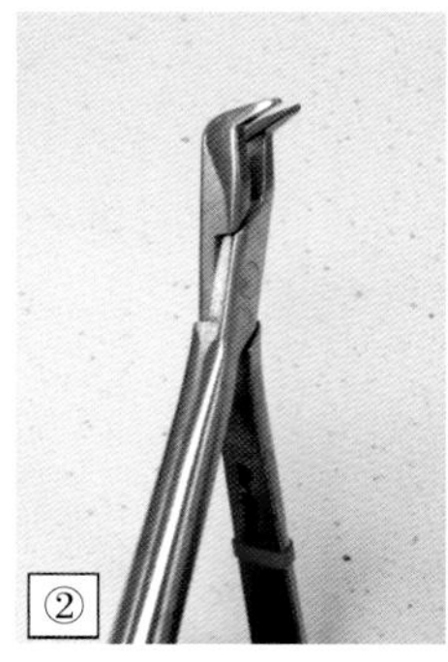
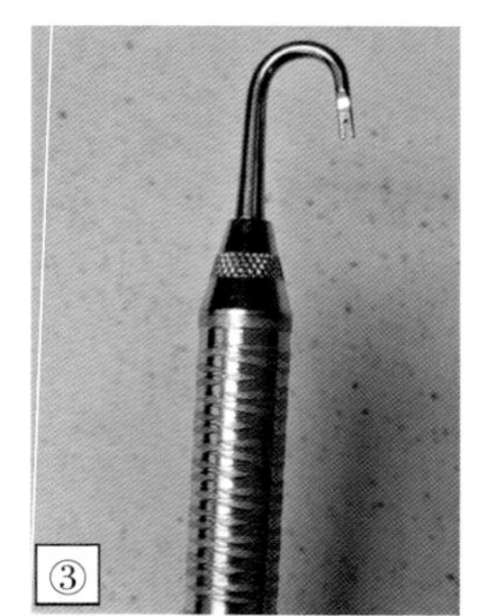
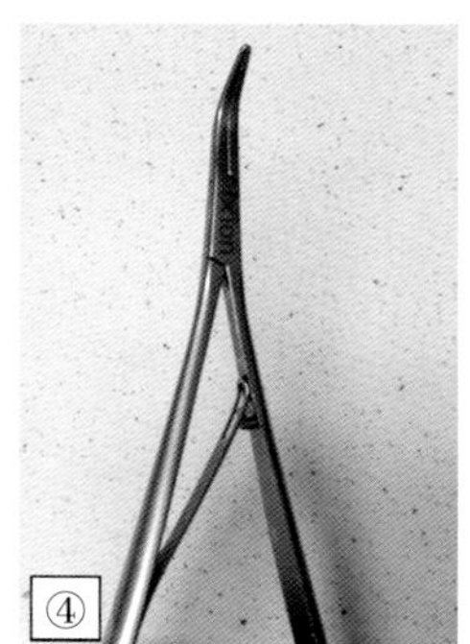

图 5.19　舌侧器械（①舌侧末端回弯钳；②舌侧结扎丝切断钳（尖端弯曲，其剪切部分末端切断钳；③舌侧结扎推压器；④舌侧蚊氏钳）

## 参考文献

Brauchli, L.M., Steineck, M., Wichelhaus, W. Active and passive self-ligation: a myth? *Angle Orthod*, 2012, 82 (4): 663-669.

Mclaughlin, R. P., Bennett, J. C., Trevisi, H. Practical techniques for achieving improved accuracy in bracket positioning. *Orthod Perpect*, 1999, 6(1): 21-24.

Pellegrini, P., Sauerwein, R., Finlayson, T. Plaque retention by self-ligating vs elastomeric orthodontic brackets: Quantitative comparison of oral bacteria and detection with adenosine triphosphate-driven bioluminescence. *Am J Orthod Dentofacial Orthop*, 2009, 135(4): 426.e1-9.

Pelsue, B. M., Zinelis, S., Bradley, T. G., etal. Structure,composition,and mechanical properties of Australian orthodontic wires.*Angle Orthod*, 2009, 79(1): 97-101.

## 延伸阅读

Ajlouni, R., Bishara, S. E., Oonsombat, C., et al. Evaluation of modifying the bondingprotocol of a new acid-etch primer on the shear bond strength of orthodontic brackets. *Angle Orthod*, 2004, 74(3): 410-413.

Bishara, S. E. *Textbook of Orthodontics*. Philadelphia, PA: W.B. Saunders, 2001.

Foster, T. D. *A Textbook of Orthodontics*. 3rd ed. Oxford: Blackwell Scientific, 1990.

Mitchell, L. *An Introduction to Orthodontics*. 3rd ed. Oxford: Oxford University Press, 2007.

## 自我测评

1. 谁被称为口腔正畸学之父？（　）

   A. Edward Hartley Angle　　B. Pierre Fauchard

   C. Charles H. Tweed　　D. Percy Raymond Begg

2. 制作固定矫治器的材料是什么？（　）

   A. 镍钛　　B. 铬钴

   C. 金合金　　D. 以上都是（A～C）

3. 以下哪种材料具有最高的弹性和记忆效应？（　）

   A. 不锈钢　　B. 铬钴

   C. 镍钛　　D. β-钛

4. 哪种类型的弓丝可提供最高的转矩控制?（　　）

A. 矩形横截面　　B. 圆形横截面

C. A和B　　D. 三角形横截面

5. 哪种机制可以将托槽粘接到牙釉质上?（　　）

A. 化学粘接　　B. 微机械粘接

C. A和B　　D. 以上都不是

6. 拉簧和推簧有什么区别?（　　）

A. 拉簧为牙移动创造空间

B. 推簧仅为牙齿萌出创造空间

C. 拉簧关闭多余空间

D. 推簧创造空间，拉簧在弓丝中关闭空间

7. 哪种类型的托槽可以减少牙菌斑的残留?（　　）

A. 自锁托槽　　B. 传统托槽

C. Begg 托槽　　D. Ribbon 弓

8. 以下哪项不是固定矫治器主动部件的组成?（　　）

A. 弓丝　　B. 弹力线

C. 弹簧　　D. 托槽

9. 通常使用什么工具来固定和引导弓丝通过托槽槽沟?（　　）

A. 结扎丝调节器　　B. 温氏钳

C. 马修钳　　D. 托槽镊

10. 什么是理想的托槽位置?（　　）

A. 更靠近切缘　　B. 更接近牙龈边缘

C. 在牙齿的中线上　　D. 靠近旋转侧

（郑成燚　曾锦　译）

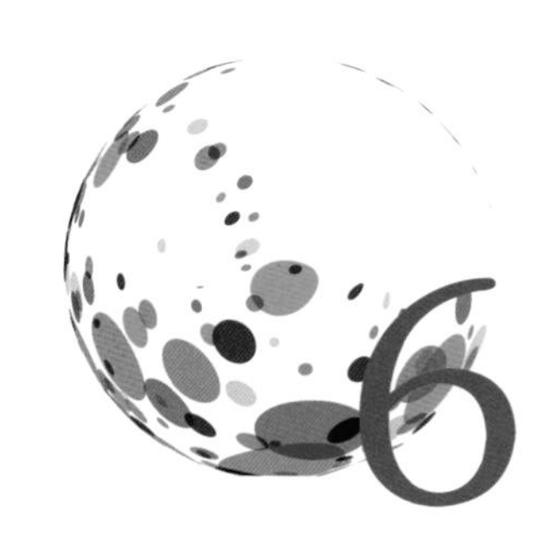

# 安氏Ⅰ类错殆的治疗

第6~11章将对各类错殆畸形及骨骼特征的治疗目标及矫治原则进行概述。每一章节将穿插若干病例，以帮助口腔治疗师和口腔卫生士更好地了解正畸医生所进行的治疗。由于具体的矫治方法的机制和细节不属于本书的讲授范围，所以本书中未进行深入讨论。

除了双颌前突，安氏Ⅰ类错殆患者通常呈现出良好的软组织面型与骨骼结构，因此安氏Ⅰ类错殆的矫治目的主要是矫正牙齿的不调。本章主要讨论安氏Ⅰ类错殆的咬合问题，尽管这些问题并不局限于安氏Ⅰ类，在其他错殆中也很常见，比如牙列间隙、牙列拥挤、异位牙、阻生牙、反殆和开殆等错殆畸形。

## 牙列间隙与拥挤

如何关闭过多间隙或减轻拥挤取决于以下因素：

- 患者的骨面型
- 错殆类型
- 牙列拥挤度
- 牙齿倾斜度
- 可用间隙
- 必需间隙

### 牙列间隙

牙列间隙可能是先天缺牙、多生牙、牙列缺损、过小牙、唇颊系带附丽过低等情况造成的。牙列间隙的影响因素应尽量予以消除，比如唇系带附丽过低所导致的中切牙间隙，应行系带修整术。一般情况下，如果出现中切牙间间隙，建议拍摄根尖片以排除多生牙的可能性。

## 乳牙列期

一般在乳牙列中出现的过多间隙只需随访监测并不主张积极处理。

## 混合牙列期

根据患者的年龄、病因及间隙程度，轻度牙列间隙的病例建议进行随访监测。在 7 至 12 岁之间，上颌中切牙间的轻微间隙一般是正常的（“丑小鸭”阶段），随着上尖牙萌出通常可以自行关闭。

在混合牙列阶段，乳磨牙早失（尤其是第二乳磨牙）可能是一个问题，因为存在第一恒磨牙近中移动的风险。在这种情况下，建议佩戴间隙维持器来维持相应恒牙的萌出空间。常见的间隙维持器包括 Nance 托（图 6.1①）、舌弓（图 6.1②）和横腭杆等（图 6.1③）。这些间隙维持器也可以预防尖牙早失导致的中线偏移。

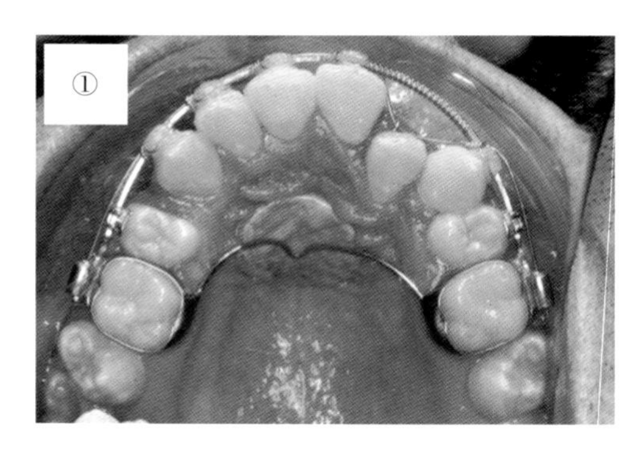


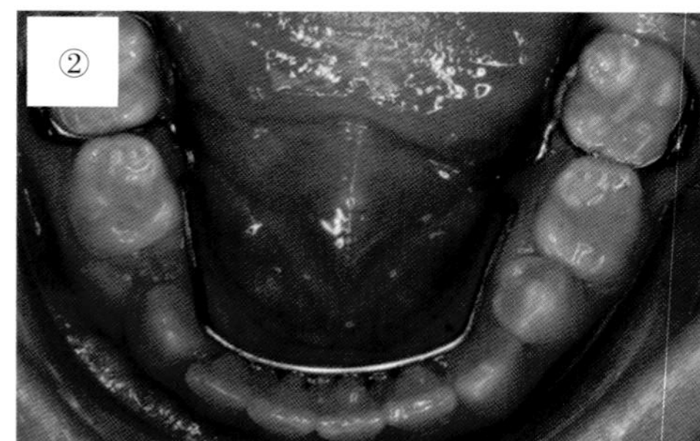


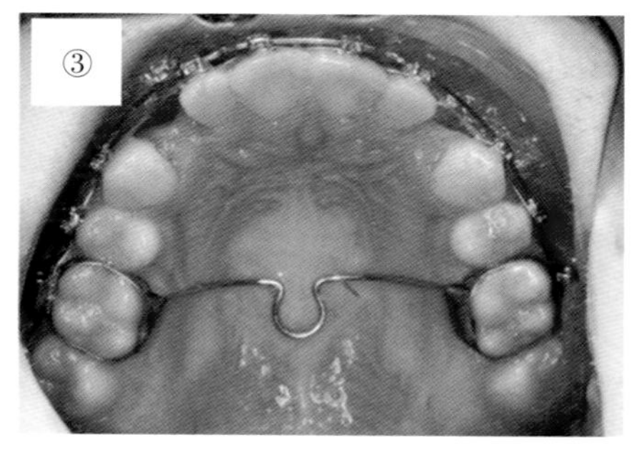


图 6.1　间隙维持器（①Nance 托；②下颌舌弓；③横腭杆）

## 恒牙列期

如果没有严重的骨骼不调，软组织侧貌良好，牙列间隙可以采用无托槽隐形矫治技术进行治疗，当然，固定矫治也可以非常容易地实现间隙关闭。如果间隙是由于牙齿早失导致的，根据牙周健康状况，也可以在固定矫治创造足够的空间后进行种植或固定桥修复。正畸修复联合矫治尤其适合过小牙和锥形侧切牙患者（图 6.2 和图 6.3）。

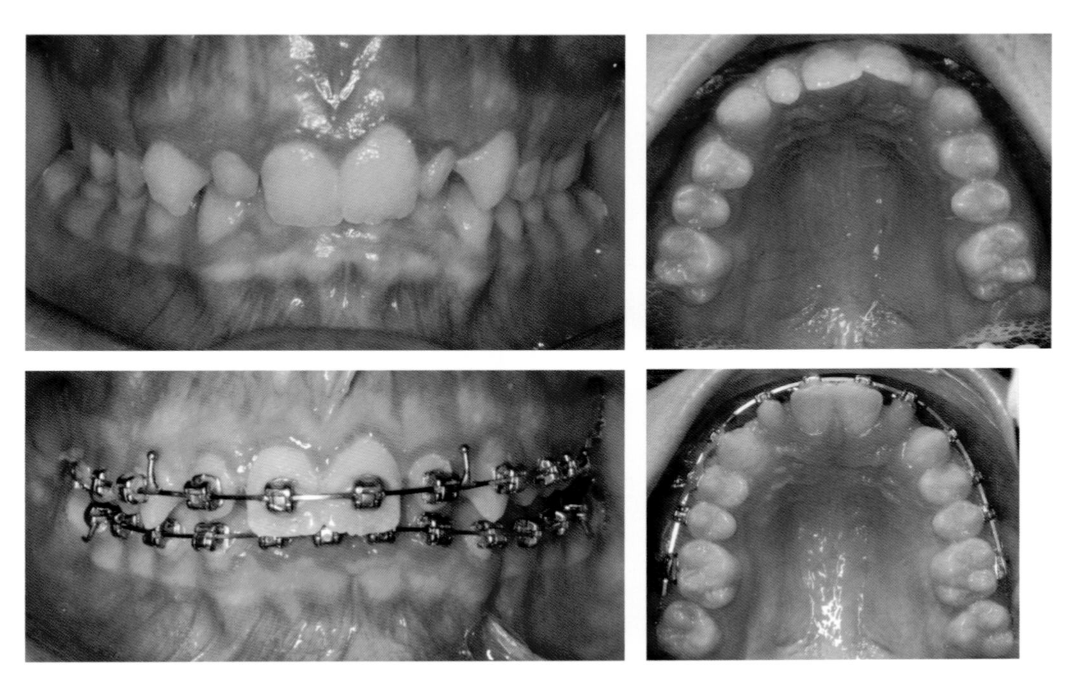

图 6.2 治疗前及治疗中对比图(锥形侧切牙近远中均获得了修复所需的足够间隙)

图片来源:Shimanto K. Purkayastha

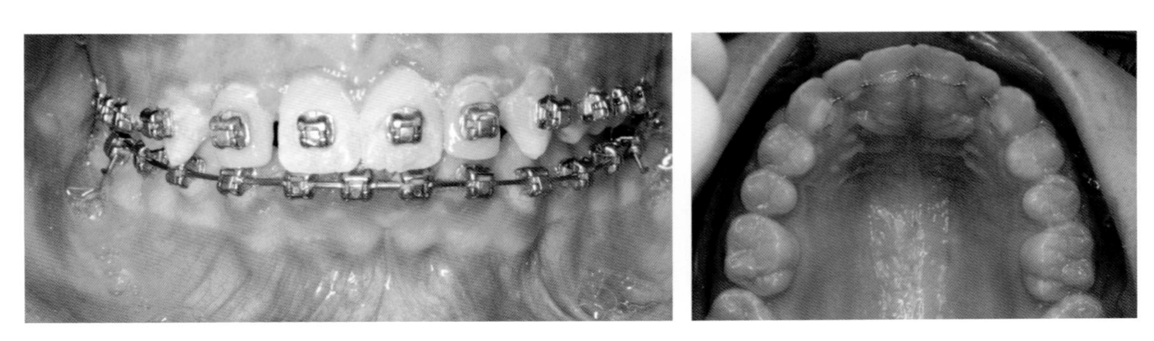

图 6.3 复合树脂修复锥形侧切牙

## 牙列拥挤

牙弓和牙齿之间的大小差异导致牙列拥挤的发生。矫正牙列拥挤所需要的间隙可以通过多种方式来实现，需要较大的间隙可以使用扩弓器或拔牙，需要的间隙较小可以使用螺旋推簧。

### 乳牙列期

在这个阶段，拥挤的发生是由于缺乏灵长类间隙（见第 3 章)，乳牙列的拥挤预示着恒牙列可能发生拥挤。因此，定期检查牙齿情况非常重要，必须密切监测恒牙的萌出。

### 混合牙列期

轻中度拥挤导致恒牙异位萌出或阻生时，Ⅰ期矫治的主要目的是通过各种矫治方式创造间隙。对于轻度拥挤的病例，可以采用切牙区片段弓进行矫治（“2x4”技术）。间隙足够后，拆除固定矫治器，并在切牙腭侧粘接固定舌侧丝进行保持，以防止牙列拥挤复发。治疗期间，要监控恒牙的萌出，佩戴间隙维持器维持间隙。这种早期干预的目的是防止恒牙列期严重拥挤，防止恒牙异位萌出，并减少因牙齿发育完成后拔牙矫治的可能性。在颌骨生长发育高峰期来临之前，可以使用上颌快速扩弓器，或慢速扩弓器（如四眼圈簧）扩展狭窄的上颌牙弓。在使用扩弓器获得足够的空间后，即可对已萌出牙齿进行矫正。

### 恒牙列期

对没有骨性因素的轻、中度拥挤可以采用无托槽隐形矫治技术进行矫治。对于一两颗牙齿的倾斜移动，可以使用活动矫治器进行矫治，使用此种方式进行矫治则患者良好的依从性对取得最佳效果至关重要。对于牙齿发育高峰期之后的严重牙列拥挤病例，常常需要进行拔牙矫治，拔牙与否由正畸医师决定。在成年拔牙病例中，拔牙间隙的维持主要取决于所需支抗的程度。成年人拔牙矫治需要制订周密的治疗计划并且需要注意支抗控制。

## 病例展示

图 6.4 和图 6.5 展示了一个使用固定矫治器治疗牙列拥挤的病例。

患者主要表现为：

- 短面型
- 凸面型
- 面部对称
- 唇肌有力
- 创伤性深覆𬌗
- 右上乳尖牙滞留

进一步检查发现，患者上切牙的牙根长而纤细，中切牙根尖的三分之一有一些弯曲。患者和医生的治疗目标是：

- 改善面型
- 改善软组织唇型

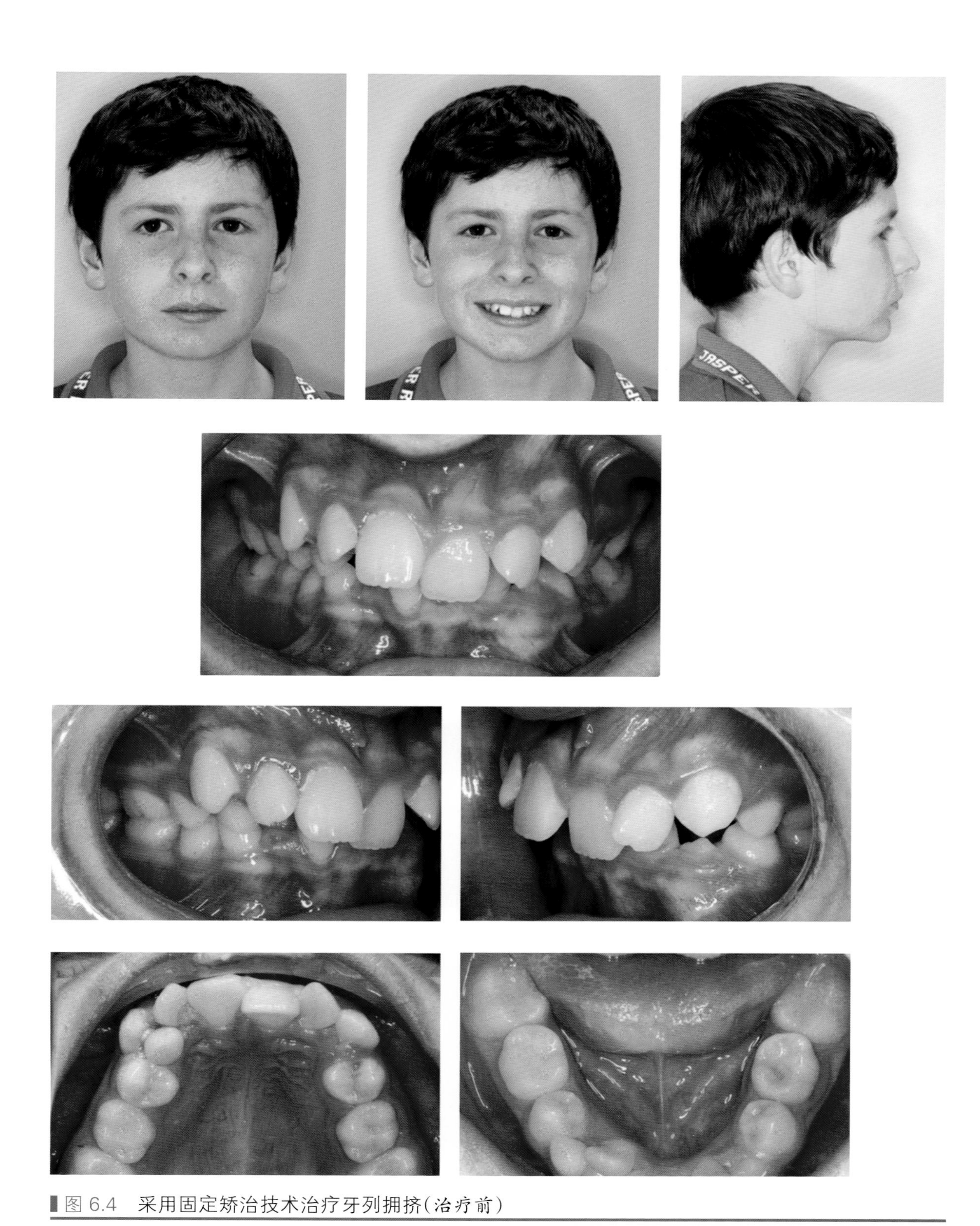

图 6.4　采用固定矫治技术治疗牙列拥挤（治疗前）

图片来源：Shimanto K. Purkayastha

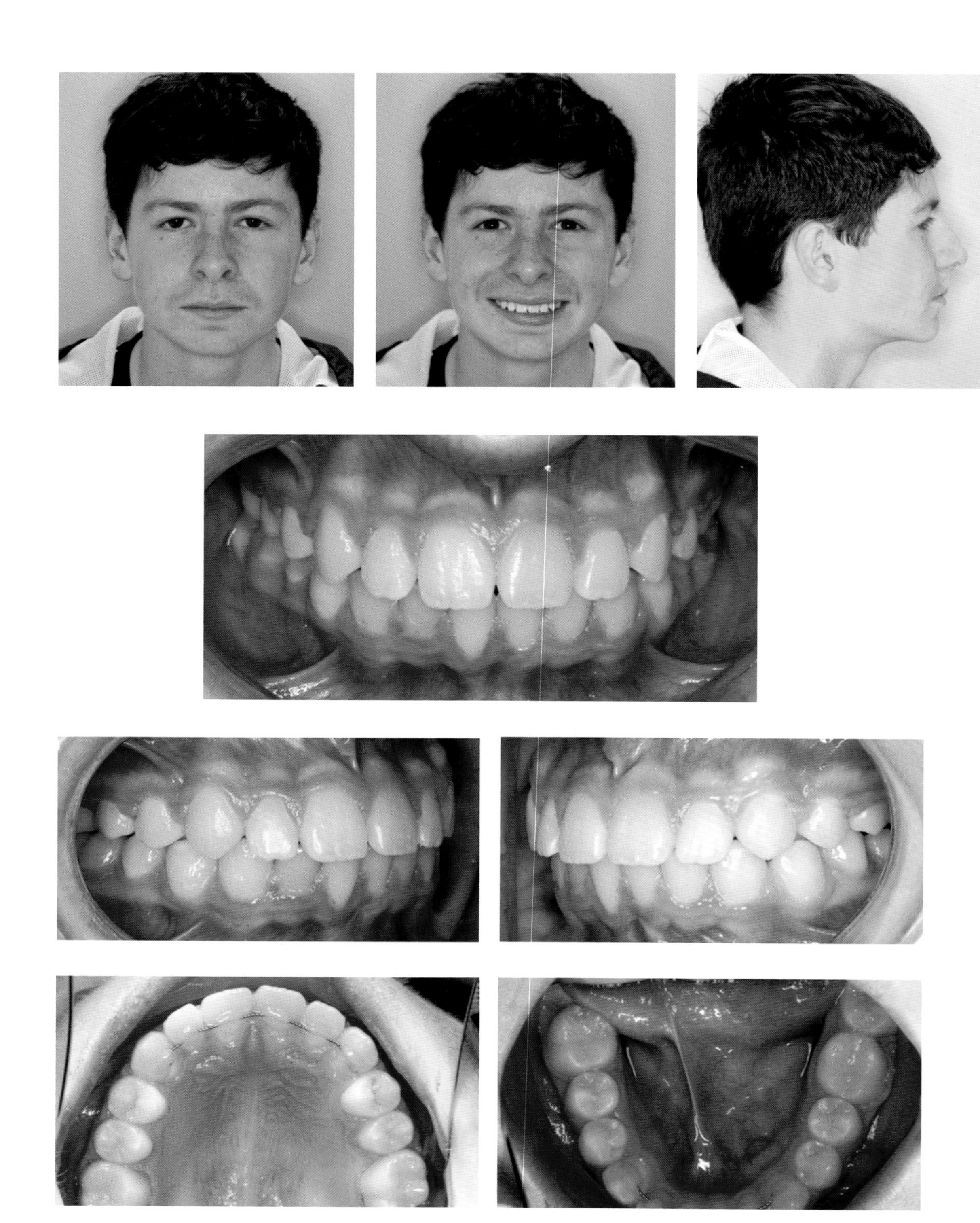

图 6.5　采用固定矫治技术治疗牙列拥挤(治疗后)

图片来源: Shimanto K. Purkayastha

- 协调上下颌基骨关系
- 纠正深覆𬌗、深覆盖
- 促进上牙弓发育
- 解除牙列拥挤
- 排齐整平牙列
- 协调上下颌牙弓形态
- 协调中线关系
- 建立安氏Ⅰ类磨牙关系
- 建立安氏Ⅰ类尖牙关系
- 减少或消除任何颞下颌关节疼痛和/或不适
- 减少或消除因牙齿不美观导致的心理问题
- 使恒牙正常萌出
- 减少二期正畸治疗的可能性（或严重程度）
- 使矫治效果更稳定

在正畸治疗前，患者首先拔除了滞留的右上颌乳尖牙。矫治选用的上下固定矫治器是0.022英寸的自锁直丝弓矫治器。待排齐整平牙弓后，使用固定功能矫治器（Forsus™）来矫正骨性Ⅱ类关系（将在第7章中讨论）。治疗完成后，上下颌均采用固定舌侧丝保持，同时配合使用活动保持器增强上颌的保持效果。要求患者定期复诊以监控第三恒磨牙的萌出。

## 牙齿异位与阻生齿

异位萌出是指牙齿在正常位置以外的位置萌出。尖牙是最常见的异位牙齿之一，其病因尚不完全清楚。异位尖牙可能与牙列拥挤、乳尖牙滞留、遗传因素、牙胚位置异常、上颌侧切牙牙根偏短或缺失有关（Mitchell，2001）。正常来说，应能在9岁左右儿童的侧切牙远中以牙龈颊部隆起的形式触诊到尖牙。如果在唇侧前庭沟不能触诊到尖牙或发现尖牙萌出不对称时，则需行影像学检查，如全景片、根尖片、咬合片、头颅侧位片或计算机断层扫描（CT）。如有异位或阻生尖牙，必须用影像学检查牙冠位置、根尖位置及其对周围牙列的影响。这对判断尖牙是腭侧阻生还是颊侧阻生至关重要。三维CT能更好地确定牙齿的位置。

对阻生严重的病例，需用外科手术方法开窗暴露尖牙，用固定矫治开辟间隙，并将尖牙牵引到理想的位置。在一些病例中，尖牙可能会发生易位，易位是指两颗牙齿位置互换。根据具体的检查结果，有时候可能需要维持这种尖牙易位的情况。这种情况常见于阻生牙对邻牙根部造成了明显损伤。如果受损的牙齿预后较差，就用该部位易位的牙齿代替，这种情况可能需要后期美容修复以恢复牙齿的形态。

## 病例展示

图 6.6、图 6.7 和图 6.8 展示了一个尖牙阻生的病例。患者表现为：

- 上下前牙拥挤
- Ⅲ° 深覆𬌗
- 不对称咬合
- 上下颌前牙内倾
- 左上尖牙腭侧阻生
- 上颌侧切牙过小；右上侧切牙为锥形牙
- 影像学检查显示切牙根短而细

治疗方案为：

1）采用微种植体加强型腭弓作为牵引支抗。

2）开窗暴露左上颌阻生尖牙，粘接镍钛弹簧，通过腭弓牵引尖牙向后，使其向远中移动，离开切牙牙根。这样做的原因是上切牙上放置固定矫正器后，这些牙齿的牙冠会唇向移动（矫治前切牙内倾），牙根则会向腭侧移动并与左上埋伏的尖牙牙冠相接触。考虑到这会增加本已短而细的牙根发生牙根吸收的风险，正畸医师希望尽可能避免这种情况的发生。

当阻生尖牙从腭部牵引出来以后，即可在下颌粘接固定矫治器：

1）当左上尖牙向唇侧移动后，即可粘接下颌固定矫治器。

2）侧切牙使用树脂修复改形。

3）上下牙弓采用固定舌侧丝保持。

## 阻生牙的风险

埋伏阻生牙的风险和问题主要为骨粘连。如果不借助外科松解术，阻生牙则无法被牵引。在一些病例中，进行种植修复或者固定桥修复前可能需要拔除阻生牙。有的阻生牙或邻牙牙髓活力可能丧失，这就需要后续根管治疗。

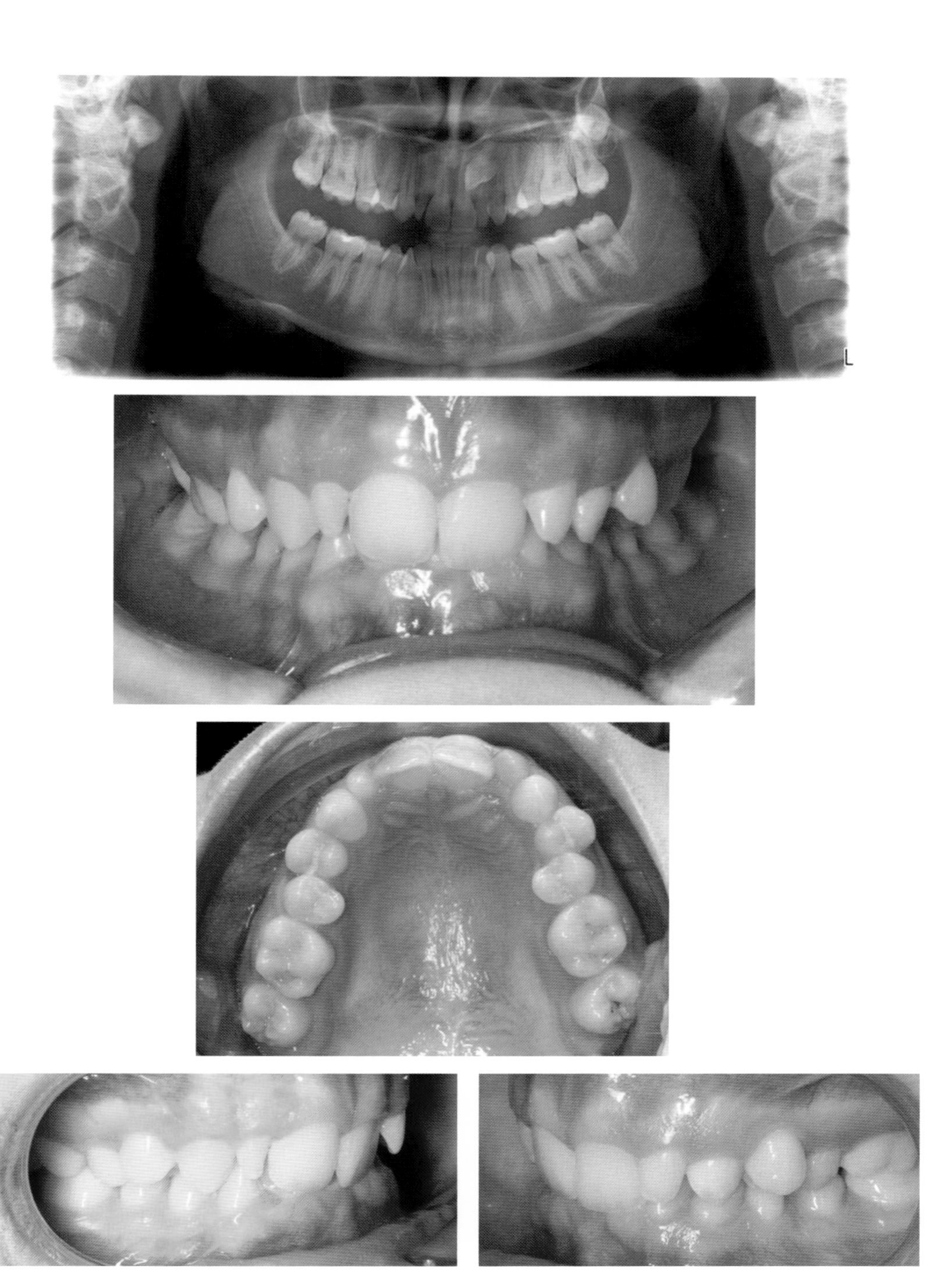


图 6.6 阻生尖牙的开窗暴露与排齐(治疗前)

图片来源：Shimanto K. Purkayastha

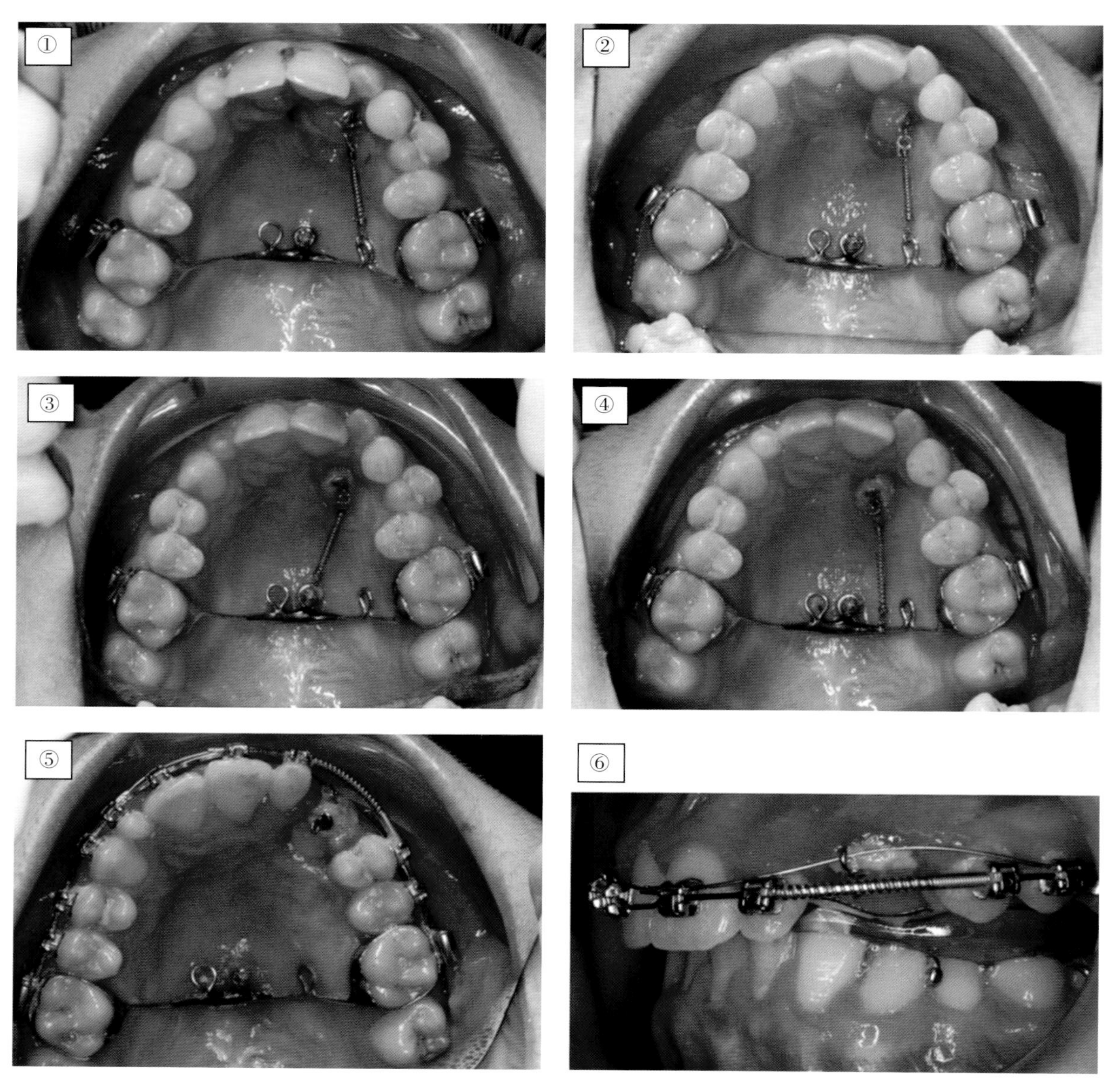


图 6.7　阻生尖牙的暴露(①刚暴露时;②暴露 1 个月后;③暴露 3 个月后;④暴露 5 个月后;⑤暴露 2 年后;⑥暴露 2 年后,配合殆垫牵引尖牙入牙弓)

阻生牙相关的牙周并发症可能需要植骨后进行进一步治疗。如果不做任何处理，阻生牙可能会损害邻牙的牙根。

## 反殆

反殆是上下牙弓的横向不调。它可能发生在单侧、双侧、牙弓前段或后段。后牙反

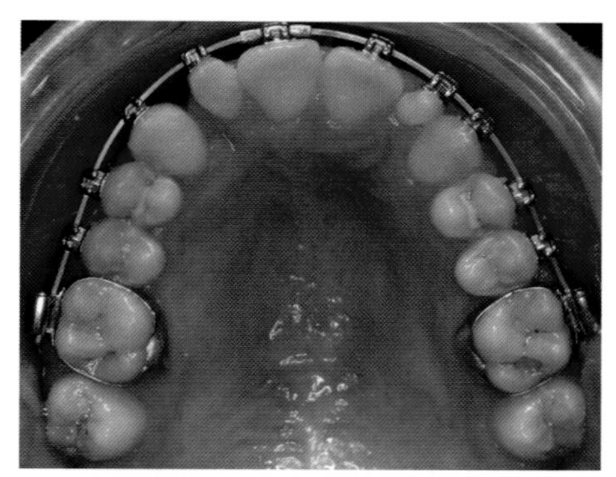

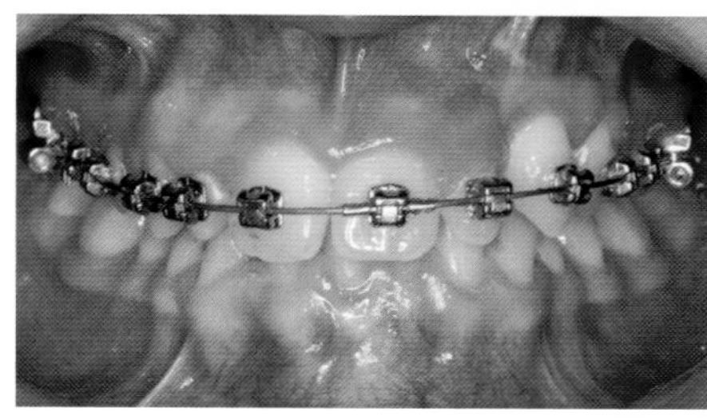

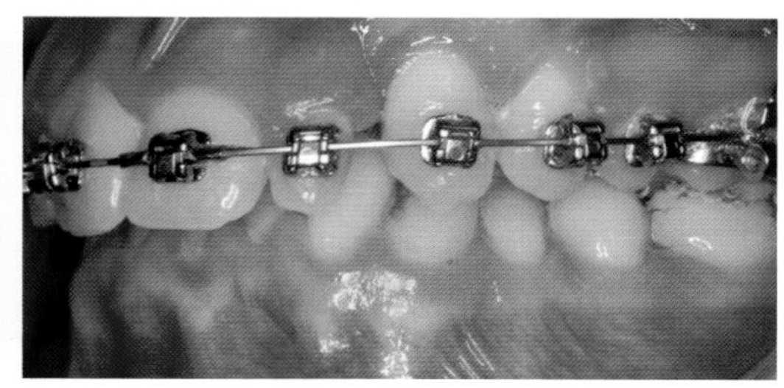

图 6.8 拔除占据间隙的滞留乳尖牙，让尖牙排入牙弓；下一阶段的治疗是创造锥形侧切牙的修复间隙，同时矫正下牙弓以协调上下弓形

图片来源：Shimanto K. Purkayastha

𬌗是指下后牙颊尖咬合于上后牙颊尖的颊侧。如果牙弓的个别后牙或者整段后牙的整个牙冠相对于对侧位于舌侧或颊侧，则称为锁𬌗（也称为舌侧反𬌗）。单侧反𬌗的常见临床表现为下颌骨移位，闭口时下颌骨发生侧向移位，以达到最大牙尖交错位。如果不及时治疗，可能会导致颞下颌关节紊乱。造成反𬌗的常见原因包括：

- 外伤所致的恒牙胚移位
- 颌骨生长不足导致的牙弓长度不协调
- 乳牙滞留或多生牙导致的间隙不足
- 腭裂

## 后牙反𬌗

横向或矢状向不调都可能导致后牙反𬌗。如果上颌太窄，可以使用快速扩弓器或慢速扩弓器（如四眼圈簧）进行扩弓治疗。扩弓器打开后，可以打开腭中缝和扩大牙弓。这种处理方法最适合在颌骨生长活跃期使用。研究表明，在乳牙期早期使用扩弓器是不可取的，因为鼻底和腭骨的位置非常接近，这个操作会打开腭侧骨板而导致鼻部变形。

根据错𬌗畸形的严重程度，固定矫治器可以和扩弓器联合使用进一步排齐整平牙列。现临床上有两种快速上颌扩弓器：带环式和粘接式扩弓器（图 6.9～图 6.11）。扩

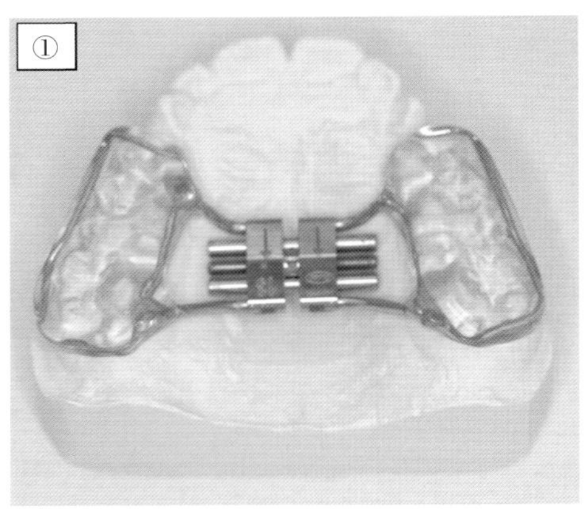


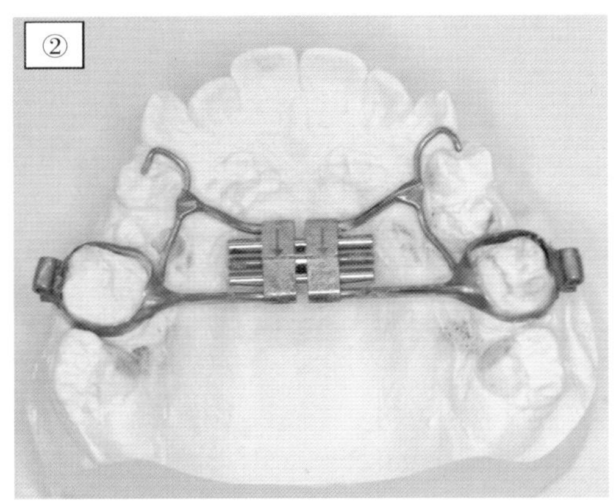


图 6.9　上颌快速扩弓装置(①粘接式快速扩弓装置。咬合面可设置𬌗垫以增强支抗,这类快速扩弓装置主要应用于开𬌗病例中,以压低磨牙,减缓开𬌗;②带环式快速扩弓装置。这类快速扩弓装置在上颌第一磨牙和第一前磨牙设计了带环。有时也可以用𬌗支托代替在第一前磨牙和第一乳磨牙上的带环。这种扩弓装置会导致磨牙一定程度的伸长)

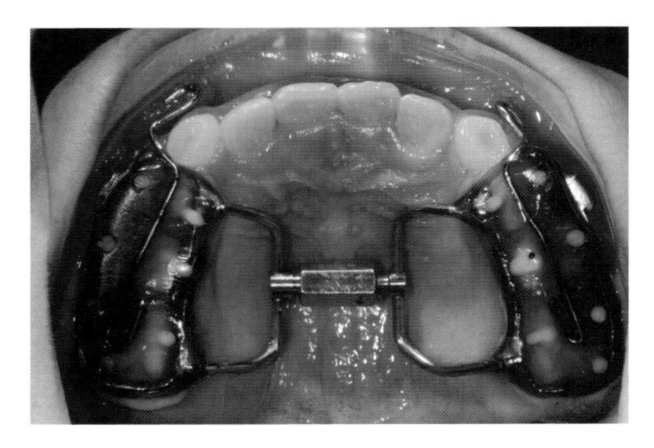

图 6.10　粘接式上颌快速扩弓装置

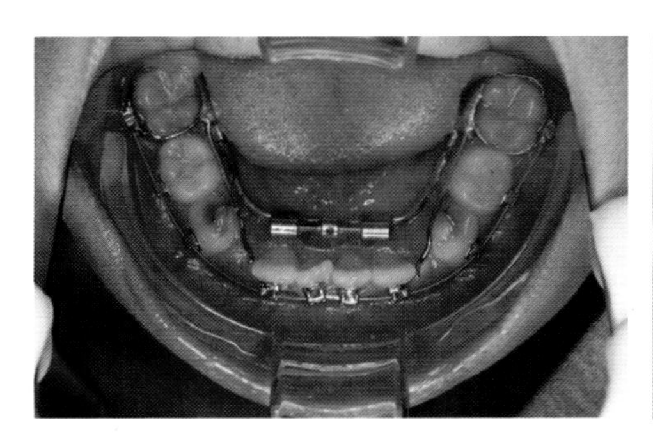

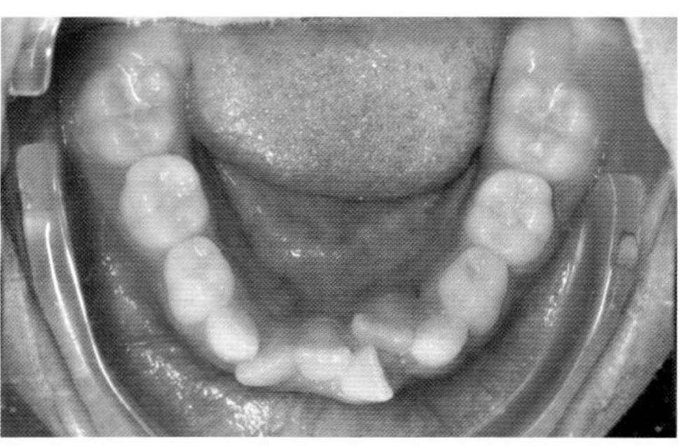

图 6.11　下颌的扩弓装置设计

图片来源:Shimanto K. Purkayastha

弓器被激活以打开腭中缝。正畸医师根据矫正错㓥所需的间隙量计算和决定扩弓的速度与扩弓量，每个患者都会有所不同。扩弓器主动加力一段时间后，需维持大约 6 个月，以等待新骨生成充填骨缝，维持扩弓效果。过早去除扩弓器会因软组织压力而导致错㓥复发。

上颌扩弓的部分指征是双侧上颌狭窄、上颌发育不足、腭盖高拱和因腭裂所致的上颌塌陷。上颌扩弓可以通过两种方式实现：

1）快速扩弓：需要患者配合加力，力量需要较大，扩大腭中缝可改善气道通气状况。

2）慢速扩弓：不需要患者加力，时间长，力量较小。

### 前牙反㓥

纠正前牙反㓥最有效的方法之一是采用固定矫治配合下颌㓥垫。治疗的目的是舌倾下前牙，唇倾上前牙。当然，根据患者的年龄、面部生长型和患者所呈现的骨性不调的情况，可以选择其他治疗方案。

### 恒牙列期

对于成人后牙反㓥，在固定矫治中使用交互牵引是最有效的治疗方法（见第 4 章）。使用固定矫治和㓥垫可以有效治疗成人前牙反㓥。然而，如果反㓥伴有严重的骨性不调，可能需要外科手术。

## 开㓥

开㓥是上下颌垂直向不调所致。开㓥部位可以是前牙或后牙，其常见特征包括：

- 上颌牙弓狭窄
- 下颌发育不足
- 后牙反㓥
- 切牙过度突出
- 唇肌松弛
- 发音困难（口齿不清）
- 面下份过长

这种类型的错㓥的病因可能是吮指、咬唇、吐舌等不良习惯，以及气道阻塞和骨性不调（Ngan，1997）。研究表明，气道阻塞和口呼吸在前牙开㓥的病因学上不显著。然而，在一些病例中会发现气道阻塞与面下份高度增加相关。

## 乳牙列期

如果开𬌗是由于吮指所致，则必须使用各种方法戒除不良习惯，同时必须密切监控恒牙的萌出情况，防止开𬌗延续至恒牙列期。

## 混合牙列期

对于软组织代偿和生长良好的轻度开𬌗病例，可以采用单纯正畸方法矫治。一些正畸医师为了更好的预后和治疗的稳定性，可能会采取压低磨牙而不是伸长前牙的方法来进行矫治，这可以通过使用高位头帽牵引来实现。开𬌗伴有骨性Ⅱ类错𬌗的病例，在青春生长迸发期每天佩戴高位头帽 14～16 小时，则上颌的生长可以在压入力作用下得到有效抑制（Mitchell，2001）。在上颌生长发育高峰开始前，若伴有上颌狭窄，结合上颌快速扩弓和固定矫治可以有效治疗这种类型的错𬌗。混合牙列期的早期矫治，对在恒牙建𬌗前减少或消除开𬌗有重要意义。

## 恒牙列期

对没有骨性因素的轻度后牙开𬌗病例，用固定矫治配合盒形弹性牵引可以得到有效矫治（弹性牵引，见第 4 章）。开𬌗的治疗是困难的，尤其是不利生长型所致的骨性开𬌗，在这种情况下，需要正畸—正颌联合治疗。

## 病例展示

图 6.12、图 6.13 和图 6.14 展示了一个混合牙列期前牙开𬌗的矫治病例。患者表现如下：

- 直面型
- 均面型
- 面部对称
- 唇肌有力
- 前牙开𬌗
- Ⅰ类磨牙关系
- 近中阶梯
- 上牙弓狭窄
- 吐舌吞咽

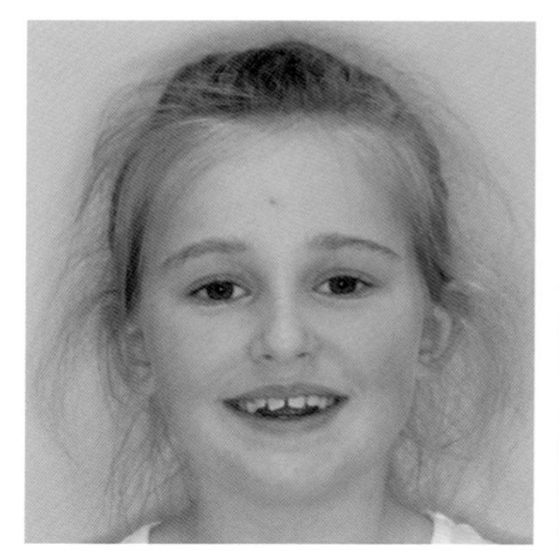
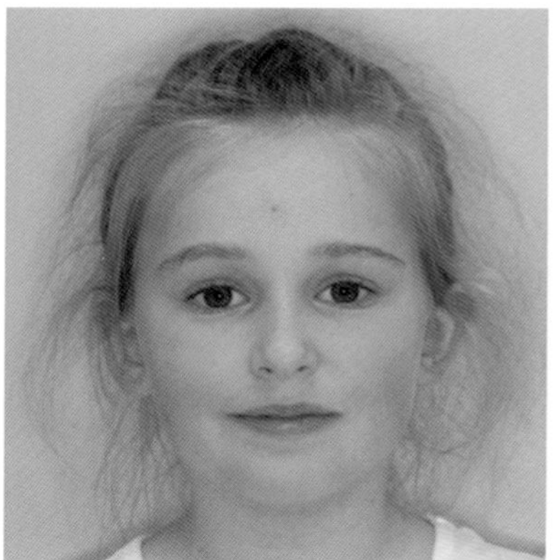
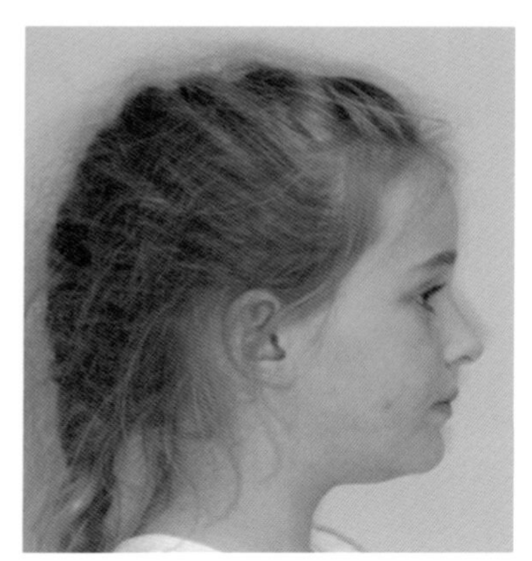

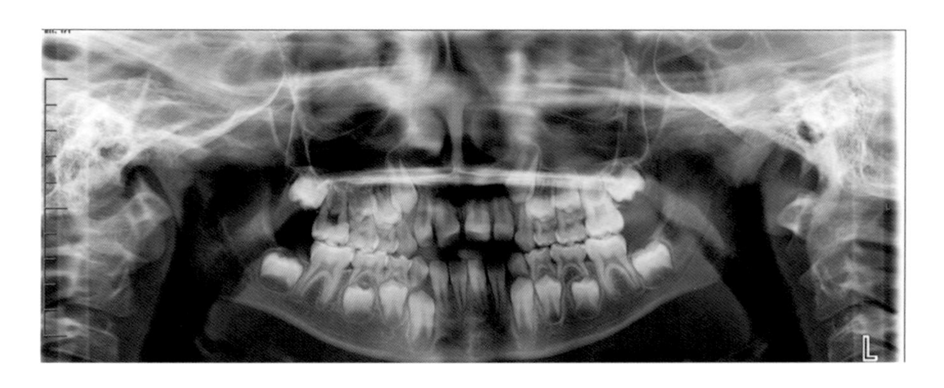


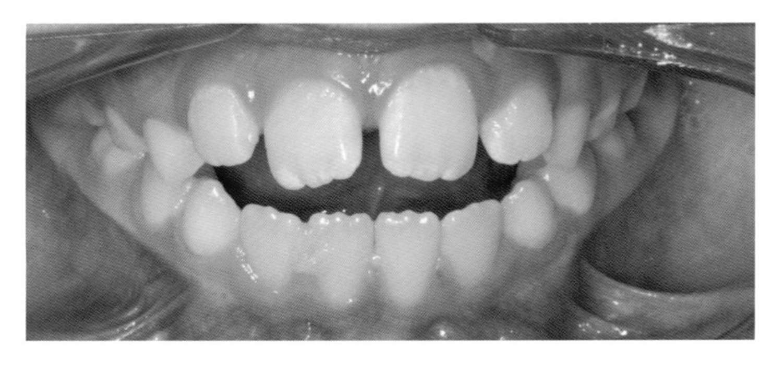

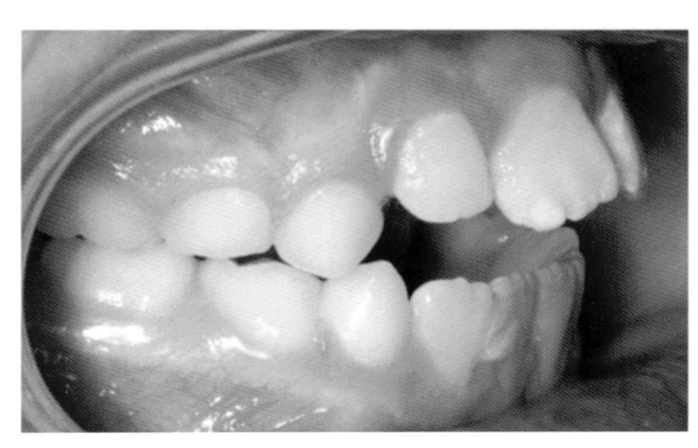
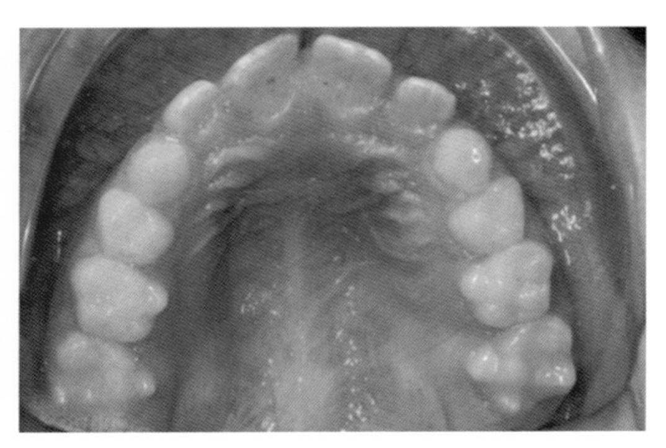

图 6.12 混合牙列期前牙开𬌗(治疗前)

图片来源：Shimanto K. Purkayastha

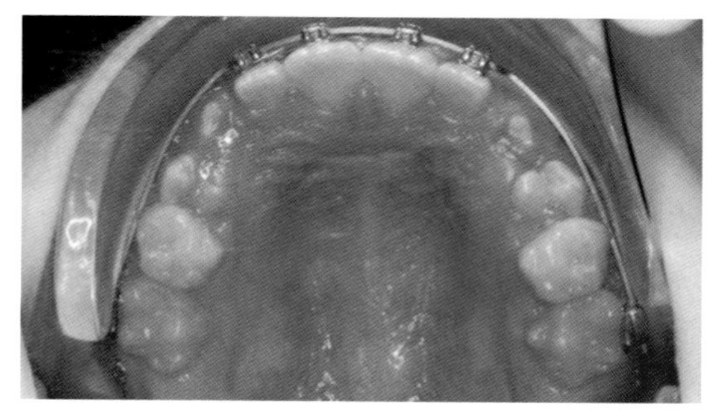
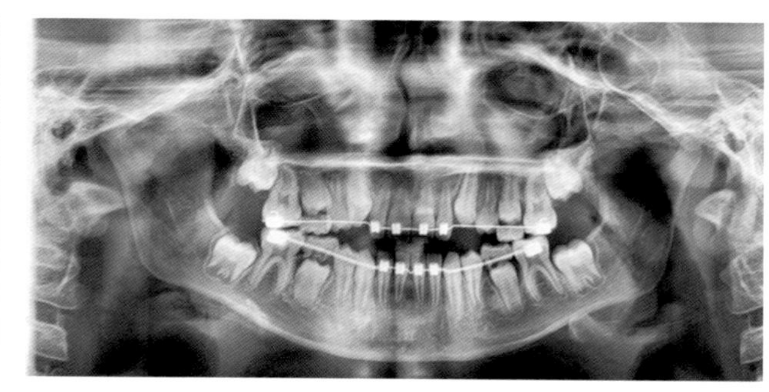
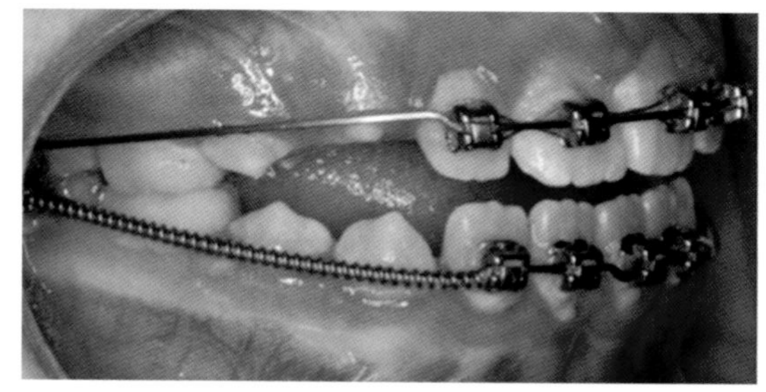
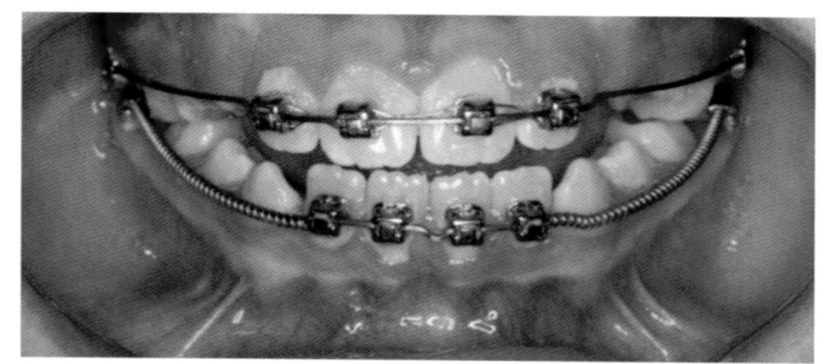
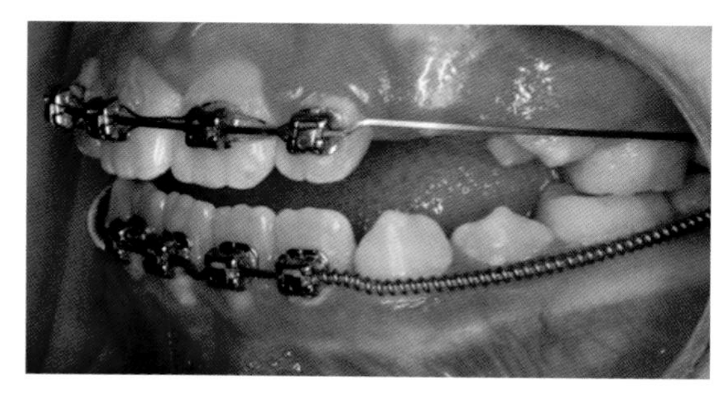

图 6.13 局部佩戴矫治器

治疗目标是：

- 矫正开𬌗
- 恢复上牙弓正常形态
- 排齐和整平牙弓
- 协调上下牙弓形态
- 减少或消除与牙齿不美观有关的心理问题
- 允许恒牙正常萌出
- 减少二期正畸治疗的可能性或严重程度
- 稳定的治疗效果

正畸医师采用非拔牙、矫形治疗的方法治疗此病例。上颌快速扩弓装置扩弓约 1 个月，扩弓器维持 6 个月，形成了上颌弓良好的弧形，为恒牙的排列创造了空间，消除了难看的颊廊，提升了微笑美学。扩弓 1 个月后，在上牙弓前段和下牙弓进行部分托槽粘

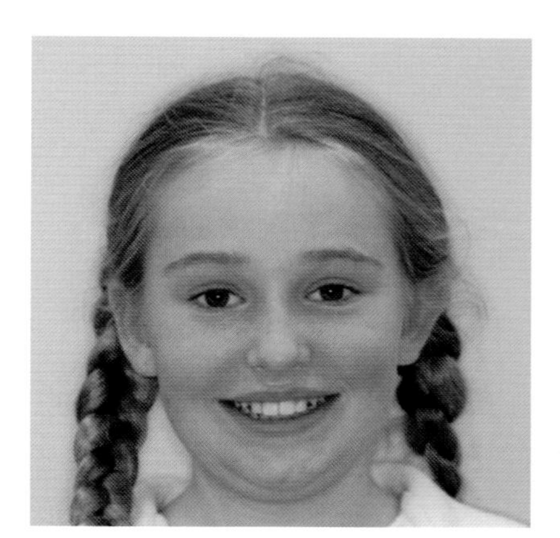
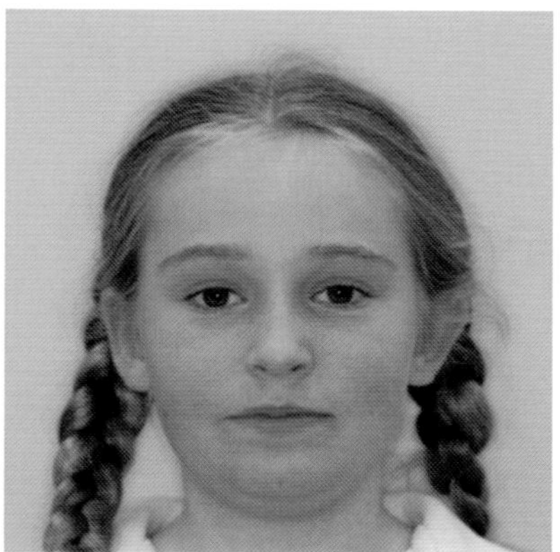
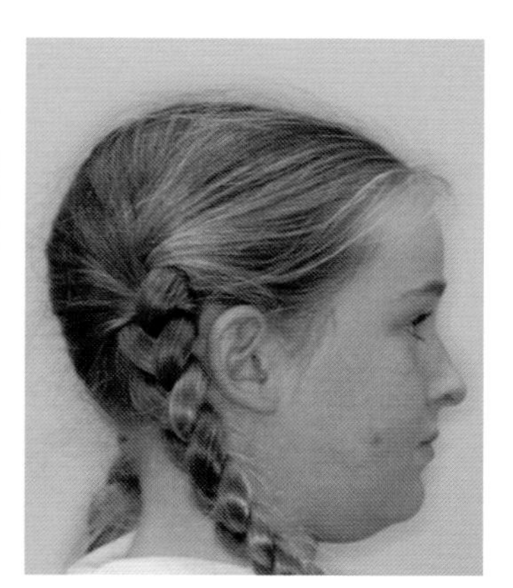
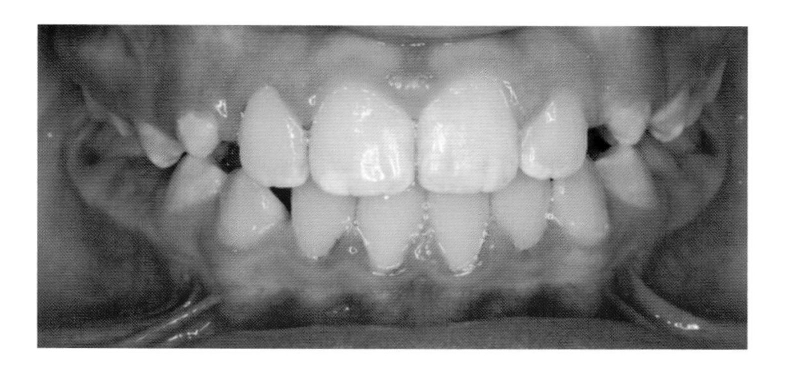
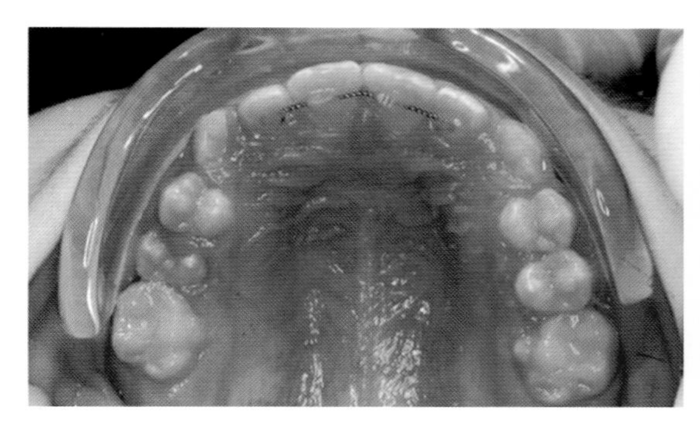
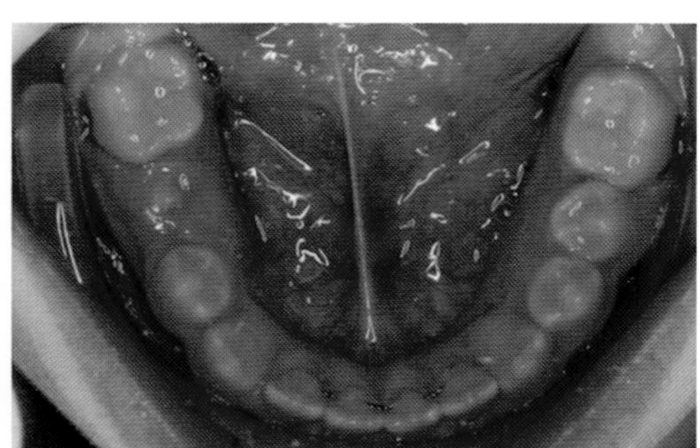
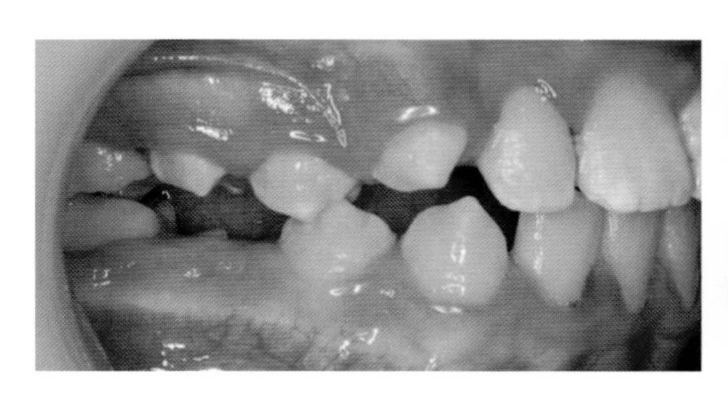
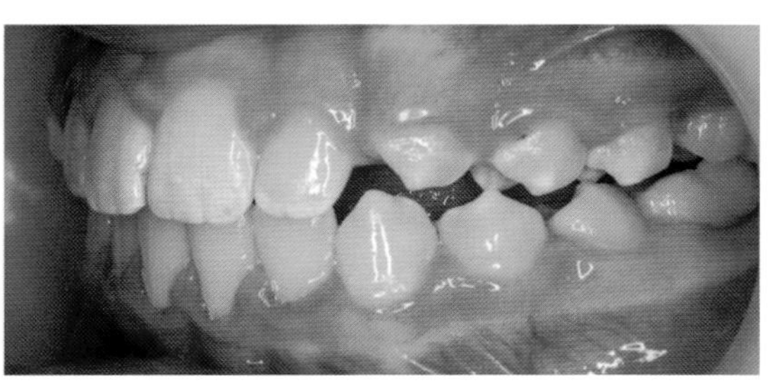

图 6.14 混合牙列期前牙开𬌗(治疗后)

图片来源：Shimanto K. Purkayastha

接矫正。

去除扩弓器后，后牙段粘接固定矫治器并在几个月的时间内将咬合对齐。治疗结束后，患者粘接上、下固定舌侧丝保持器，同时制作上颌 Hawley 式保持器夜间佩戴。正畸医师定期回访监控患者吐舌吞咽和恒牙的萌出。

## 参考文献

Mitchell, L. *An Introduction to Orthodontics.* 3rd ed. Oxford: Oxford Press, 2007.

## 延伸阅读

Bishara, S. E. *Textbook of Orthodontics.* Philadelphia, PA: W.B. Saunders, 2001.

Foster, T. D. *A Textbook of Orthodontics.* 3rd ed. Oxford: Blackwell Scientific, 1990.

Mcdonald, F., Ireland, A. J. *Diagnosis Of Orthodontic Patient.* Oxford: Oxford University Press, 1998.

Ngan, P., Fields, H.W. Open Bite: A Review of Etiology and Management. *Pediatr Dent,* 1997, 19(2): 91–98.

Ooe, T. *Human Tooth and Dental Arch Development.* Tokyo: Ishiyaku Publishers, 1981.

## 自我测评

1. 牙齿因为萌出道阻碍而无法正常萌出称为什么？（ ）

   A. 撕裂　　B. 阻生齿

   C. 异位牙　　D. 反殆

2. 造成牙列间隙过大的常见原因有哪些？（ ）

   A. 过小牙　　B. 乳牙早失

   C. 先天缺牙　　D. 以上所有（A～C）

3. 下列什么装置通常用作间隙维持器？（ ）

   A. 横腭弓　　B. 双板矫治器

   C. 殆垫　　D. 扩弓器

4. 什么是“2×4”固定矫治？（ ）

   A. 恒牙列的一种固定矫治方法　　B. 粘接恒磨牙和恒切牙

   C. 粘接恒磨牙和恒尖牙　　D. 乳牙列局部固定矫治方法

5. 早期干预的目的是什么？ （ ）

A. 降低错𬌗的严重程度

B. 提高患者的心理健康水平

C. 防止在恒牙列时进行复杂治疗

D. 以上都是

6. 乳牙列缺少间隙会导致下列哪一种情况？ （ ）

A. 恒牙列期覆盖增加 B. 恒牙列期牙列拥挤

C. 异位萌出 D. 牙齿阻生

7. 为什么在 9～10 岁的时候触诊唇沟的恒尖牙是重要的？ （ ）

A. 确保恒尖牙存在

B. 确保其没有阻生

C. 如果在唇侧前庭沟摸不到，提示需要影像学检查

D. 以上都是（A～C）

8. 治疗前牙开𬌗伴上颌骨狭窄的儿童以下哪种装置最有效？ （ ）

A. 粘接式快速上颌扩弓器

B. 带环式快速上颌扩弓器

C. 𬌗垫

D. 面罩

9. 后牙反𬌗的主要原因是以下哪一种？ （ ）

A. 吮指

B. 外伤

C. 颌骨横向不调

D. 多生牙

10. 为什么快速上颌扩弓器不适合用于幼儿？ （ ）

A. 复发风险高

B. 会使鼻子变形

C. 扩弓器在乳牙列中禁用

D. 造成患儿不适

（程钎 译）

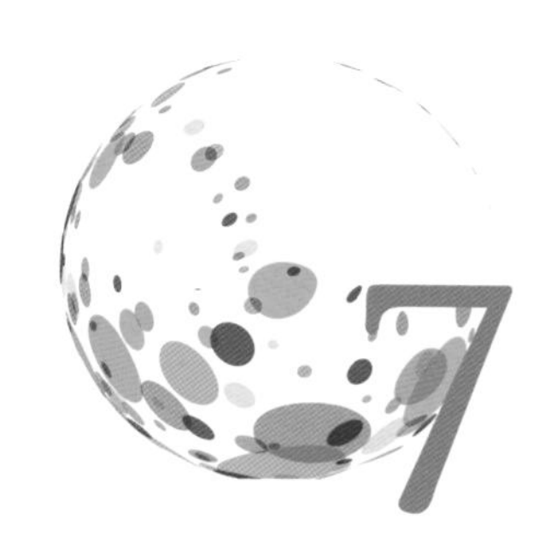

# 安氏Ⅱ类错𬌗的治疗

安氏Ⅱ类错𬌗的矫治方式多种多样，需要结合患者的临床表现和X线检查结果选择合适的矫治方法。患者的年龄及其所处的生长发育阶段对矫治器及矫治方法的选择至关重要。本章就安氏Ⅱ类错𬌗的常见矫治方法以及影响治疗效果的一些因素作简略介绍。患者所处的社会环境、患者依从性、其所处的生长发育阶段及面型等都是获得最佳疗效所需要考虑的关键性因素，这些因素都影响着正畸医生对治疗方法的选择。

## 骨性Ⅱ类错𬌗的治疗原则

骨性Ⅱ类错𬌗的病因可能是上颌发育过度或下颌发育不足，也可能两者皆有。上颌发育过度引起的骨性Ⅱ类错𬌗，患者表现为下颌向后下方生长旋转，前面高增加。而下颌发育不足的骨性Ⅱ类错𬌗患者一般表现为鼻唇角正常、小下颌、上切牙前突及上唇外翻。这种上下颌矢状向位置不调还会造成患者开唇露齿，严重的病例下唇休息位时完全位于上切牙腭侧，也称为覆盖下唇。

也有部分Ⅱ类突面畸形患者表现为牙槽发育异常，而基骨发育正常。二者的鉴别诊断主要依靠临床表现及X线头影测量分析。总体来说，对于骨性Ⅱ类错𬌗的矫治，有生长潜力的患者可以通过功能矫治器进行生长改良；采用固定矫治则可以配合Ⅱ类牵引或通过拔牙掩饰性治疗；较严重的患者还可以配合正颌手术进行矫治。

## 功能矫治器和头帽口外弓

对于下颌后缩所引起的骨性Ⅱ类错𬌗，在生长发育期可以使用矫形装置（如双𬌗垫矫治器）引导下颌向前生长，并联合固定正畸进行矫治。根据患者的具体情况，一期或二期矫治过程中都可以使用功能矫治器协调颌骨矢状向关系。固定矫治器的作用主要是排齐整平牙列。功能矫治器的使用可以是在固定矫治之前、固定矫治之后，也可以和固定矫治同时进行。通过激活口周肌肉系统而产生矫形作用的矫治器叫做肌功能矫治器。尽管功能矫治器形式多种多样，但其矫治机理都是引导下颌向前生长从而矫治生长发育快速期的Ⅱ类错䝯。

患者依从性及治疗动机对活动矫治器能否达到最佳疗效至关重要。功能矫治器的适应证应该是具有生长潜力的患者，特别是处于生长发育高峰期的患者，这类患者的髁突允许从颞下颌关节的关节窝中移位。功能矫治器的主要矫治机理正是通过将髁突牵引出关节窝以刺激髁突软骨内成骨，从而引导下颌向前下方生长。功能矫治器一般建议全天佩戴或每天佩戴至少 14～16 个小时，总疗程一般不少于 1 年。在佩戴初期患者会有一定的不适感，应每 6 到 8 周复诊一次，复诊时医生需要反复向患者强调按时佩戴的重要性。由于很多功能矫治器是在替牙列阶段制作的，为了不妨碍继替恒牙的萌出，医生可能需要在复诊时对矫治器进行适当的调磨。由于机体的生长主要发生在夜晚，因此功能矫治器的夜间佩戴就显得尤为关键。为了减少复发的可能性，建议正畸医生设计适当的过矫治。同时在功能矫治器主动治疗阶段结束后，患者可以继续几个月的夜间佩戴来防止复发。

功能矫治器分为固定式及活动式两种类型。深覆䝯的患者可以使用切牙区树脂帽来打开咬合。反之，深覆盖的患者可以在后牙区设计䝯垫来防止开䝯。技工在制作功能矫治器时需要精确的印模及切对切时的蜡䝯记录或数字化牙䝯记录确保正确的咬合重建。使用蜡䝯记录的目的是确保在功能矫治器制作过程中下颌处于前伸位。印模的形变可能会导致矫治器制作失败，而数字化扫描技术的出现将逐渐消除这种风险。

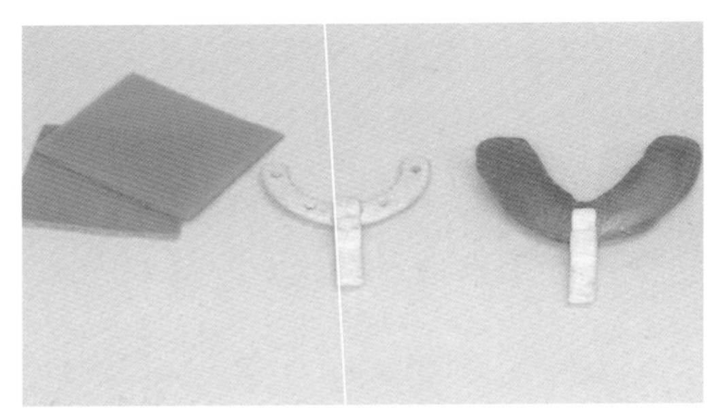
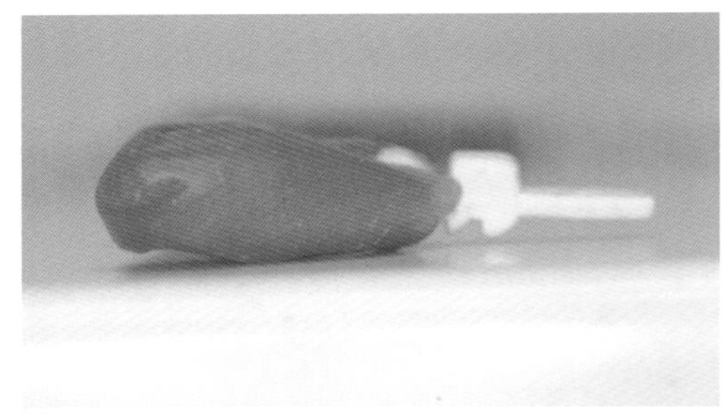

图 7.1　功能矫治器蜡䝯记录

功能矫治器的蜡䝯记录和常规的蜡咬合记录有所不同。如图 7.1 所示，蜡片在热水中烫软后包绕在䝯叉上，放入患者口内嘱患者咬合。咬蜡䝯时上下颌切牙需要在切对切位置咬出咬合印记，同时注意下颌不能过度前伸（图 7.2）。正畸医生可以根据自己的矫治理念来选择和设计功能矫治器。功能矫治器种类繁多，下面将为大家简单列举几种。

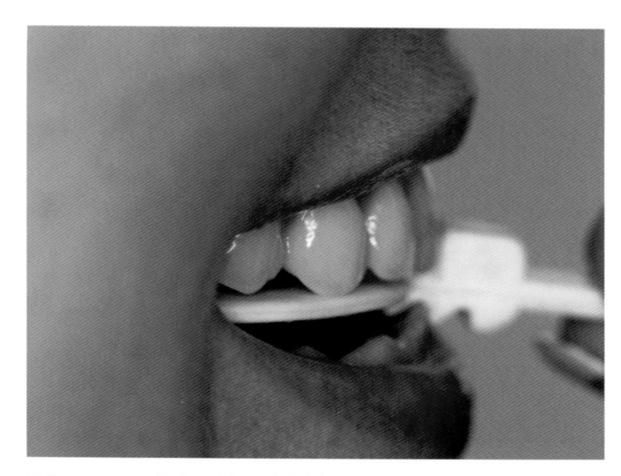

图 7.2　咬合至切对切位置

## 双殆垫矫治器

双殆垫矫治器是 1977 年由 William Clark 医生发明的。双殆垫矫治器一般是可摘矫治器，也有部分学者将其改良设计成固定式矫治器。一般来说，该矫治器分为上颌与下颌两个部分（图 7.3），上下颌矫治器的锁结迫使下颌处于前伸位。如果患者依从性很好并积极配合全天佩戴矫治器，短期内就可获得很好的疗效。双殆垫矫治器也可以和头帽口外弓联合使用。如果患者存在上牙弓狭窄，正畸医生还可以在上颌设计螺旋扩弓器扩展上颌牙弓及腭中缝。

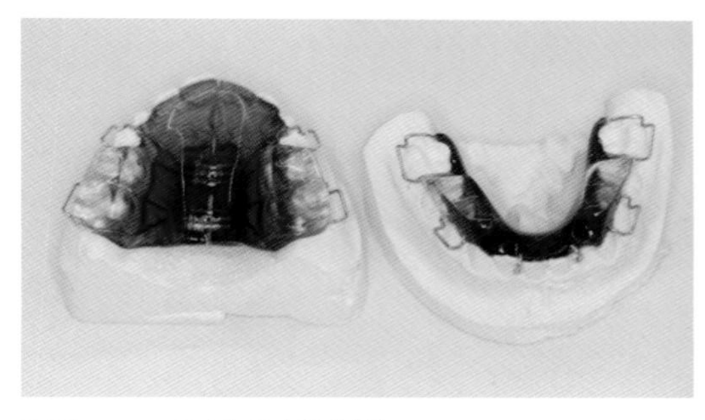

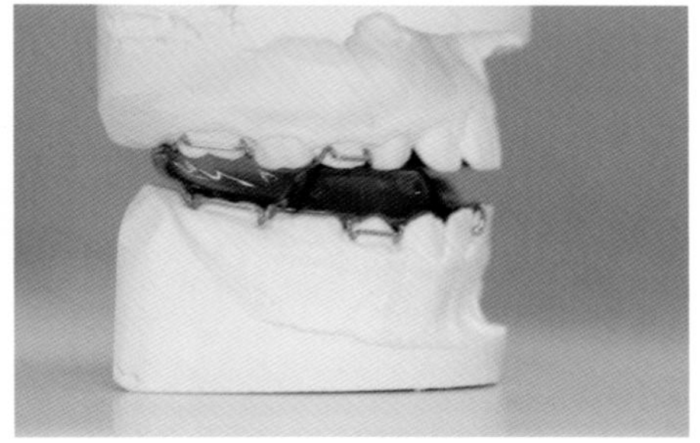

图 7.3　双殆垫矫治器

## 生物调节器

生物调节器是由 Wilhelm Balters 医生在 20 世纪 50 年代发明的。这种活动矫形装置通过一个树脂基托引导下颌至切牙对刃咬合状态。上颌切牙区树脂中包埋一根粗的不锈钢丝，矫治器颊侧基托隔离颊部的肌肉张力以扩宽上颌后段牙弓。生物调节器也可以和头帽口外弓联合使用（图 7.4）。

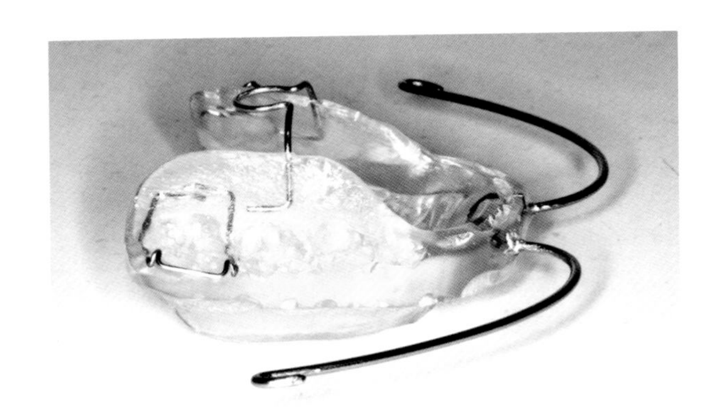

图 7.4　带口外弓的生物调节器

使用联合头帽口外弓可以抑制上颌生长，刺激下颌生长。这种设计适用于上颌矢状向发育过度、下颌发育不足的患者。头帽口外弓不仅可以抑制上颌生长，也可以作为一种加强支抗的措施防止支抗磨牙的前移（图 7.5）。头帽口外弓属于颌外支抗的一种，如果用来推磨牙向远中就可以称为颌外牵引。这两者的区别主要在于佩戴时间的长短及牵引力值的大小是用来抑制牙槽骨的生长还是维持磨牙位置。为了获得更好的治疗效果，在治疗过程中可以对牵引力的方向进行适当调整。

①

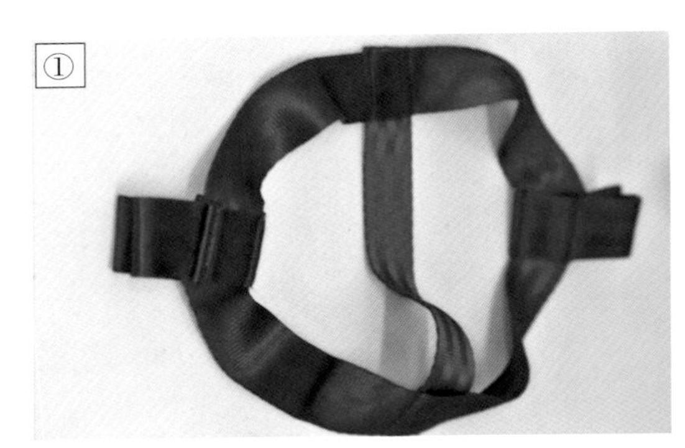

②

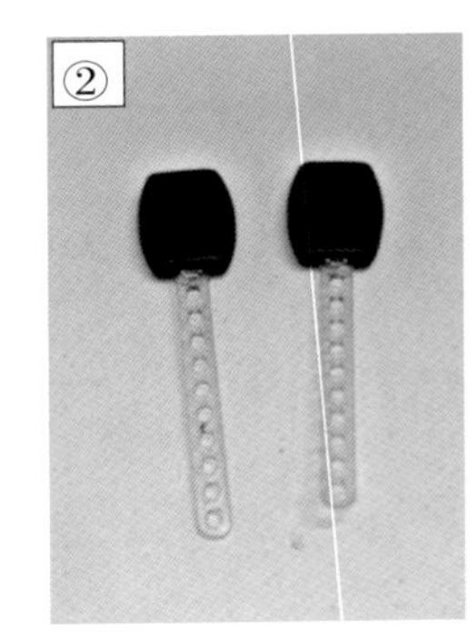

③

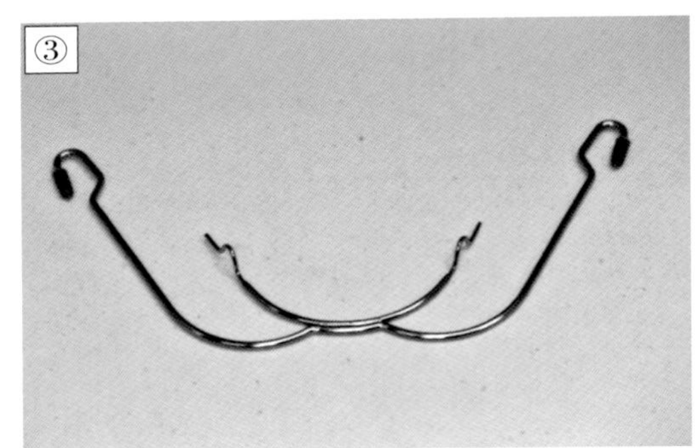

图 7.5　头帽口外弓的构成(①放置在患者头部、颈部的纤维带部分;②便于加力的弹性带;③口外弓内弓部分可连接口内矫治器，外弓部分可连接头帽)

根据牵引力与上颌磨牙阻抗中心的关系，头帽口外弓可以产生三种不同的力学系统（图 7.6）。

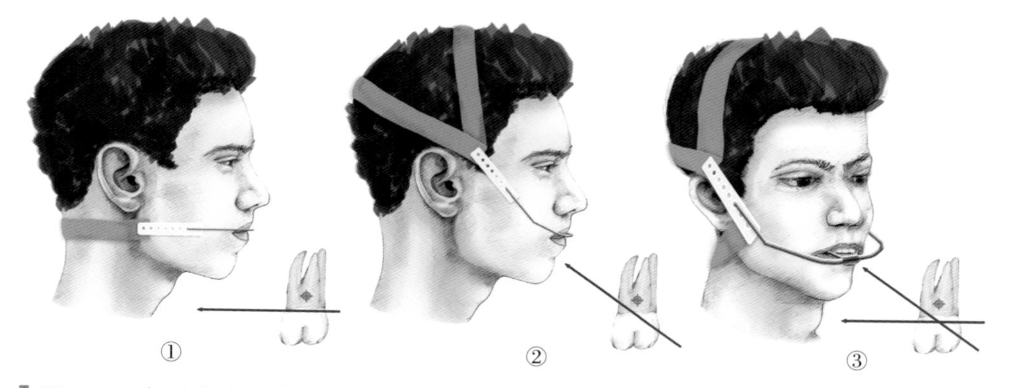


图 7.6　牵引方式和牵引力的方向(①低位牵引:通过颈带和口外弓连接,牵引力方向通过磨牙阻抗中心下方;②高位牵引:牵引力方向接近或通过上颌磨牙阻抗中心;③联合牵引:牵引力方向接近或通过上颌磨牙阻抗中心)

1）低位牵引：通过颈带和口外弓连接。牵引力方向在上颌磨牙阻抗中心下方，对磨牙产生向后向下的力。低位牵引会使上颌后牙段远移和伸长，下颌向后下旋转，咬合打开。磨牙伸长及咬合打开尤其适用于Ⅱ类 2 分类错𬌗的患者。

2）高位牵引：牵引力方向接近或通过上颌磨牙阻抗中心。高位牵引一般不会引起上颌磨牙的伸长。磨牙的远移和压低尤其适用于Ⅱ类 1 分类错𬌗的患者。

3）联合牵引：牵引力方向接近或通过上颌磨牙阻抗中心。联合牵引可以避免或减少磨牙的伸长，主要作用是对磨牙产生压入力。

### 病例展示

图 7.7 展示了一例安氏Ⅱ类 1 分类错𬌗伴上切牙唇倾、下颌后缩的短面型病例。治疗计划包括早期矫形治疗，通过全天佩戴可摘式双𬌗垫矫治器矫治其骨性畸形；上颌矫治器设计了唇弓并联合头帽的使用来内收上前牙。在矫形治疗结束阶段，夜间佩戴活动保持器进行保持（图 7.8）。嘱患者定期复查，待恒牙列期再进行二期矫治。

## Herbst 矫治器

Herbst 矫治器是 Emil Herbst 医生于 1905 年发明的。这种固定功能矫治器可以扩大上颌牙弓同时导下颌向前（图 7.9）。上颌磨牙、前磨牙及下颌磨牙需粘接带环，上下颌间通过双侧 Herbst 连接杆相连。复诊时可以在双侧连接杆上增加垫片进行加力。根据治疗需要，这种矫治器也可以进行改良设计。

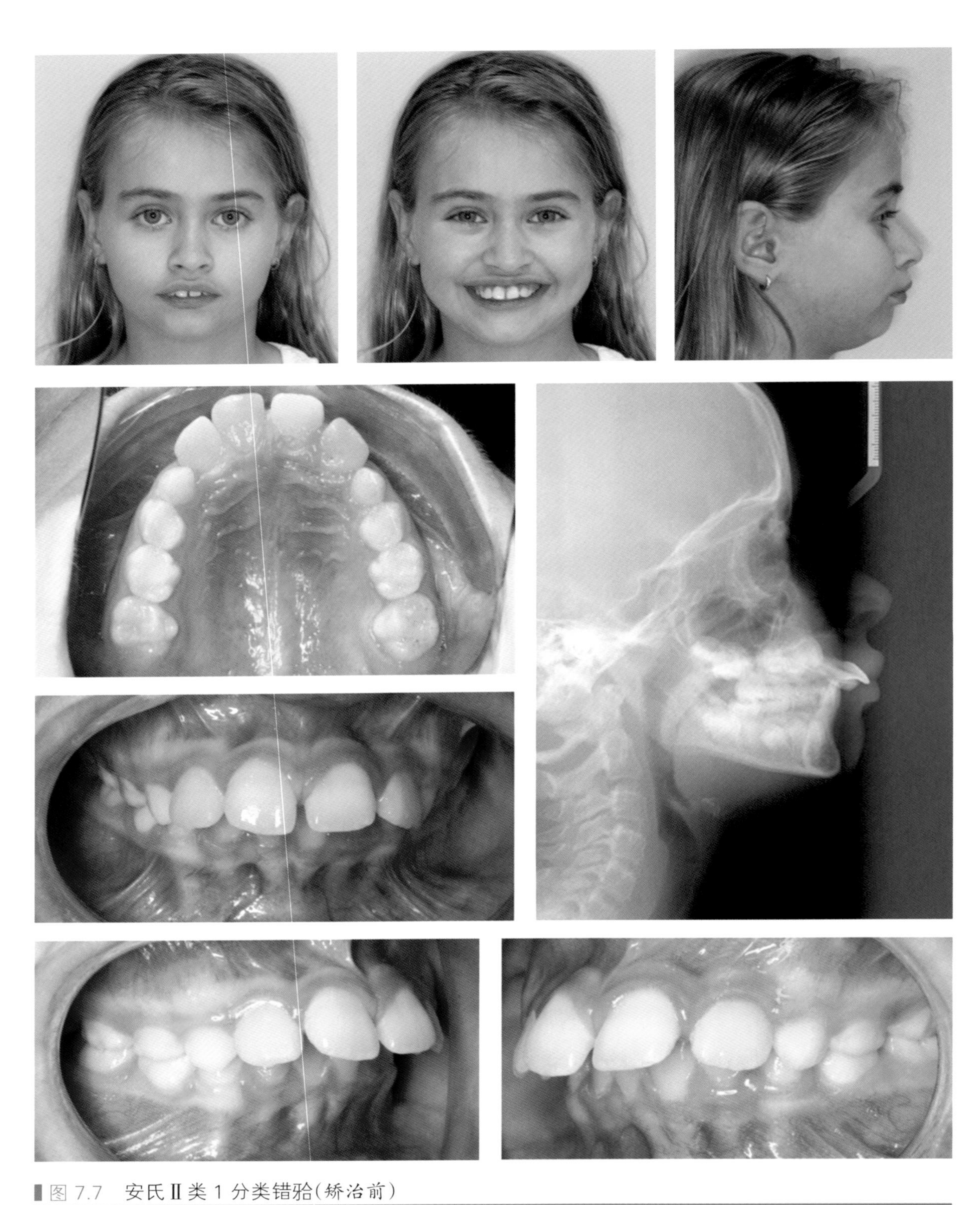

图 7.7 安氏Ⅱ类 1 分类错𬌗(矫治前)

图片来源:Shimanto K. Purkayastha

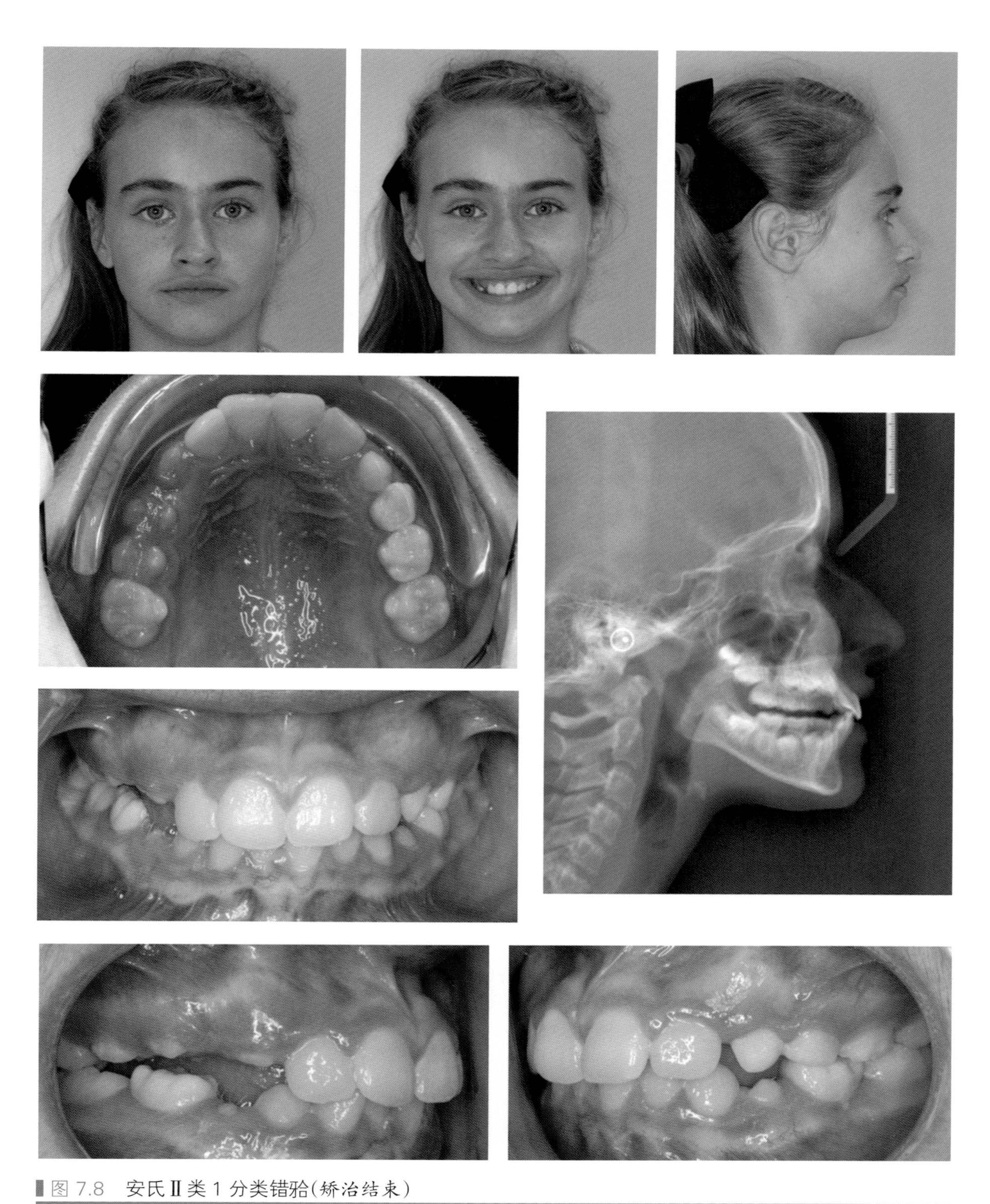

图 7.8　安氏Ⅱ类 1 分类错𬌗(矫治结束)

图片来源:Shimanto K. Purkayastha

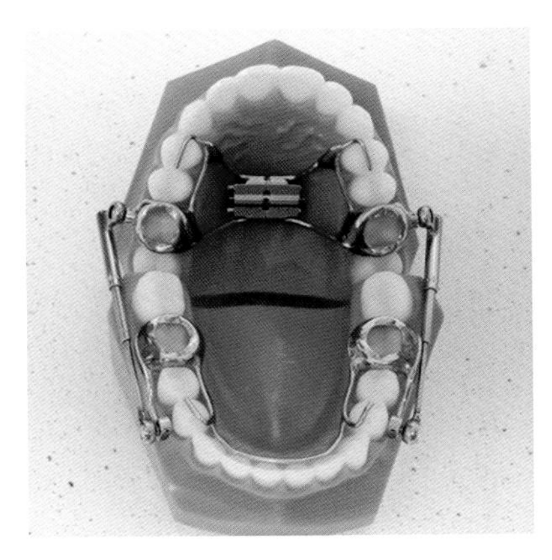
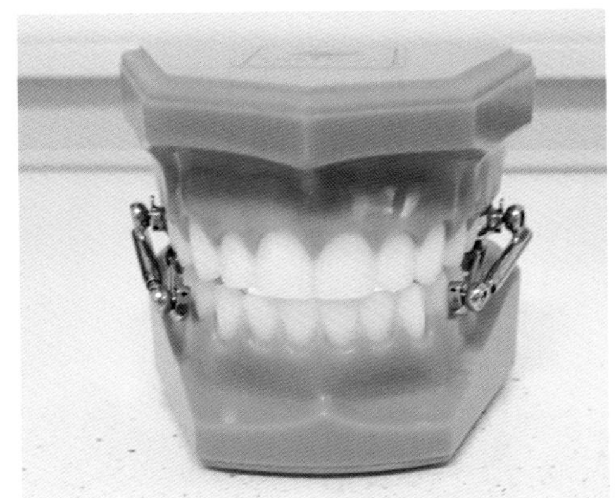
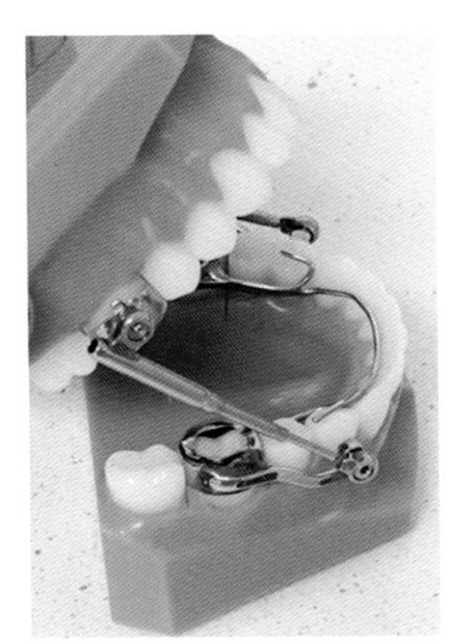

图 7.9 Herbst 矫治器

## Forsus 矫治器

Forsus 矫治器是一种可以和固定矫治器同时使用从而矫治轻中度下颌后缩的固定功能矫治器（图 7.10）。还有另一种可以和固定矫治器同时使用用于矫治Ⅱ类错䍁的矫治器是 powerScope 矫治器。这种矫治器不需要送到技工室制作，在椅旁即可安装和调节。

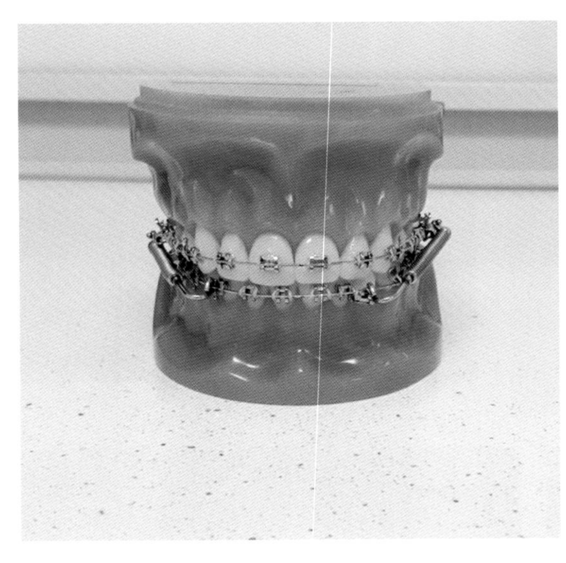
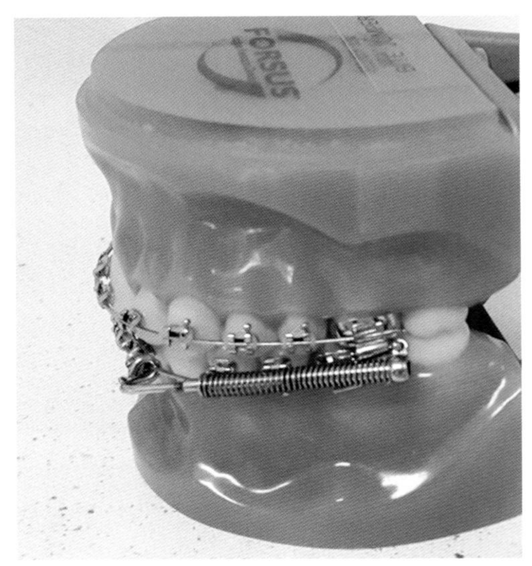


图 7.10 Forsus 矫治器

## Frankel 矫治器

Frankel 矫治器，也叫做功能调节器，是由 Rolf Frankel 医生发明的。这种矫治器可以用来矫治牙弓间矢状向的Ⅱ类和Ⅲ类错䍁关系。下颌前庭沟区域的唇挡解除下牙弓前段唇颊肌的压力有助于下颌唇颊侧牙槽骨的发育，从而有助于矫治安氏Ⅱ类 1 分类错殆。

对于安氏Ⅱ类2分类错殆的矫治，需要在矫治器前庭沟区域制作树脂基托，同时配合上颌腭侧弯制的钢丝使切牙唇倾，打开咬合。

Frankel矫治器在下颌设计唇弓内收下前牙可以矫治安氏Ⅲ类错殆。通过唇挡和颊屏消除唇颊肌压力后牙弓会得到适当扩展，同时配合腭侧弯制的钢丝可以唇倾上切牙。目前开业医师对这类矫治器的使用越来越少。

## 功能矫治器佩戴注意事项

如果使用活动式功能矫治器进行矫治，口腔医生需告知患者佩戴方法，同时需在复诊时给予时间让患者练习矫治器摘戴，为患者解疑答惑并让患者认识自己的矫治器。患者在参加身体接触类活动时应取下口腔内的活动矫治器，参加体育活动及运动时应将矫治器更换为运动护齿套，以减小外伤造成的意外伤害。矫治器需要用清水和牙刷进行清洁，未佩戴时应放置在硬质盒子里以防损坏。佩戴矫治器初期，患者的语音功能会有一定影响，这种影响一般会在几天内逐渐消失。口腔医生需要反复向患者及家属强调全天佩戴矫治器对取得理想矫治效果的重要性。

## 安氏Ⅱ类1分类错殆

安氏Ⅱ类1分类错殆一般表现为深覆盖及上切牙唇倾。青少年时期前突的上颌切牙更容易受外伤，因此应该尽早矫治这类错殆。根据病因不同，安氏Ⅱ类1分类错殆可能表现为不同骨面型，最常见的是下颌后缩所导致的骨性Ⅱ类错殆。软组织发育不良及不良习惯也可能会影响患者牙与牙槽的关系，比如骨性Ⅰ类或骨性Ⅲ类错殆患者也会因为吮指习惯表现为上前牙唇倾及深覆盖。

为了更好的治疗效果，可能需要对患者采取多种治疗措施联合使用来内收上颌切牙及前导下颌。正畸医生应该综合间隙分析的结果、患者生长潜力和面型来决定是否需要通过拔牙矫治内收上前牙。

对于下颌后缩的生长发育期患者可以考虑使用双殆垫矫治器等功能矫治器前导下颌。还可以考虑使用头帽口外弓矫治这类错殆畸形，部分病例可以配合拔牙矫治。其矫治机理主要是在混合牙列的生长发育快速期利用下颌的生长来协调上下颌相对位置关系。患者的生长潜力在牙颌面生长改良中具有重要作用（Tadic，2007）。研究认为，下颌的生长量在生长发育高峰期后主要由遗传因素决定，颅颌面结构发育完成后下颌也无法继续生长，因此一般不建议在生长发育高峰期后进行功能矫治。生长发育停止的严重骨性Ⅱ类错𬌗建议进行正畸代偿治疗或正畸—正颌联合矫治。安氏Ⅱ类1分类错𬌗的矫治需要从牙性及骨性改变两方面进行考虑。

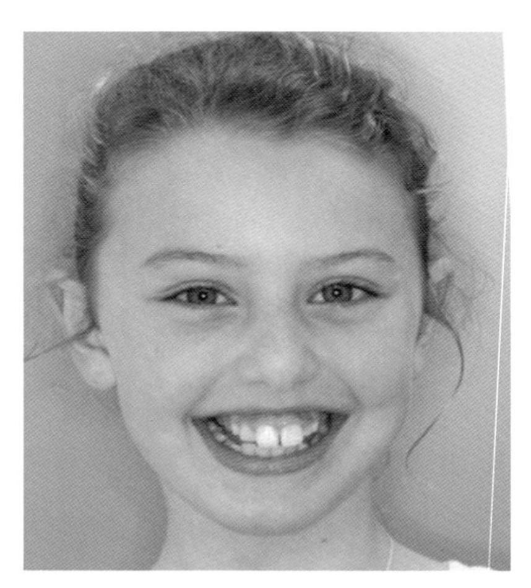
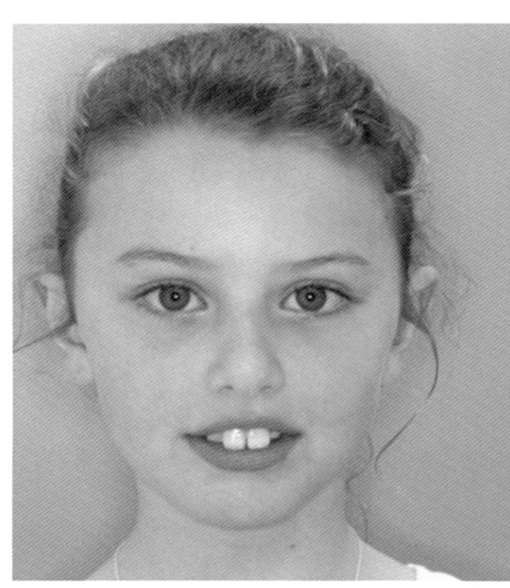
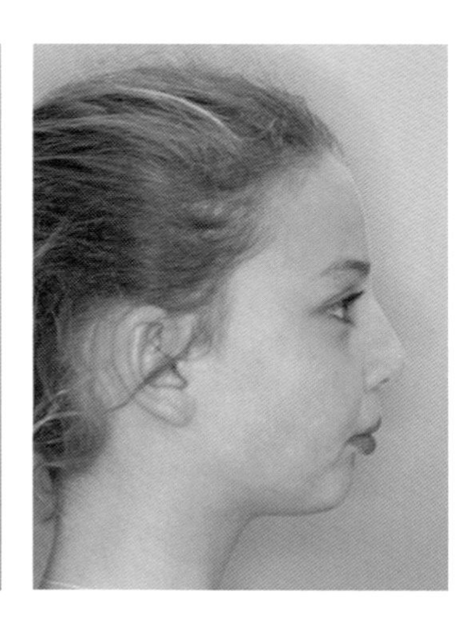
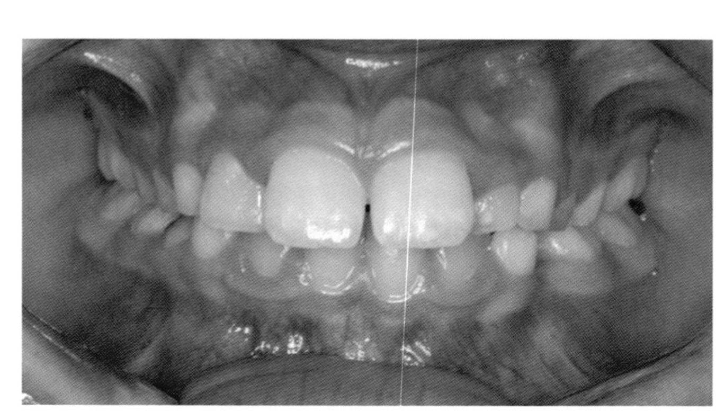
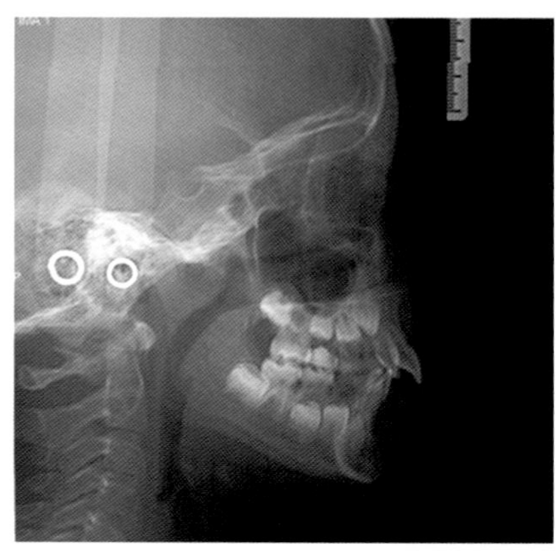
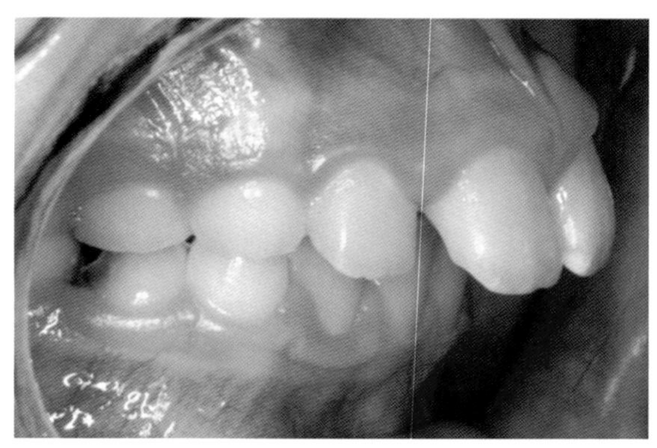
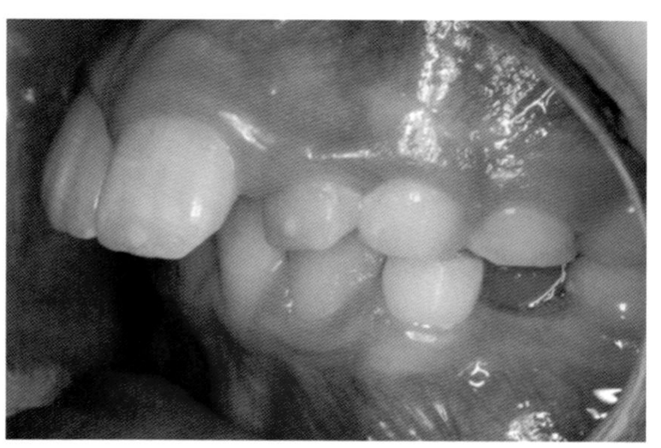

图7.11　替牙期安氏Ⅱ类1分类错𬌗(矫治前)

图片来源：Shimanto K. Purkayastha

## 病例展示

图 7.11、图 7.12、图 7.13 展示了一个安氏Ⅱ类 1 分类错殆矫治的病例。

患者问题列表：

- 凸面型

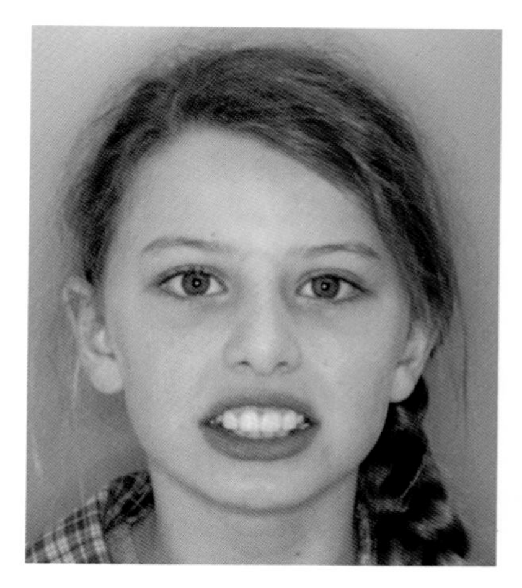
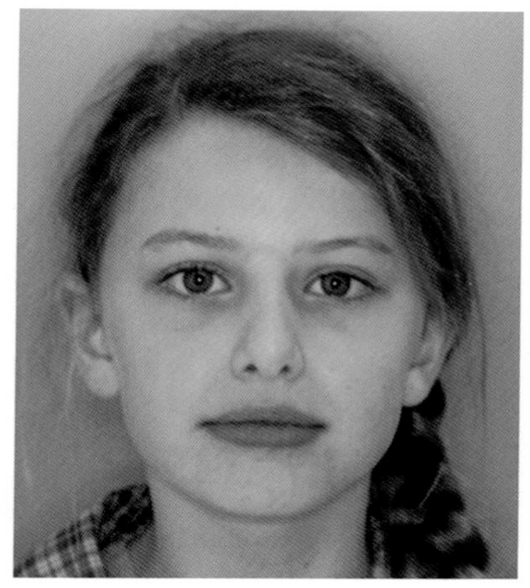
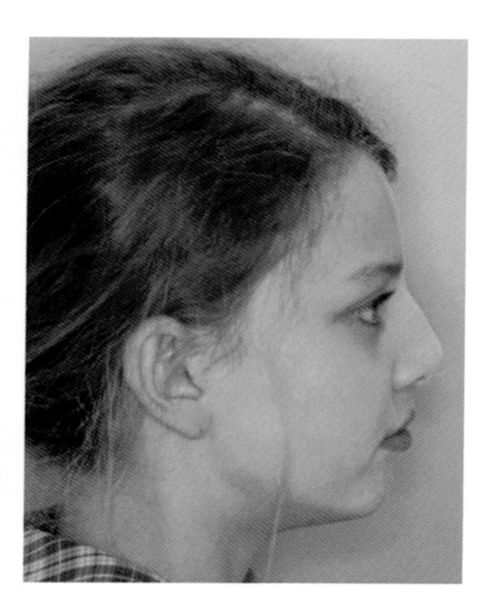
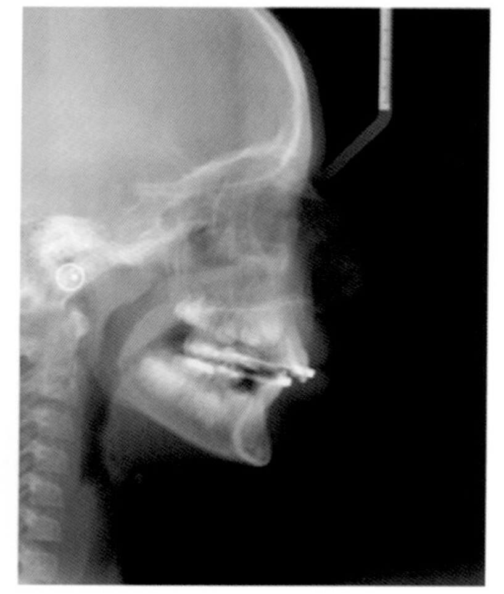
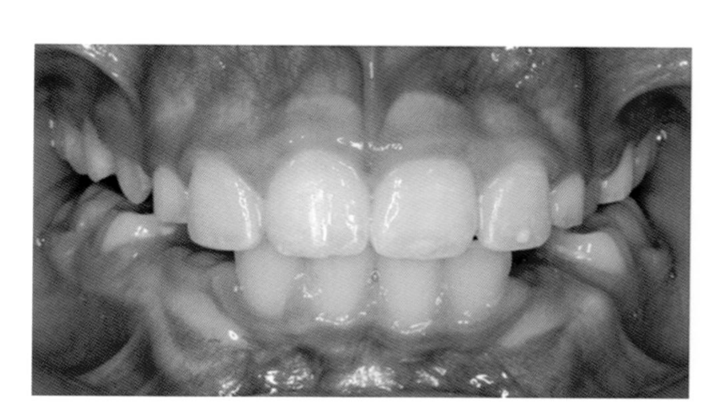
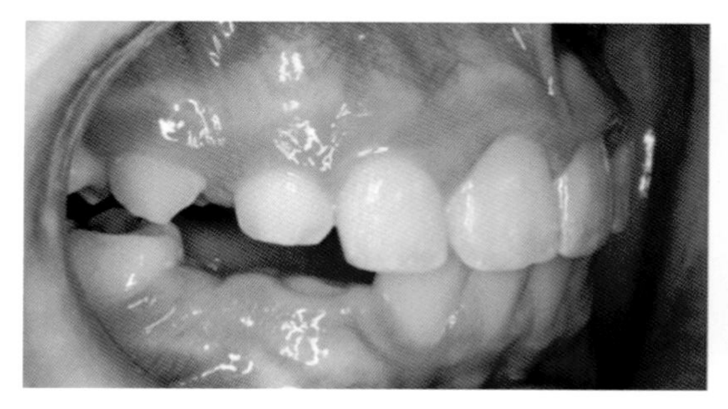
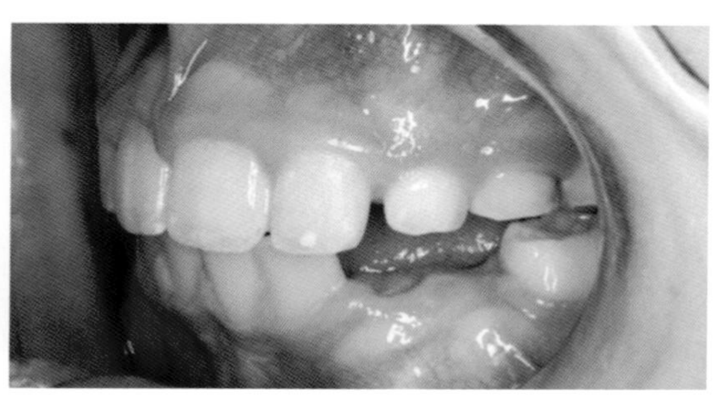

图 7.12　替牙期安氏Ⅱ类 1 分类错殆(一期矫治结束)

图片来源：Shimanto K. Purkayastha

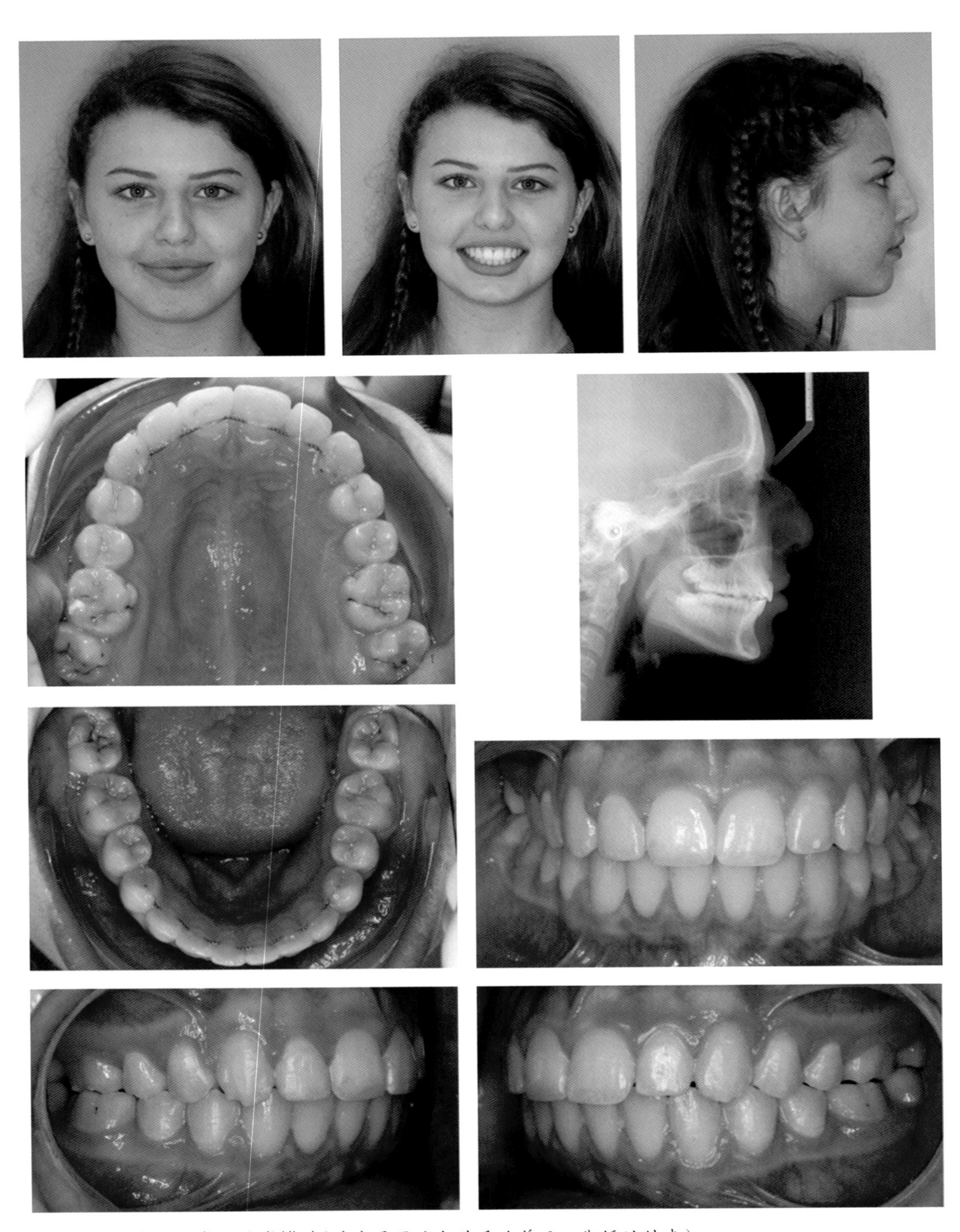

图 7.13　安氏Ⅱ类 1 分类错殆(前磨牙区咬合关系改善及二期矫治结束)

图片来源：Shimanto K. Purkayastha

- 短面型
- 深覆盖及开唇露齿
- 骨性Ⅱ类下颌后缩
- 安氏Ⅱ类1分类错𬌗
- 安氏Ⅱ类磨牙关系

进一步的检查发现患者有上牙弓狭窄及露龈笑的问题。矫治目标：

- 改善侧貌
- 改善开唇露齿
- 协调基骨与牙列的关系
- 纠正深覆盖
- 扩大狭窄的上颌牙弓
- 排齐整平上下颌牙列
- 协调上下颌弓形
- 建立Ⅰ类磨牙关系
- 建立Ⅰ类尖牙关系
- 通过矫治减小或消除错𬌗畸形带来的心理问题
- 引导恒牙正常萌出
- 减小二期矫治的难度
- 减少复发

首先请全科医生会诊拔除因龋坏无法保留的乳磨牙。接着使用带环粘接式快速扩弓器扩大上颌牙弓，以此获得适当的间隙。扩弓1个月间隙充足后，在上下颌粘接“2×4”自锁矫治器；牙列排齐且扩弓器去除后，通过双𬌗垫矫治器解决患者骨性错𬌗的问题。一期矫治结束后在上下颌切牙区粘接舌侧丝，上颌粘接Nance托，下颌粘接舌弓，并嘱患者夜间佩戴生物调节器进行保持。定期复诊密切监控患者恒牙萌出情况。

患者恒牙萌出建𬌗后，前磨牙区的尖对尖咬合关系导致明显的牙釉质磨耗。在通过二期固定矫治调整后牙段咬合关系前，需要拆除切牙区舌侧保持丝进行排齐整平。在患者错𬌗畸形发生的早期，通过一期矫治成功解决了其骨性错𬌗的问题，因此二期矫治的疗程和难度得以大大降低。患者使用的是0.022英寸槽沟的直丝弓自锁托槽，对托槽的转矩进行了适当的选择，最后获得了比较理想的矫治结果。在精细调整阶段，后牙颊侧段做了一些三角形牵引调整咬合。矫治结束后，前牙区粘接舌侧保持丝并佩戴压膜保持器进行保持。

## 安氏Ⅱ类2分类错殆

安氏Ⅱ类2分类错殆的常见临床表现是深覆殆及短面型侧貌。这类错殆的矫治首先需要打开咬合，将其转化成Ⅱ类1分类错殆。前牙锁结解除后，下颌存在向前生长移位的可能性，这将有利于Ⅱ类关系的改善。此时，可以使用口外弓低位牵引远移上颌磨牙并适当远移上牙弓。固定矫治过程中可以联合使用上颌平面导板来打开咬合。

无论是使用功能矫治器前导下颌还是正颌手术进行下颌前徙，都将造成矫治前下颌相对较宽的部分与上颌相对较窄的部分建立咬合，因此上颌可能需要配合适当的扩弓(Tadic，2007)。

### 替牙列期矫治

对于替牙列期的均面型及短面型下颌后缩患者，双殆垫矫治器等功能矫治器矫治效果较好。而对于长面型下颌后缩患者，高位头帽口外弓矫治效果更佳。

### 恒牙列期矫治

对于伴有上颌前突的均面型及长面型患者，在使用固定矫治器矫治时可以考虑拔牙；对于拥挤度较大的患者还可以考虑使用微种植体配合矫治（见第4章）。而对于伴有上颌前突的短面型患者，可以考虑使用微种植体推上颌磨牙向远中进行矫治。对于轻度错殆病例可以考虑隐形矫治（见第11章）。对于生长发育停滞期严重下颌后缩的成人病例，正畸—正颌联合治疗效果较好；部分骨性畸形较严重的患者甚至需要通过双颌手术进行治疗。

在制订矫治方案时是否考虑拔牙矫治需要综合临床检查结果进行判断。这类病例拔牙矫治的目的主要是通过拔牙代偿患者骨性畸形，因此可称为Ⅱ类代偿矫治或掩饰性矫治。如果设计的是拔牙矫治方案，则矫治中必须注意支抗控制。

### 病例展示

图7.14、图7.15、图7.16展示了一个安氏Ⅱ类2分类错殆矫治的病例。

患者问题列表：

- 下颌后缩导致的骨性Ⅱ类错殆
- Ⅲ° 深覆殆

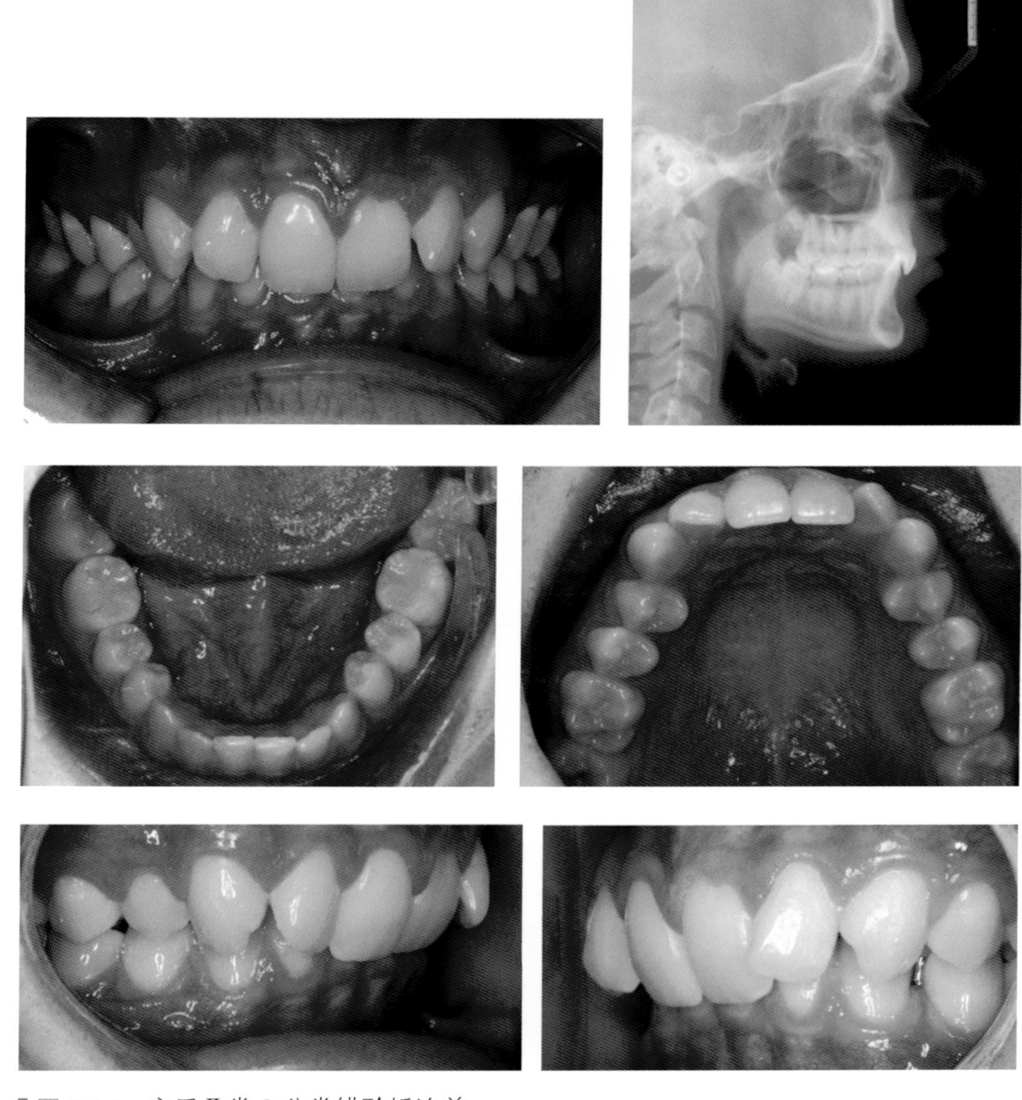

图 7.14 安氏Ⅱ类 2 分类错𬌗矫治前

图片来源：Shimanto K. Purkayastha

- 安氏Ⅱ类 2 分类错𬌗
- 磨牙Ⅱ类关系

矫治计划：

- 上下颌粘接 0.022 英寸槽沟的直丝弓自锁托槽，托槽转矩进行适当选择，排齐整平牙列，去除牙齿代偿
- Forsus 矫治器协调骨性Ⅱ类关系
- 上下颌前牙区粘接舌侧保持丝联合上颌活动保持器进行保持

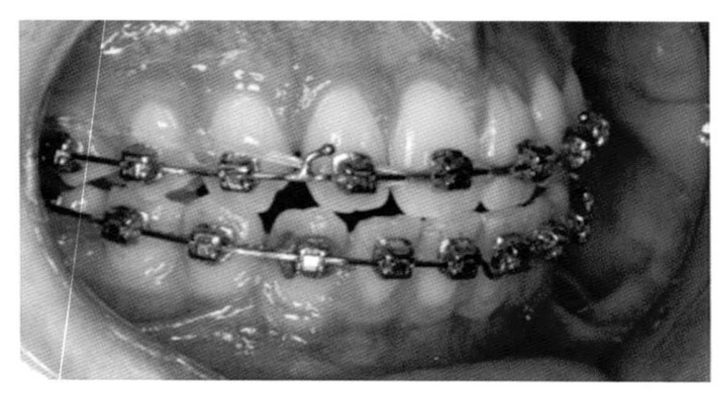

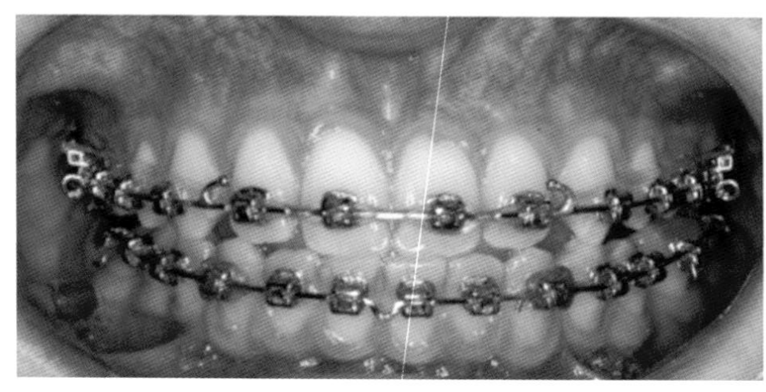

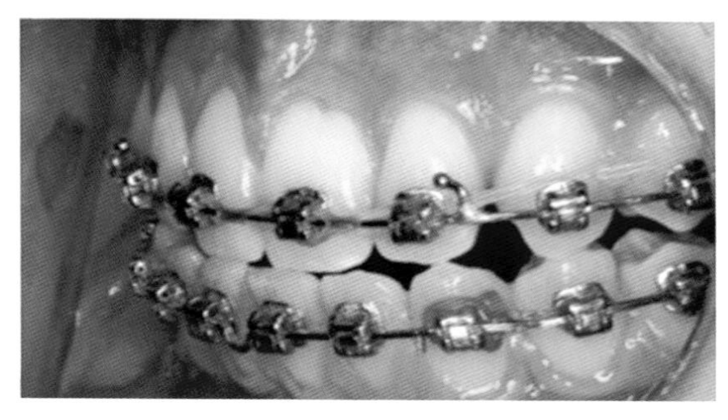

图 7.15　安氏Ⅱ类 2 分类错骀Forsus 矫治器矫治后前磨牙尖对尖咬合关系

● 监控第三磨牙萌出

患者手腕片分析结果显示其下颌还有一定的生长潜力，同时患者即将进入青春后期。考虑到患者骨龄，可以尝试使用双骀垫矫治器进行下颌前导，但其导下颌向前的效果可能远不如成年后通过 SSRO 手术（正颌手术）前徙下颌。

正颌治疗与拔牙掩饰性矫治的区别主要在于，正颌治疗是协调颌骨间关系后再根据颌骨位置协调牙齿位置。虽然拔牙代偿矫治后牙齿排列可能比较理想，但可能会破坏患者面型。有一部分患者在拔牙矫治间隙关闭后会存在唇部位置靠后的情况，鼻部和颏部显得更加突出。

如图 7.14 所示，固定矫治恢复上切牙正常唇倾度后，Ⅱ类 2 分类错骀将转化成Ⅱ类 1 分类错骀，之后可以采用 Forsus 功能矫治器矫治其下颌后缩。矫治结束后患者上下颌前牙区粘接舌侧丝，嘱患者夜间佩戴压膜保持器进行保持。

前面已经讲到，深覆骀患者及个别或多颗前牙反骀的患者可以使用下颌骀垫打开咬合（图 7.17）。我们也可以在上颌中切牙粘接腭侧树脂平导辅助深覆骀的矫治（图 7.18）。尤其是对粘接了下颌矫治器的患者，通过这种方法可以防止上牙咬坏下颌弓丝或托槽。通过在磨牙骀面粘接树脂打开咬合也可以避免上牙咬到托槽。

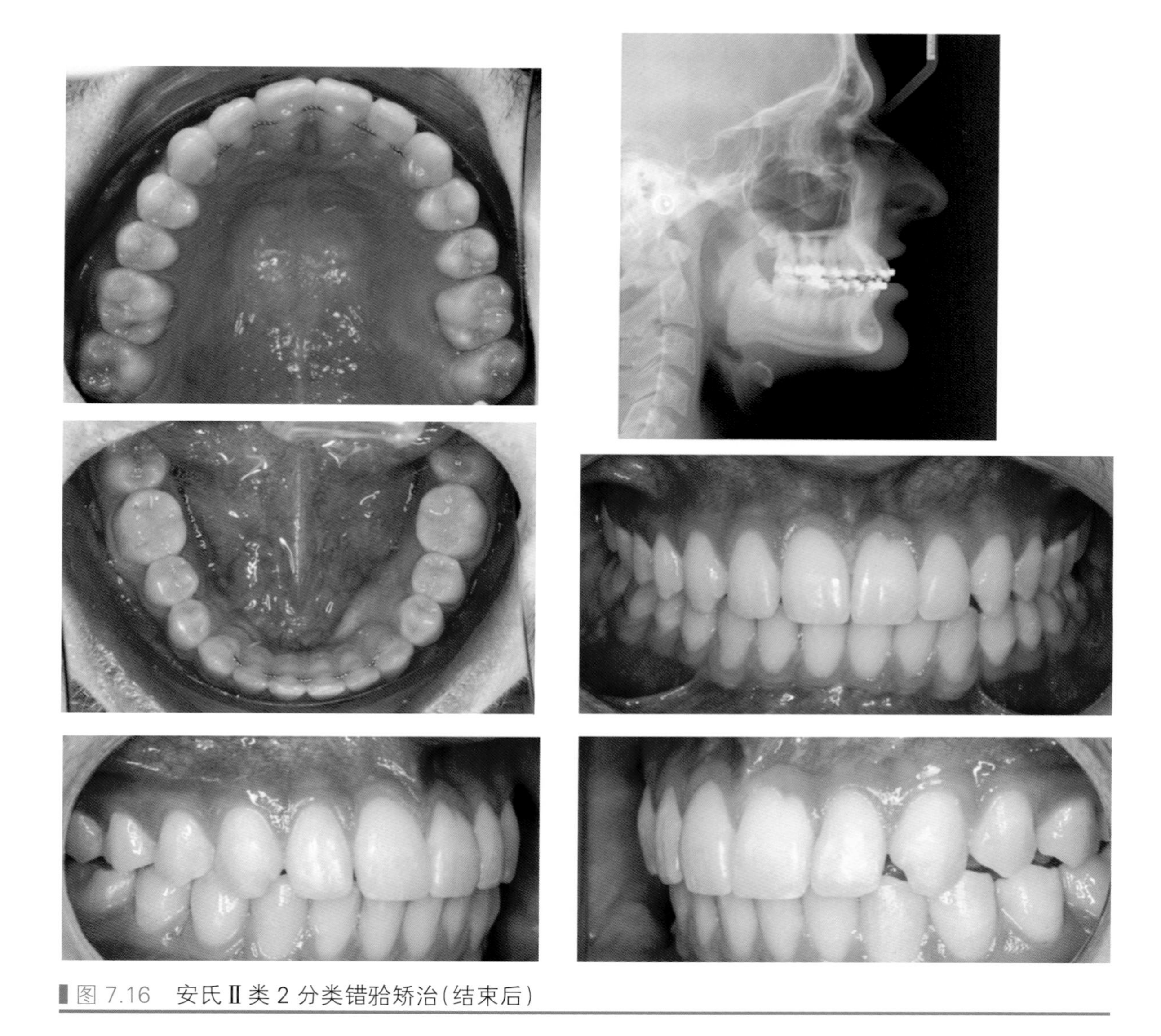

图 7.16　安氏Ⅱ类 2 分类错𬌗矫治(结束后)

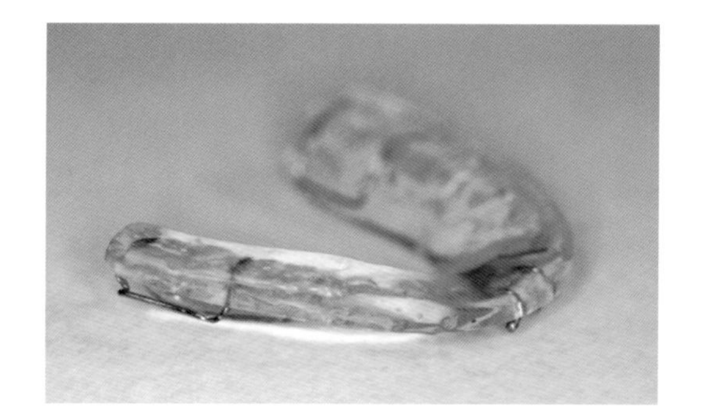

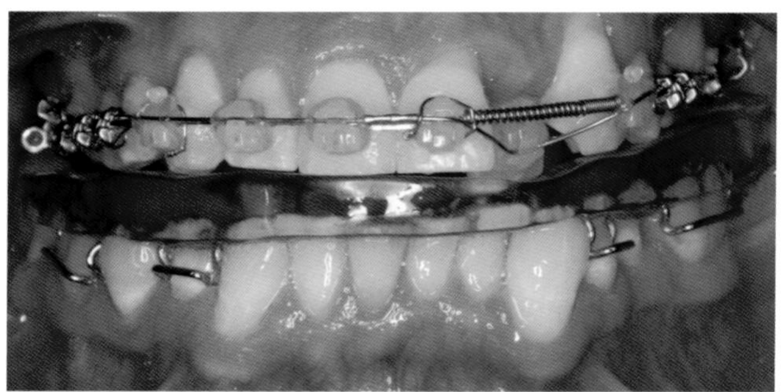

图 7.17　下颌佩戴𬌗垫解除上下颌牙齿锁结,通过辅弓排齐左上颌侧切牙

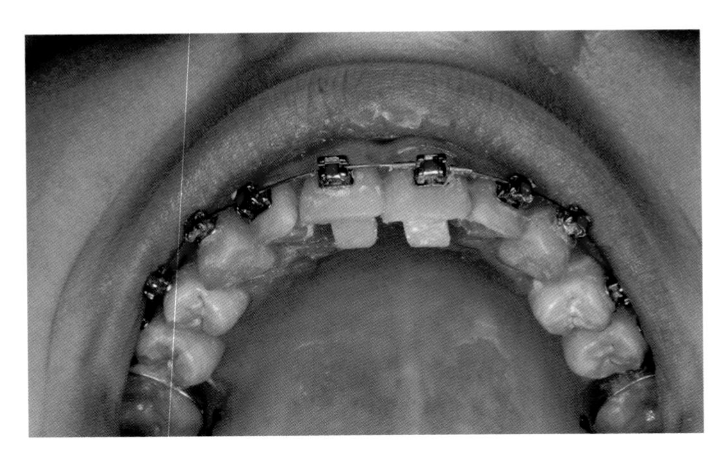

图 7.18　上切牙腭侧树脂平导

总而言之，Ⅱ类错𬌗的矫治目标如下：

- Ⅱ类 2 分类错𬌗的咬合打开
- Ⅱ类尖磨牙和切牙关系的纠正
- 上切牙内收或推上颌磨牙向远中
- 协调上下颌骨间关系，改善骨面型
- 解除下颌牙槽骨生长限制，促进下颌骨生长

正畸治疗可以减轻下唇外翻并适当内收上唇；足够的下唇组织支持对预防面部侧貌塌陷、维持良好的侧貌至关重要。

如果矫治计划是上颌内收，可以采取以下矫治方法：

- 生长期患者佩戴头帽口外弓加强支抗
- 微种植体配合固定矫治器远移整个上颌牙列
- 使用固定矫治器、拔牙矫治内收上颌牙列

而如果矫治计划是前导下颌，可以采取以下矫治方法：

- 使用固定功能矫治器（如 Herbst 矫治器、Forsus 矫治器、固定式双𬌗垫矫治器）
- 使用活动功能矫治器（如双𬌗垫等）并配合固定矫治排齐整平牙列
- 使用固定矫治器并配合Ⅱ类牵引（相较于骨性Ⅱ类错𬌗，牙性Ⅱ类错𬌗更适用这种矫治方法）

骨性错𬌗的病例可能需要多种矫治方法联合使用。生长发育已停止的严重骨性错𬌗病例，需要正畸—正颌联合矫治。

## 参考文献

Tadic, N., Woods, M. Contemporary class Ⅱ orthodontic and orthopaedic treatment: a review. *Aust Dent J*, 2007, 52(3): 168–174.

## 延伸阅读

Alexander, R. G. *The 20 Principles of the Alexander Discipline*. Hanover Park, IL: Quintessence, 2008.

Bishara, S. E. *Textbook of Orthodontics*. Philadelphia, PA: W. B. Saunders, 2001.

Foster, T. D. *A Textbook of Orthodontics*. 3rd ed. Oxford: Blackwell Scientific, 1990.

McDonald, F., Ireland, A. J. *Diagnosis of the Orthodontic Patient*. Oxford: Oxford University Press, 1998.

Mitchell, L. *An Introduction to Orthodontics*. 3rd ed. Oxford: Oxford University Press, 2007.

## 自我测评

1. 关于安氏Ⅱ类 1 分类错𬌗的常见临床表现，以下哪项正确？（　　）

A. 深覆𬌗　　B. 下切牙唇倾

C. 闭锁𬌗　　D. 深覆盖

2. 关于肌功能矫治器，以下哪项正确？（　　）

A. 一种导下颌向前的装置

B. 一种在生长高峰期使用的刺激颌骨生长的矫治器

C. 一种激活口周肌功能的矫形装置

D. 以上都是

3. Ⅱ类 2 分类错𬌗矫治时，正畸医生一般是先将其转化为Ⅱ类 1 分类错𬌗再进行后续矫治。（　　）

A. 正确　　B. 错误

4. 下列哪一项不是功能矫治器？（　　）

A. 功能调节器　　B. 生物调节器

C. Herbst 矫治器　　D. 𬌗垫

5. 功能矫治器一般要求佩戴多长时间才能达到比较好的治疗效果？（　　）

A. 18 个月　　B. 6 个月

C. 12 个月　　D. 10 个月

6. 为什么有一些功能矫治器需要在上颌使用扩弓装置? ( )

A. 为了解除上牙弓拥挤

B. 为了内收上颌切牙

C. 因为下颌前导后，下颌牙弓较宽的部位和原来上牙弓相对较窄的部位建立咬合

D. 以上均是

7. 下列哪一项是固定功能矫治器? ( )

A. 生物调节器　　B. Forsus 矫治器

C. 双骀垫矫治器　　D. 功能调节器

8. 为何功能矫治器仅在生长发育快速期使用? ( )

A. 成人没有生长发育潜力

B. 功能矫治器只有生长改良的作用

C. 生长发育高峰期后下颌将没有生长发育潜力

D. 以上均是

9. 下颌后下旋转不利于安氏Ⅱ类 1 分类错骀的矫治。 ( )

A. 正确　　B. 错误

10. 下列哪一种矫治器可以配合固定矫治器使用解除咬合锁结? ( )

A. 双骀垫矫治器　　B. 骀垫

C. Hawley 式保持器　　D. 生物调节器

(林富伟　译)

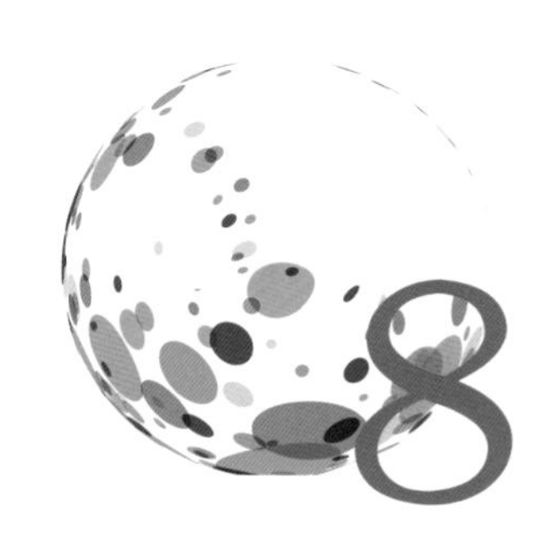

# 8 安氏Ⅲ类错𬌗的治疗

安氏Ⅲ类错𬌗是由下颌前突、上颌后缩或者下颌前突同时伴上颌后缩造成的。患者通常由于下颌前突表现为凹面型。安氏Ⅲ类错𬌗的患者常见的临床表现如下：

- 上颌牙弓狭窄
- 下颌骨宽大
- 牙列拥挤
- 后牙和前牙反𬌗

软组织对安氏Ⅲ类错𬌗的形成影响很小。矢状向及垂直向骨性不调的程度决定了治疗的复杂程度。患者不利的生长极大地影响了治疗效果，并且大大增加了矫治后的复发率。下颌可以后退到前牙切对切关系的患者，也就是所谓的假性Ⅲ类错𬌗，预后往往更好。

安氏Ⅲ类错𬌗的治疗方案各不相同，这取决于发育过度或不足的部位（Guyer et al.，1986）。真性下颌前突是指下颌发育过度伴上颌发育正常，但上颌发育不足伴下颌发育正常也会导致前牙反𬌗。临床上，上颌后缩与下颌前突并存是骨性Ⅲ类错𬌗最常见的形式之一。

## 混合牙列期的治疗

𬌗垫式扩弓器（上颌固定式快速扩弓器）配合面罩（头帽）的使用对于处于生长发育高峰期的骨性Ⅲ类错𬌗患者是一种有效的治疗方法。McNamara 首先提出了这种治疗方法。上颌扩弓可以纠正上颌牙弓的狭窄和后牙段的反𬌗。固定式上颌快速扩弓器（RME）设计有位于前庭沟的牵引钩，用于固定面弓，同时牵引上颌向前下方生长（图 8.1）。

为了达到最佳治疗效果，患者需要每天佩戴扩弓器至少 14~16 小时，也可延长在校外佩戴的时间以提高舒适度。腭中缝的激活打开程度由正畸医生决定，通常，治疗目标是向前向下移动上颌骨。因此，调整面弓时必须保证弹性牵引的方向是向前下方（图

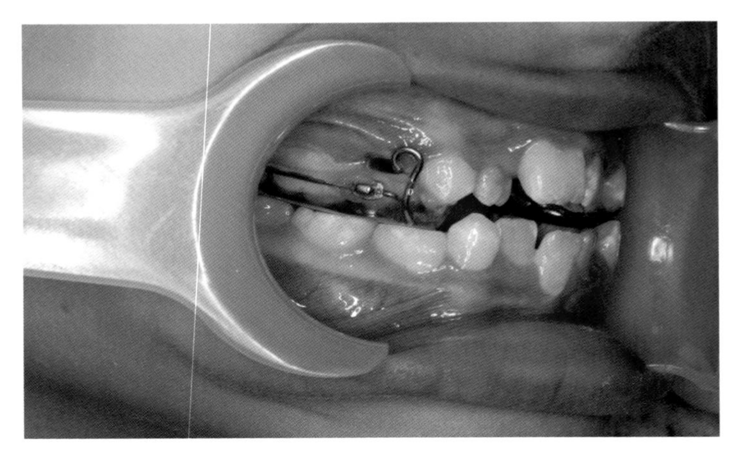

图 8.1　在上颌快速扩弓器中用以固定面弓、位于前庭沟的 J 钩

8.2）。这种治疗方式对离散生长型伴上颌后缩的轻中度骨性Ⅲ类错殆患者更加有效。

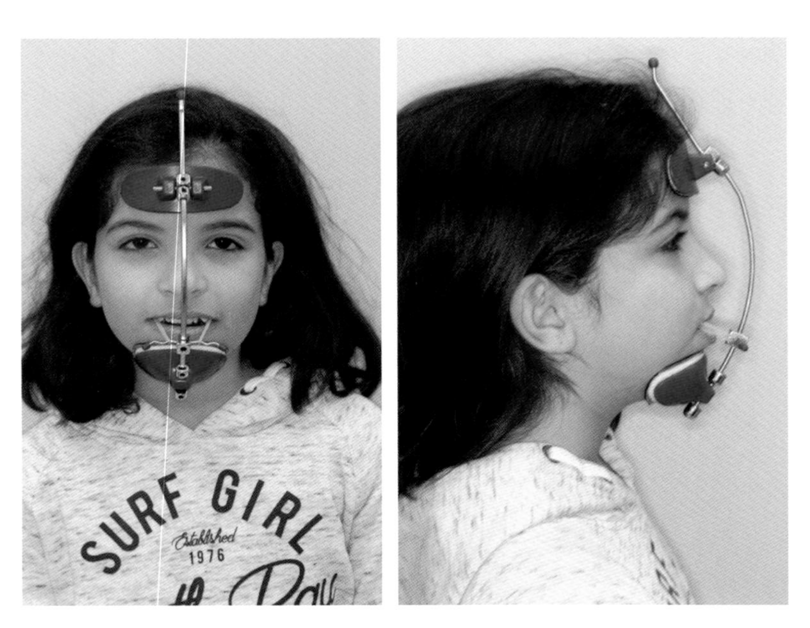


图 8.2　面弓配合向前下方的弹性牵引促使上颌向前向下方生长

先天性Ⅲ类错殆患者随着生长发育高峰期的快速生长，畸形情况会变得更加严重，需要配合正颌手术进行治疗；因此，为防复发，治疗需要推迟到生长发育结束后再进行。依据患者上颌相对于颅面参考点的位置不同，医生选择的术式也会不同（之后将在第 11 章讨论）。

在某些情况下对一些患者进行早期干预还是有利的，但治疗开始的时机和疗程要由正畸医生来把握。早期治疗的目标有：

- 减轻错𬌗的严重情况，由此降低二期治疗的难度
- 改善咬合功能
- 有利于患者社会心理健康
- 引导颌面部向正常方向生长发育
- 减小未来正颌手术的可能性

即使正畸治疗可以获得成功，也应向患者说明手术的可能性，这种可能性取决于患者的生长型和未来生长发育的潜力。早期干预可以减小患者未来接受正颌手术的可能性。

尽管 Frankel 功能矫治器已经被用来治疗过一些骨性Ⅲ类错𬌗患者，但其使用并不多见。这种功能性矫治器通过肌肉的力量，引导上颌向前发育的同时改变下颌的生长方向。上唇挡使上唇与上颌牙槽骨脱离接触且矫治器与下颌牙弓紧密贴合，使肌肉的力量被传递到下颌。矫治效果取决于患者依从性及佩戴时间。对于上颌发育正常的骨性Ⅲ类错𬌗患者来说，颏兜是另一种有效的治疗方法。在轻中度病例中，这种早期干预抑制了下颌的生长，但由于暂时性支抗装置和钛板的广泛应用，这种治疗方法也不再流行。暂时性支抗装置的使用已被证实是治疗骨性Ⅲ类错𬌗最有效的方法之一，例如使用下颌钛板配合暂时支抗装置支持的上颌快速扩弓装置治疗骨性Ⅲ类错𬌗。

## 病例展示

图 8.3～图 8.6 展示了一个下颌钛板配合暂时支抗装置支持的上颌快速扩弓装置治疗混合牙列期骨性Ⅲ类错𬌗的病例。

图 8.7～图 8.8 展示了另一个混合牙列期Ⅲ类错𬌗的矫治病例。

问题列表：

- 短面型
- 凹面型
- 嘴唇丰厚
- 面部对称
- 上前牙直立或腭倾伴前牙反𬌗
- 右侧Ⅲ类磨牙关系，左侧Ⅱ类磨牙关系
- 上颌牙弓狭窄
- 双侧后牙反𬌗

正畸诊断显示，该患者属于安氏Ⅲ类错𬌗，正中关系位（CR）和正中咬合位（CO）不一致，下颌功能性前移，双侧后牙反𬌗。治疗方案是针对上颌进行阻断性矫形治疗：

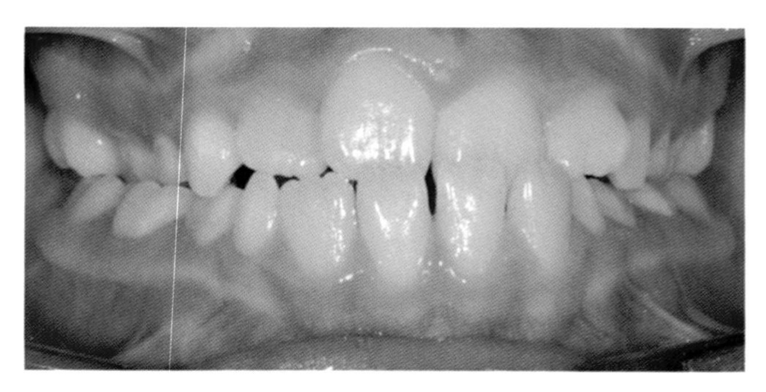

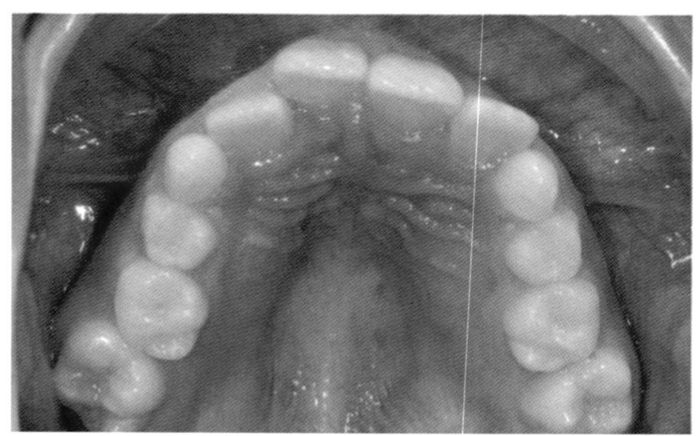

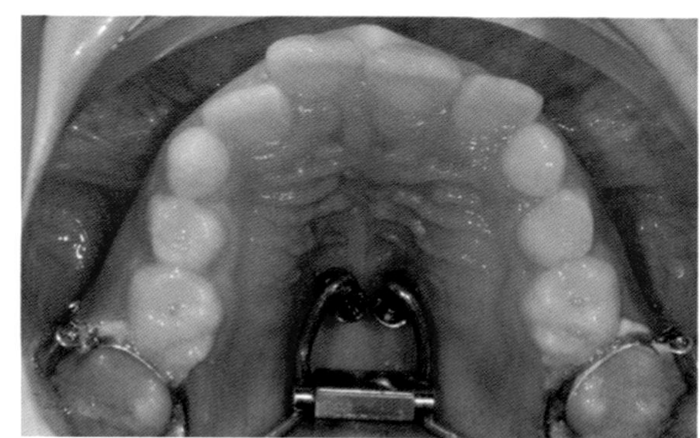

图 8.3　安氏Ⅲ类错骀伴上颌卵圆形牙弓患者，上颌戴入硬腭种植钉支持的螺旋扩弓器

图片来源：Nour Eldin Tarraf 医生

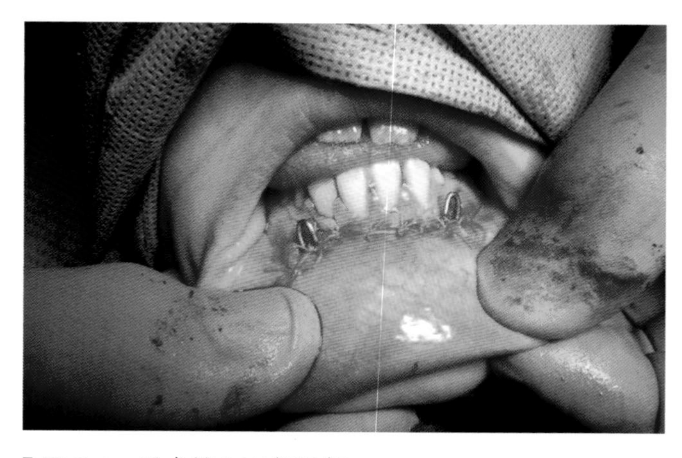

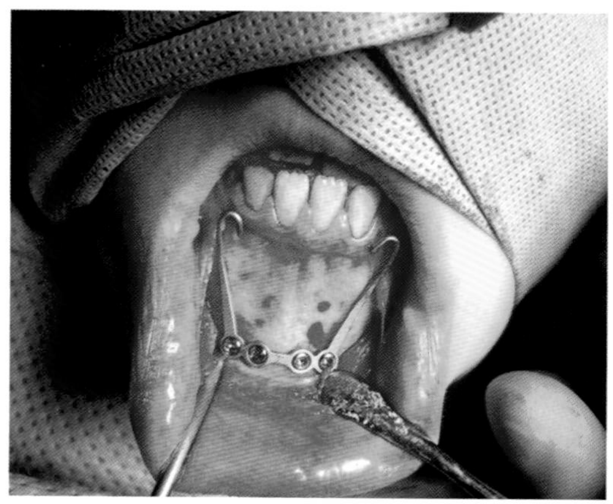

图 8.4　手术植入下颌骨板

图片来源：Adit Bahl 医生

- 使用上颌快速扩弓配合前方牵引进行治疗
  - 扩展上颌牙弓
  - 纠正后牙反骀
  - 为恒牙排列创造空间
  - 改善颊（廊）间隙以提高微笑美学

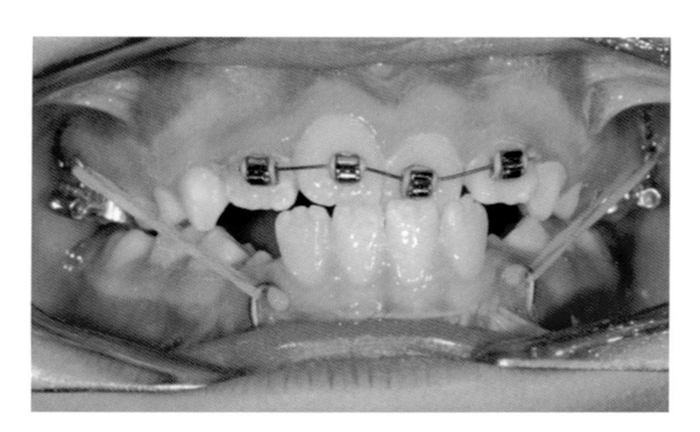

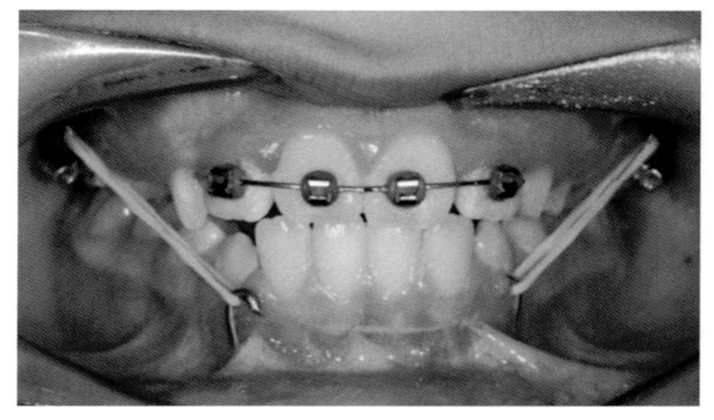

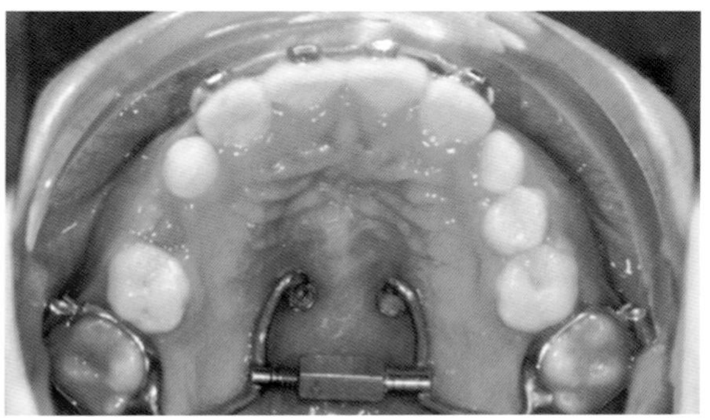

图 8.5　通过下颌骨板伸入口腔前庭的牵引钩与上颌快速扩弓装置进行弹性牵引；纠正前牙反殆；上颌切牙粘接主动自锁托槽排齐

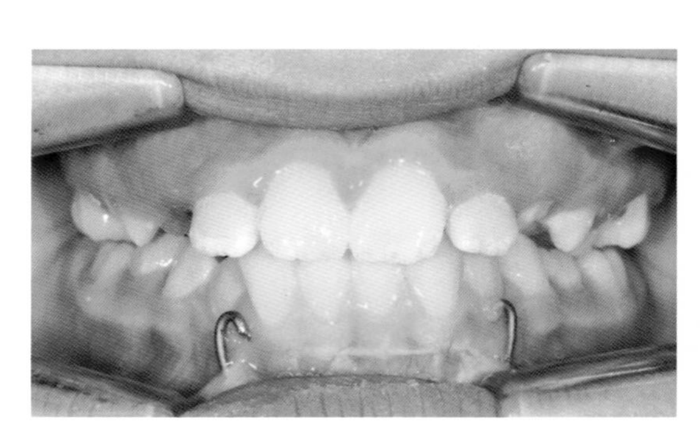

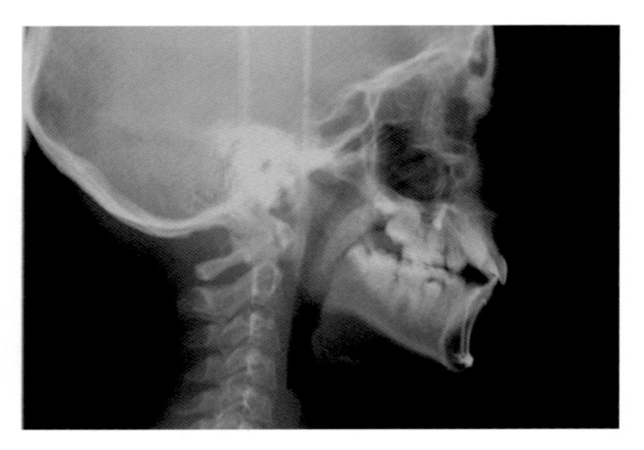

图 8.6　Ⅲ类错殆已纠正

- 上颌前牙使用 0.022 英寸直丝弓自锁托槽，通过“2×4”技术排齐
- 矫治结束后上颌切牙采用腭侧固定保持配合上颌可摘式保持器保持
- 密切观察恒牙的萌出
- 密切观察下颌的生长情况

矫形治疗不同于拔牙正畸治疗，它是通过建立协调的上下颌骨关系来容纳所有的牙齿。矫形治疗通过促进颌骨的生长改变骨骼的大小，从而使颌骨可以容纳所有恒牙，而

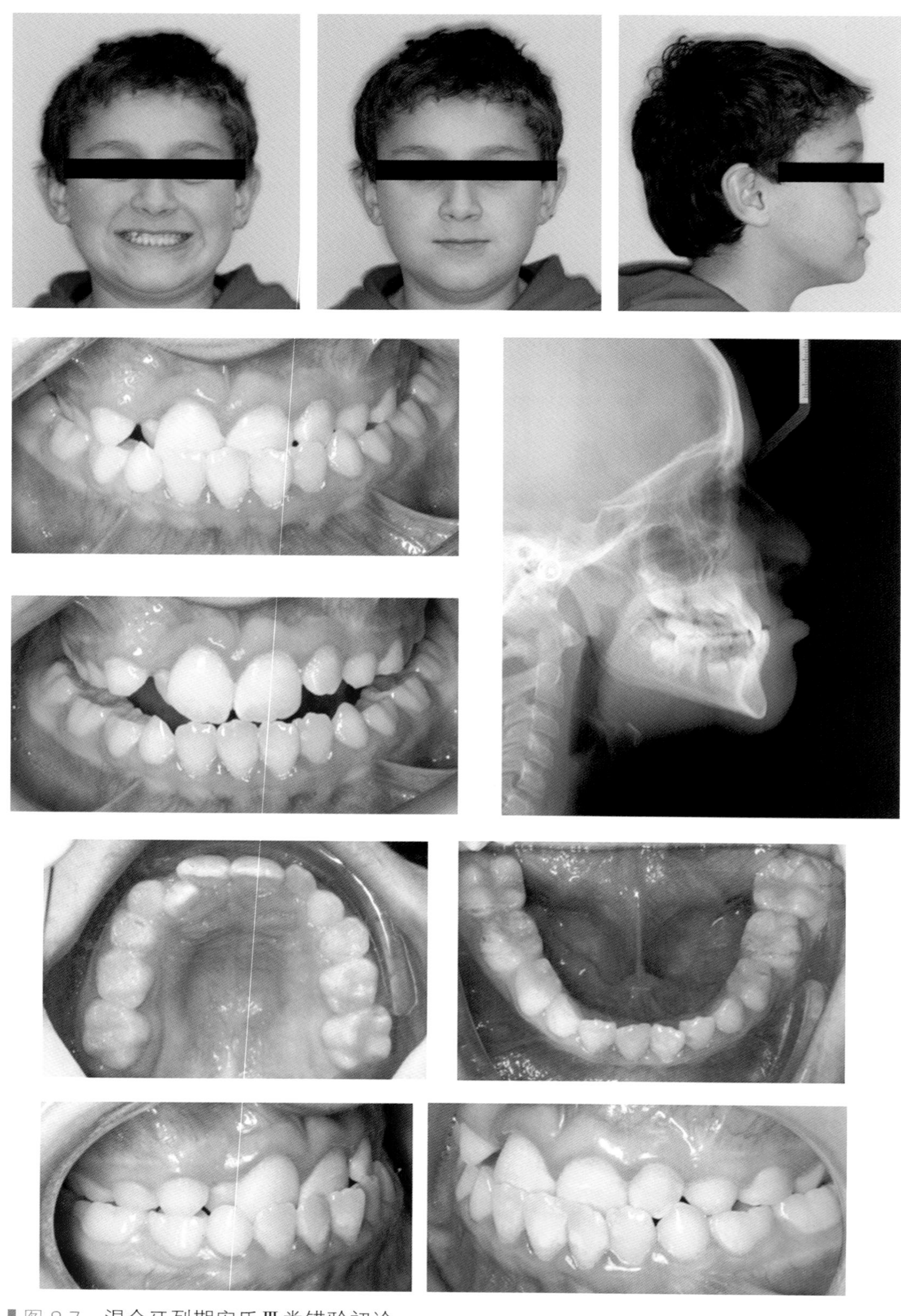

图 8.7　混合牙列期安氏Ⅲ类错殆初诊

图片来源：Shimanto K. Purkayastha

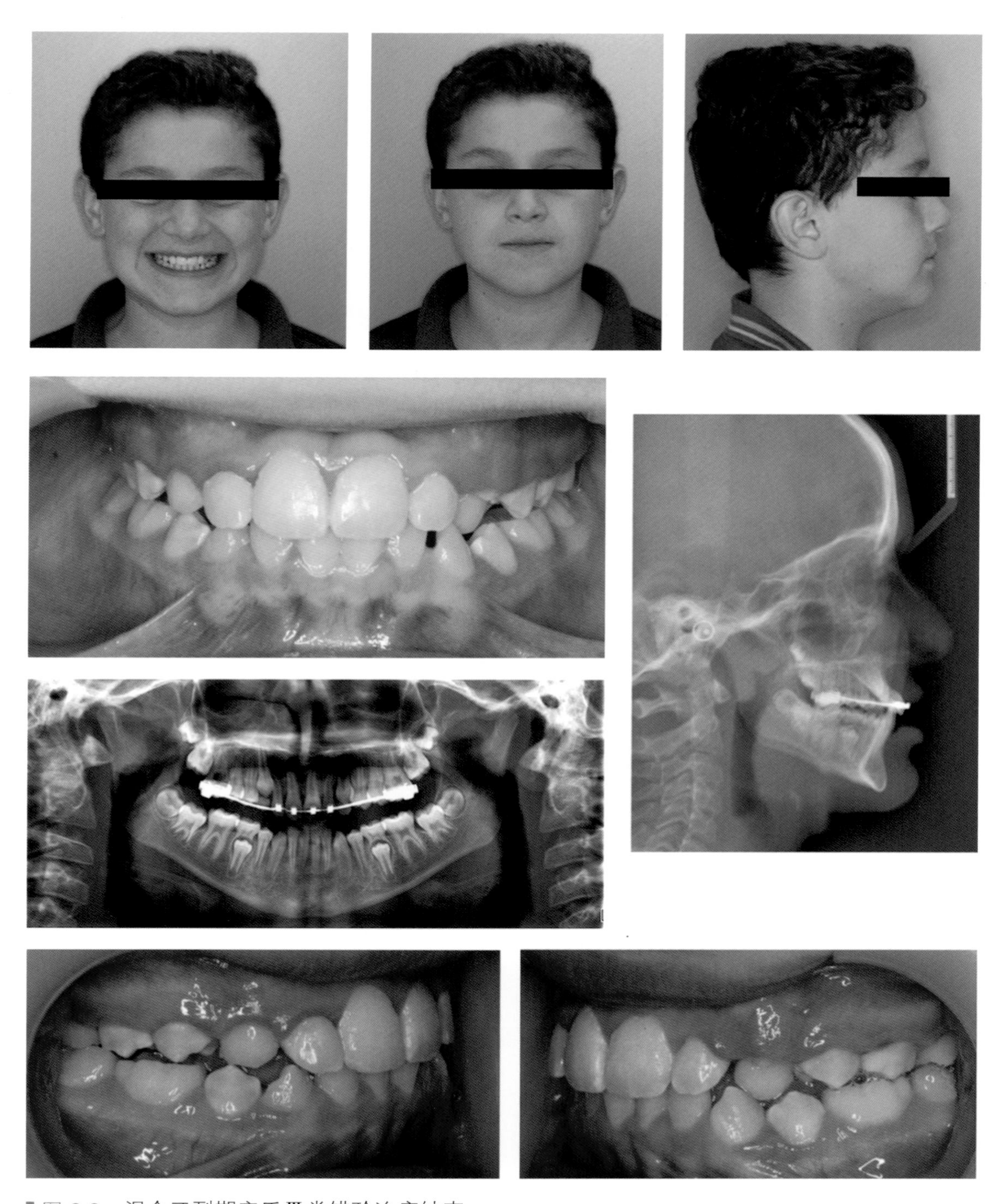

图 8.8 混合牙列期安氏Ⅲ类错殆治疗结束

图片来源：Shimanto K. Purkayastha

不是通过拔牙来为拥挤的牙列创造空间。Ⅲ类错殆通过拔牙矫治虽然可以使牙齿排列整齐，改善咬合关系，但并不利于面部侧貌的改善。对于这种病例，拔牙可能会使患者双唇更加内收而致扁平，鼻子和颏部更显突出，面容显得更苍老。

为了获得最佳效果，患者应积极佩戴面罩，并且在上颌周围对各条骨缝施以向前向下的力量，促进其生长，纠正错𬌗的骨性因素。面罩的支抗来源是固定在口内的快速扩弓装置，快速扩弓装置通过激活上颌周围各条骨缝使面弓前方牵引（依靠骨性移动）的效能提高。

前方牵引治疗的最佳时机是10～11岁之前，超过这个年龄，由于上颌周围骨缝中指状突结构锁结作用的增强，骨性移动将很难实现。

经过半年的非全天式佩戴面罩获得充足的骨量后，上颌切牙粘接被动自锁托槽，面罩的佩戴时间就可以减少，只需在晚上佩戴。去掉上颌快速扩弓装置、后牙粘接托槽后，即可不再佩戴面罩。这种托槽系统是综合了被动自锁托槽、高弹性弓丝和简化的治疗程序为一体的低摩擦轻力矫治系统，临床证实疗效十分显著。

牙齿排齐后，可在上颌牙弓腭侧粘接固定保持器，并嘱患者每晚佩戴Hawley保持器；密切观察恒牙的萌出；告知患者及家长，不利的生长可能导致安氏Ⅲ类错𬌗的复发，需要在生长发育结束后考虑是否行正颌手术治疗。

## 恒牙列期的治疗

对于轻度骨性Ⅲ类不调的患者，治疗目标是调整前后牙咬合关系，一般采取固定矫治配合Ⅲ类颌间牵引的方法。根据患者发育不足或发育过度的部位及骨性不调的严重程度，正畸医师可选择采用掩饰性治疗或正畸—正颌联合治疗的方法。掩饰性治疗是基于拔牙矫治并利用牙齿代偿机制来纠正错𬌗畸形的方法。

### ▍病例展示

图8.9—图8.10展示了一个正畸—正颌手术联合治疗生长发育停滞期Ⅲ类错𬌗的成人病例。

问题列表：

- 上颌发育不足，凹面型
- 面部不对称
- 下颌右偏
- Ⅲ类尖牙和磨牙关系
- 双侧后牙反𬌗

该患者的安氏Ⅲ类错𬌗是由双颌发育问题（上颌发育不足且下颌发育过度）引起

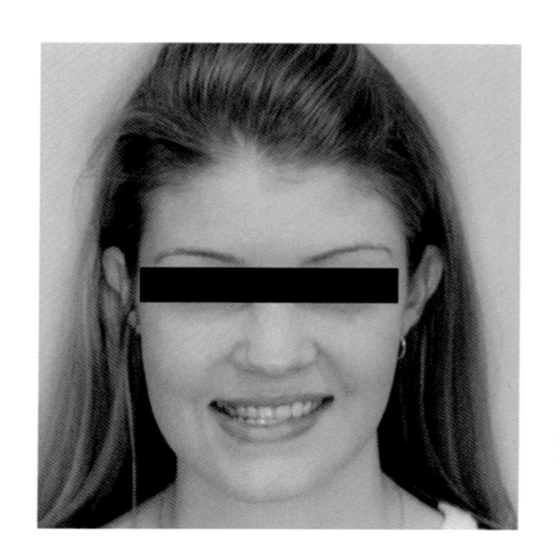
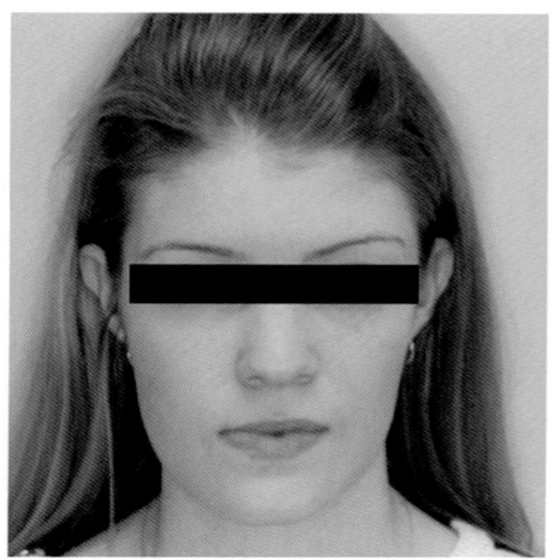
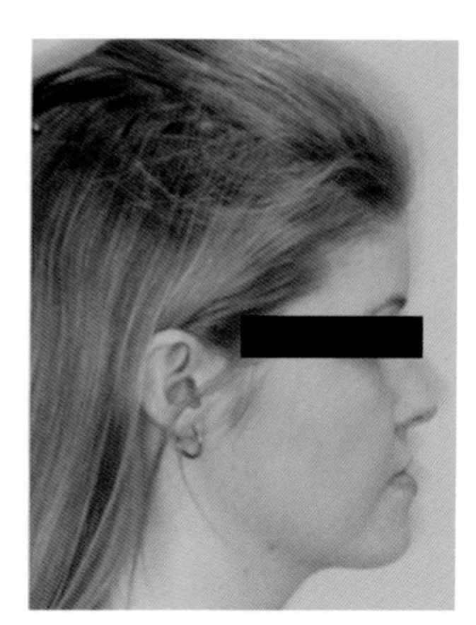
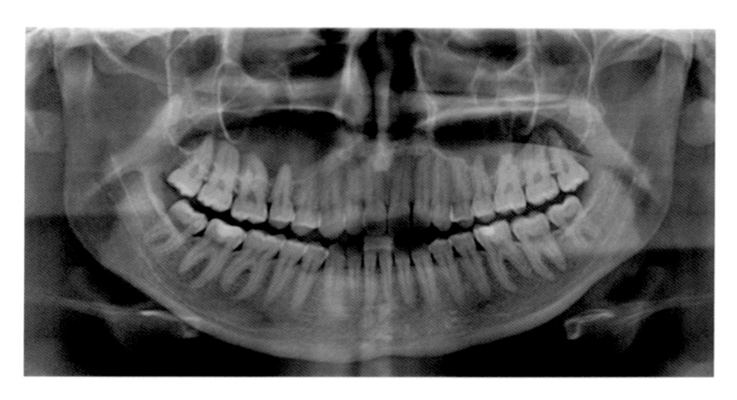
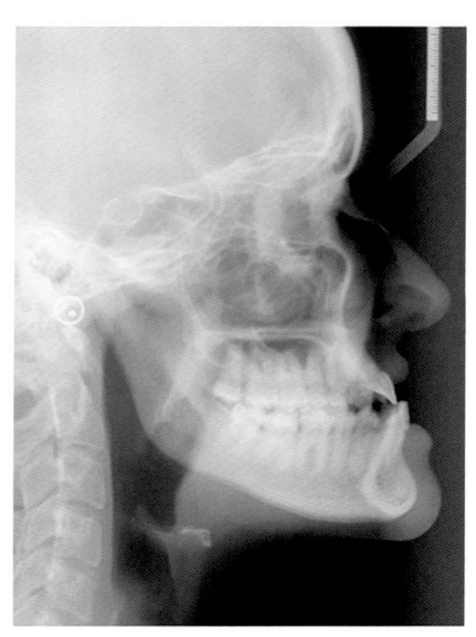
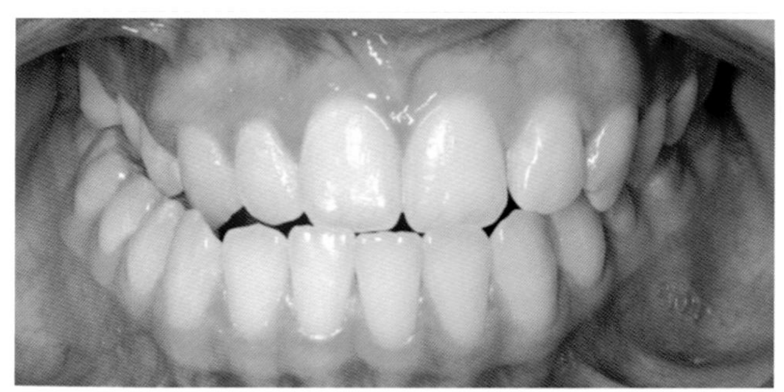
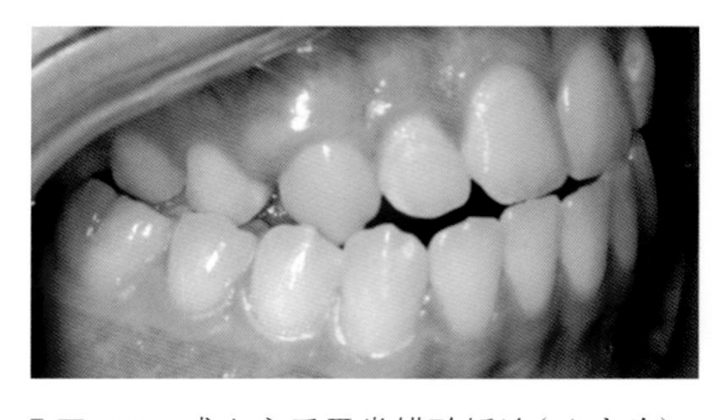
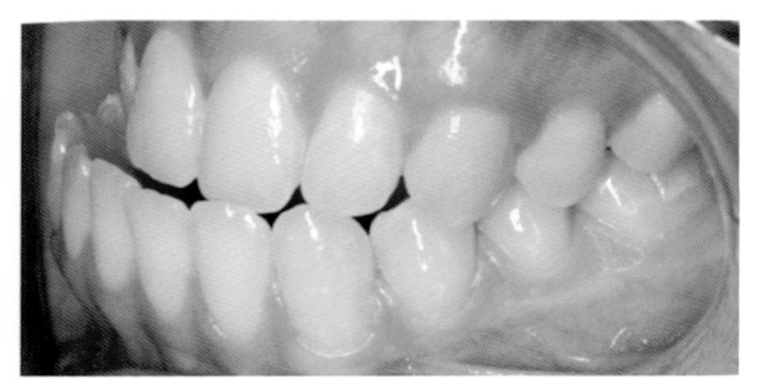

图 8.9　成人安氏Ⅲ类错殆矫治(治疗前)

图片来源：Shimanto K. Purkayastha

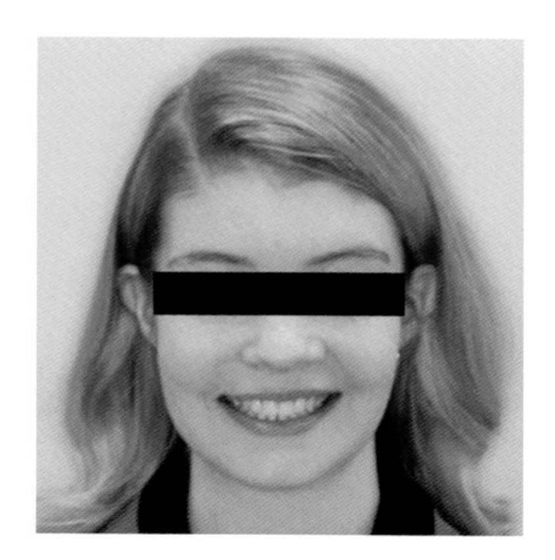
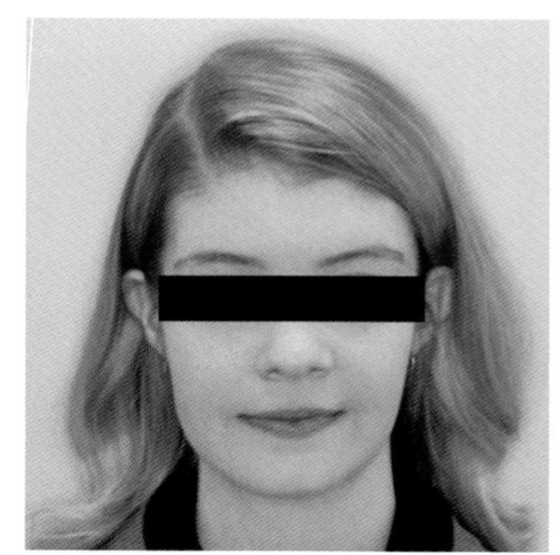
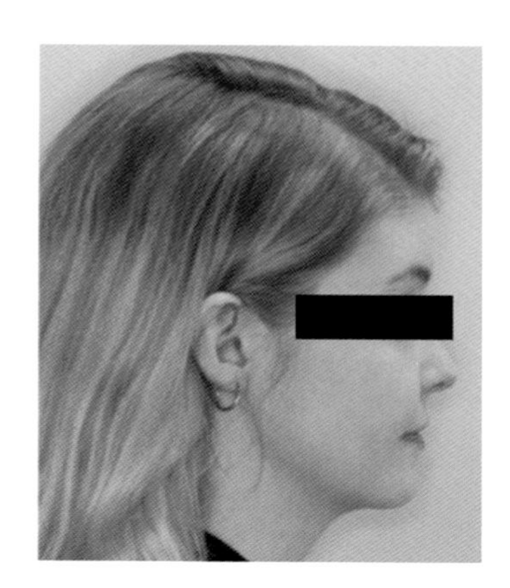

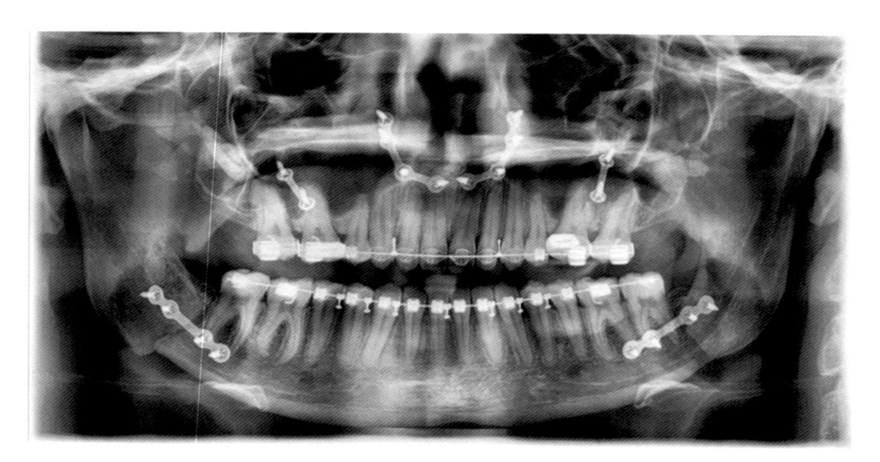

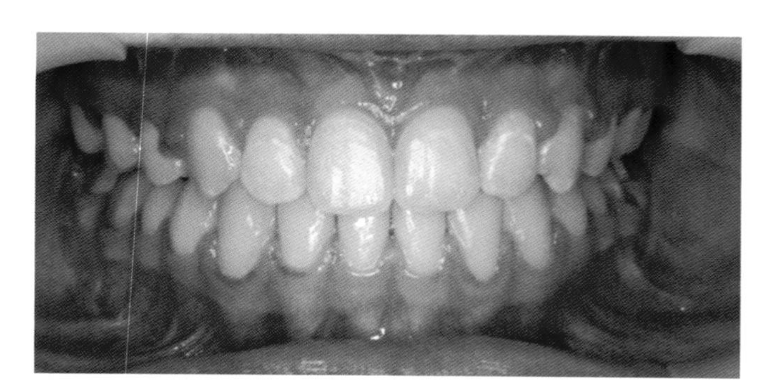

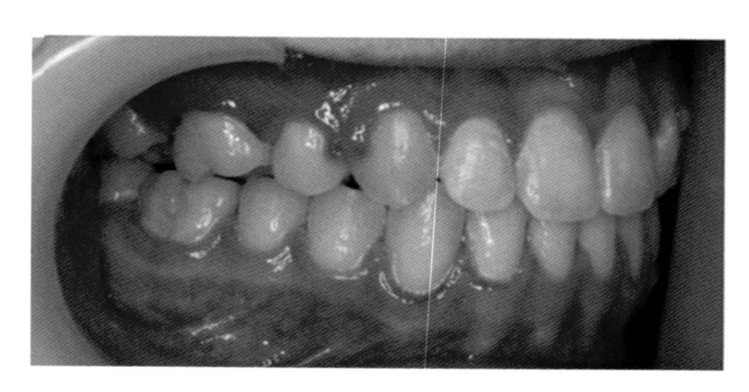
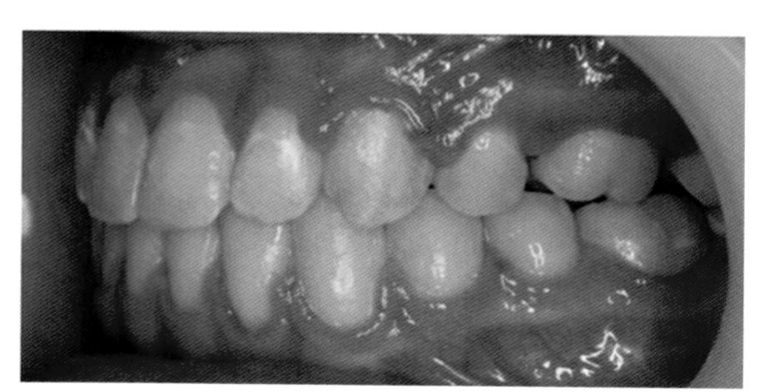

图 8.10　成人安氏Ⅲ类错骀矫治(治疗后)

图片来源：Shimanto K. Purkayastha

的，并伴发下颌骨发育不对称。错骀畸形的严重程度决定了该患者应采用正畸—正颌联合治疗的方法。

头影测量显示上前牙过度唇倾，故术前通过固定矫治器去除上下颌牙齿代偿，加重安氏Ⅲ类错骀以利于手术纠正骨性不调。上颌行 Le fort Ⅰ型前徙（详见第 11 章），下颌行双侧下颌升支矢状劈开不对称后退。上颌拔除双侧第一前磨牙和第三磨牙来维持支抗并使上颌牙弓前段充分内收。牙齿去代偿后即可进行正颌手术。最后进行精细调整并使用弹性牵引稳定咬合。矫治结束后上下前牙进行舌侧固定保持，并在晚上佩戴可摘式透明保持器。

## 总结

总的来说，安氏Ⅲ类错骀的治疗目标如下：

1）对于前牙反骀伴骨性Ⅰ类或轻度骨性Ⅲ类侧貌患者，可以通过唇倾上前牙解除反骀。混合牙列期的儿童可以使用快速扩弓配合前方牵引的方法进行治疗，辅助装置包括暂时支抗装置及骨板等。

2）对于轻中度的安氏Ⅲ类错骀患者，可以通过固定矫治配合弹性牵引舌倾下前牙、唇倾上前牙的方法来进行掩饰性治疗。间隙不足者只能通过拔牙来提供间隙。

3）对于严重的安氏Ⅲ类错骀患者，可以在生长发育稳定后，配合固定矫治进行正颌手术治疗，以防复发。

影响Ⅲ类错骀患者治疗方案选择的因素包括：

- 反覆盖的程度
- 上颌的位置
- 下颌的位置
- 垂直向发育情况
- 上下前牙的角度

骨性不调越严重，单纯正畸治疗的可能性越小。

## 参考文献

Guyer, E. C., E. E., McNamara, J. A., et al. Component of class Ⅲ malocclusion in Juveniles and adolescents. *Angle orthod*, 1986, 56(1): 7-30.

## 延伸阅读

Bishara, S. E. *Textbook of Orthodontics*. Philadephia, PA: W. B. Saunders, 2001.

Foster, T. D. *A Textbook of Orthodontics*. 3rd ed. Oxford: Blackwell Scientific, 1990.

McDonald, F., Ireland, A. J. *Diagnosis of the Orthodontic Patient*. Oxford: Oxford University Press, 1998.

Mitchell, L. *An Introduction to Orthodontics*. 3rd ed. Oxford: Oxford University Press, 2007.

Park, J.U., Baik, S.H. Classification of angle class Ⅲ malocclusion and its treatment modalities. *Int J Adult Orthod*, 2001, 16(1): 19-29.

## 自我测评

1. 以下哪个选项是混合牙列期离散型、生长型伴上颌后缩的中度骨性Ⅲ类患者的最佳治疗选择? (　　)

   A. 固定矫治

   B. 上颌快速扩弓配合前方牵引

   C. 头帽—颏兜抑制下颌发育

   D. 拔牙固定矫治

2. 假性Ⅲ类错𬌗的定义? (　　)

   A. 下颌可以后退至前牙对刃的安氏Ⅲ类错𬌗

   B. 下前牙唇倾，上前牙直立

   C. 前牙对刃，下颌可以向前滑动形成安氏Ⅲ类错𬌗

   D. 下颌前突

3. 骨性Ⅲ类患者的临床表现有: (　　)

   A. 下颌前突或生长过度，上颌正常

   B. 上颌后缩伴下颌前突

   C. 上颌发育不足引起前牙反𬌗

   D. 以上都包括

4. 以下哪种装置对使用固定矫治器的轻度骨性不调伴前牙反𬌗患者效果最佳? ( )

A. 𬌗垫
B. Frankel 矫治器
C. Herbst 矫治器
D. Bionator 生物调节器

5. 以下哪一项是对安氏Ⅲ类错𬌗患者进行早期治疗的优势? ( )

A. 提高患者社会心理健康水平
B. 改善美貌和咬合功能
C. 减小正畸治疗的复杂程度
D. 以上都是

6. 安氏Ⅲ类错𬌗患者手术治疗的术式选择主要依据以下哪个选项? ( )

A. 患者年龄
B. 患者依从性
C. 上下颌相对于颅面部参考点的位置
D. A和C

7. 为达到最佳矫治效果，面弓佩戴时间最少是? ( )

A. 2~3时/天
B. 4~6时/天
C. 10时/天
D. 14~16时/天

8. 前牙可达到对刃关系的患者预后较好，是否正确? ( )

A. 是
B. 否

9. 以下哪项在安氏Ⅲ类错𬌗治疗难度中起决定性因素? ( )

A. 前后向关系不调的程度
B. 垂直向骨性不调的程度
C. 拥挤程度
D. 发育不足或发育过度的部位

10. 骨性Ⅲ类错𬌗患者最常见的侧貌表现是 ( )

A. 突面型
B. 凹面型
C. 双颌前突
D. 直面型

（张淋坤　译）

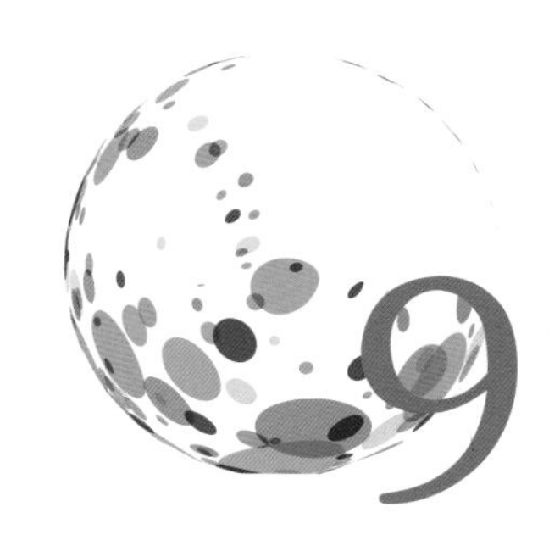

# 腭裂的治疗

本章简要概述腭的发育、与唇腭相关的颅面畸形、腭裂发病机制及其治疗，以便让读者更好地理解这方面的正畸诊疗。

胚胎发育的第 6 周，腭开始发育，腭部发育完成周期长达 12 周。上颌的发育形成中有两个重要过程：

1）上颌牙槽突的发育和原发性腭的形成。原发性腭（也称为前上颌）位于切牙孔之前。这些结构将发育成上颌骨体。此阶段中鼻突和侧鼻突与上颌突融合。

2）继发性腭形成且侧腭板升高并融合。继发性腭位于切牙孔后方，形成软腭和硬腭（图 9.1）。在此阶段的任何干扰都可能使腭突融合不完全，并可能导致腭裂。

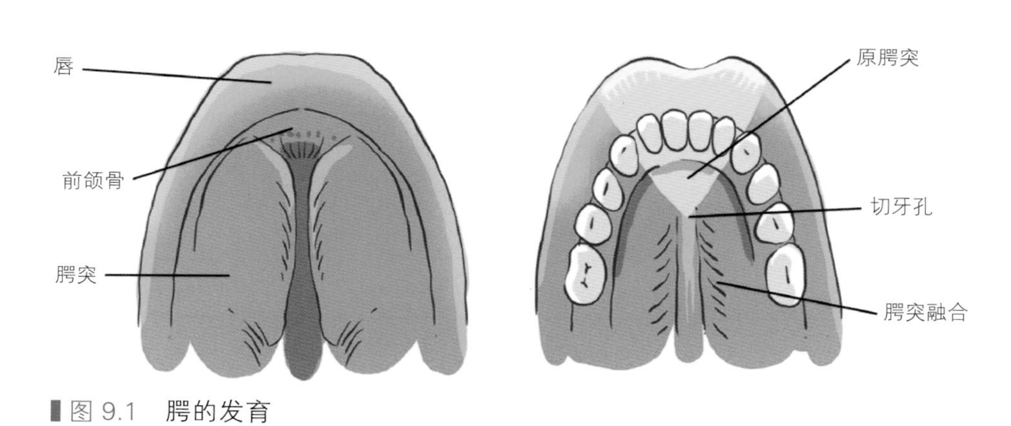


图 9.1　腭的发育

唇裂和腭裂是两个不同的缺陷，常同时发生（图 9.2）。这是因为在胚胎发育过程中的间充质结缔组织之间的融合障碍，导致唇和/或腭的畸形。如果中鼻突与上颌突融合不全，就会出现单侧或双侧的唇裂（图 9.3）。如果仅仅是唇裂，尽管可能累及牙槽突，但是一般牙齿受影响的可能性较小。腭裂可以影响牙槽突，并导致其他牙齿问题。与腭裂相关的牙齿异常情况包括先天缺牙、多生牙、阻生牙和牙釉质缺损（如牙釉质发育不良）。裂隙的形状也会影响牙齿的萌出和排列。

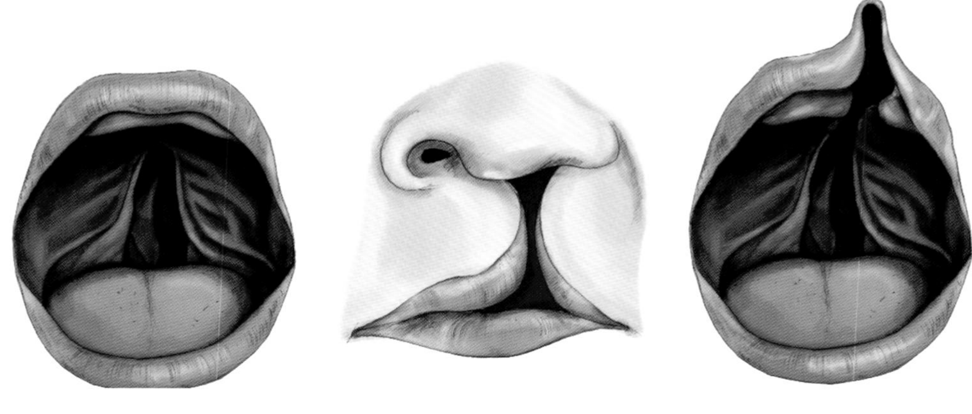

图 9.2　腭裂（左）；唇裂（中）；唇腭裂（右）

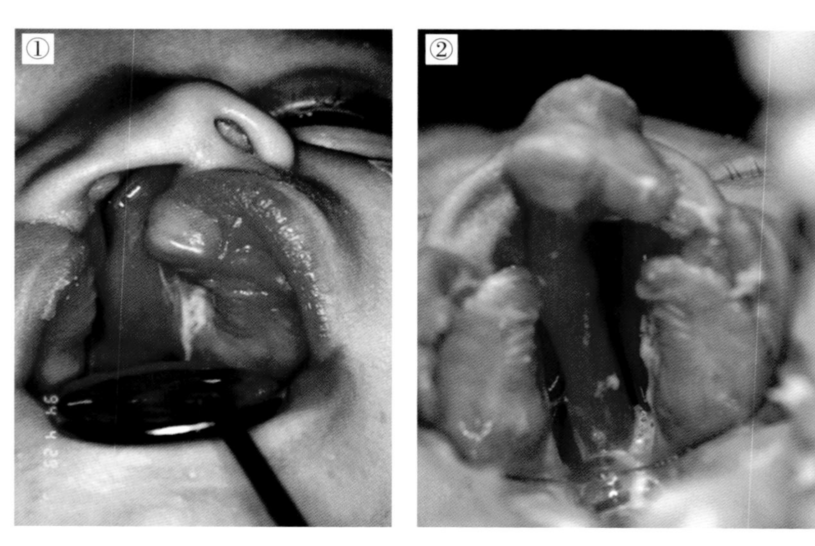


图 9.3　唇裂可发生在单侧（图①）或双侧（图②）

## 腭裂的治疗

腭裂的治疗需要由整形外科医师、儿科医生、耳鼻喉医师、口腔颌面外科医师、正畸医师、营养师和语音训练师组成的医疗团队共同完成。治疗的复杂性取决于畸形的严重程度。腭裂会造成气道阻塞、喂养障碍和中耳炎症（中耳感染；Wiet 和 Biavati，2015）。因此，治疗腭裂时，必须对所有受影响的系统进行治疗。根据颅面部畸形的累及情况和严重程度，在患者生长发育的不同阶段进行治疗。

营养师为患儿家长提供膳食指导，以确保患有腭裂的新生儿获得足够的营养。语音训练师对因完全性唇腭裂或重度腭裂而喂养困难的婴儿进行专门的喂养训练。由于鼻底和口腔之间不能隔断造成的喂养困难，给患儿和家长带来了痛苦，尤其是新生儿患儿，因为牛奶能通过腭裂裂隙进入鼻腔。口腔修复医生或正畸医生可制作腭托以帮助家长减轻喂养问题，后期可行骨移植术修复缺损的牙槽骨，促进牙齿萌出和方便正畸排齐牙列。

## 病例展示

图 9.4 中的患者出生时前上颌狭窄并伴有左侧完全唇腭裂。正畸医师对牙齿萌出进行了密切观察，并在混合牙列期早期开始对其治疗。患者正畸诊断为安氏Ⅲ类错殆畸形，伴左上恒侧切牙缺失。通过扩弓以解决上颌骨狭窄问题，并在左上牙槽突裂区植骨，为尖牙萌出提供骨量。通过外科开窗术暴露尖牙，粘接矫治器并通过橡皮链向唇侧牵引。由于尖牙腭侧错位严重，牵引不成功，后经外科拔除。因为患者拒绝选择正颌外科手术治疗，故拔除右上第一前磨牙、右下第二前磨牙和左下第一前磨牙进行正畸矫治。左上第一前磨牙近中移动代替尖牙，正畸治疗后种植修复先天性缺失的左上侧切牙。

唇腭裂患者的治疗复杂且疗程长，因此需要高度重视，并需要多学科合作。

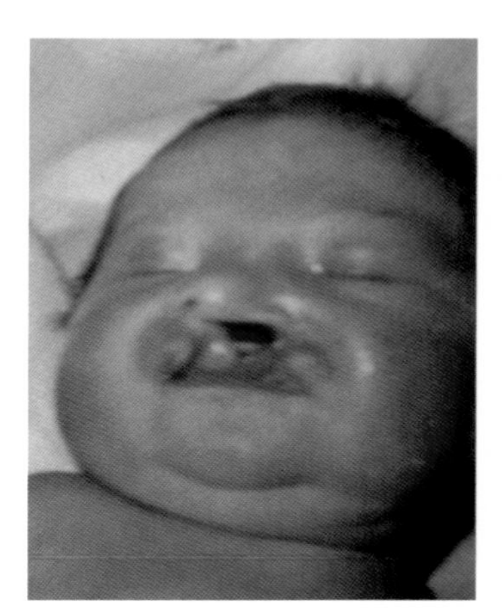
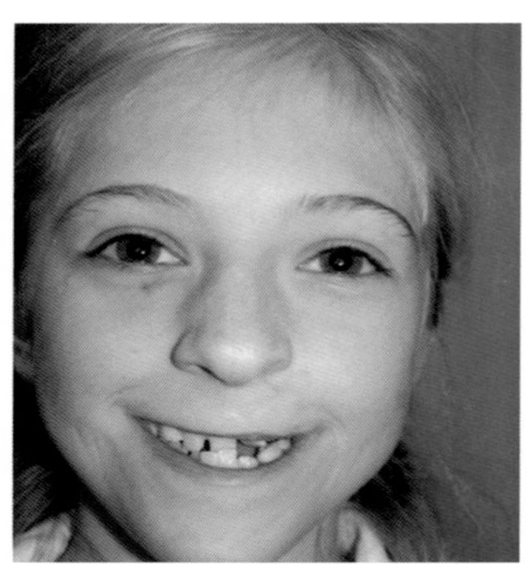
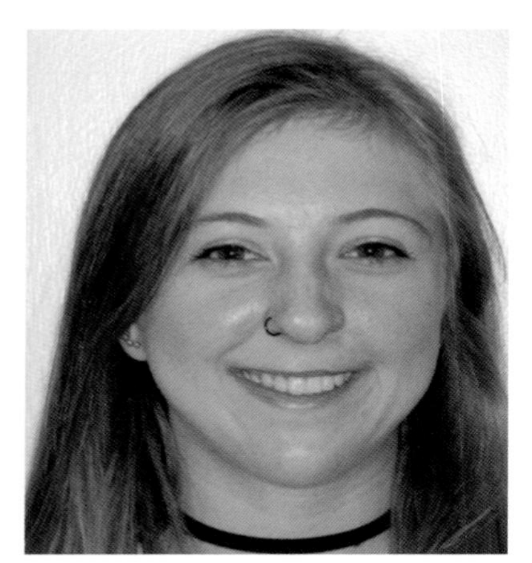
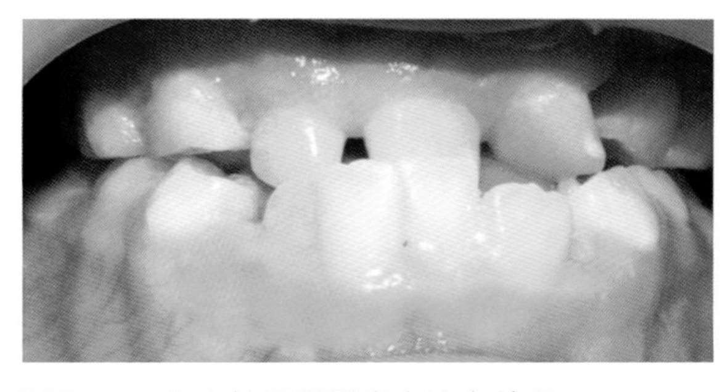
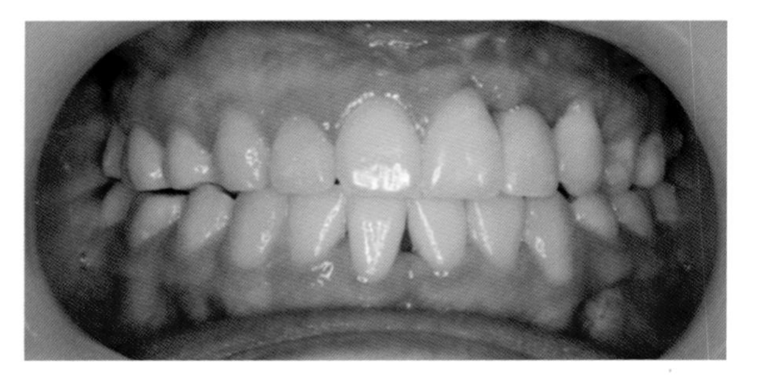

图 9.4　完全性唇腭裂患者治疗前后

图片来源：Kit Chan

## 参考文献

Wiet, G. J. Biavati, M. J, Rocha-worley, G. Reconstructive surgery for cleft palate treatment and management. Medscape, 17 August 2015. Available at http: //emedicine. medscape. com / article / 878062-treatment(accessed 7 April 2017)

## 延伸阅读

Bishara, S. E. *Textbook of Orthodontics*. Philadelphia, PA: W.B. Saunders, 2001.

Brand, R.W, Isselhard, D.E. *Anatomy of Orofacial Structures: A comprehensive approach*. 7th ed. St Louis, MO: Elsevier Mosby.

Burstone, C. J, Marcotte, M. E. *Problem Solving in Orthodontics: Goal-oriented Treatment Strategies*. Hanover Park, IL: Quintessence, 2000.

Chiego, D. J. *Essentials of Oral Histology and Embryology: A clinical approach*. 4th ed. St Louis, MO: Elsevier Mosby, 2014

Foster, T. D. *A Textbook of Orthodontics*. 3rd ed. Oxford: Blackwell Scientific, 1990.

Goose, D. H., Appleton, J. *Human Dentofacial Growth*. Oxford: Pergamon Press, 1982.

McDonald, F., Ireland, A. *J. Diagnosis of the Orthodontic Patient*. Oxford: Oxford University Press, 1998.

Mitchell, L. *An Introduction to Orthodontics*. 3rd ed. Oxford: Oxford University Press, 2007.

Ooë, T. *Human Tooth and Dental Arch Development*. Tokyo:Ishiyaku Publishers, 1981.

Ranly, D. M. (ed) *A Synopsis of Craniofacial Growth*. Norwalk, CT: Appleton and Lange, 1988.

Welbury, R. R., Duggal, M.S., Hosey, M. T *Paediatric Dentistry*. 4th ed. Oxford: Oxford University Press, 2012.

## 自我测评

1. 唇裂与腭裂被认为是同一种异常。（　　）

   A. 正确　　B. 错误

2. 唇腭裂的治疗需要哪些医生的参与?（　　）

   A. 正畸医师

   B. 口腔颌面外科医师

   C. 营养师和语音训练师

   D. 以上都是

3. 什么治疗有助于牙齿的萌出？ （　）

A. 正颌外科手术

B. 拔除

C. 牙槽骨移植

D. 正畸排齐

4. 为什么腭裂会导致进食困难？ （　）

A. 鼻底和口腔之间缺乏屏障使得喂养困难

B. 嘴唇支持不足导致进食困难

C. 牙齿的位置受腭裂影响，导致咀嚼困难

D. 舌头的大小

5. 唇裂和腭裂是在发育初期发生的先天性疾病 （　）

A. 正确　　B. 错误

6. 唇腭裂患者常见的牙齿并发症有哪些？ （　）

A. 多生牙

B. 牙缺失

C. 釉质发育不全

D. 以上都是

7. 唇腭裂患者常并发中耳炎。 （　）

A. 正确　　B. 错误

8. 唇裂患者很少伴发牙齿发育问题。 （　）

A. 正确　　B. 错误

9. 唇腭裂只能双侧同时发生。 （　）

A. 正确　　B. 错误

10. 与唇腭裂畸形相关的常见并发症有哪些？ （　）

A. 饮食困难

B. 气道阻塞

C. 中耳炎

D. 以上都是

（王光平　译）

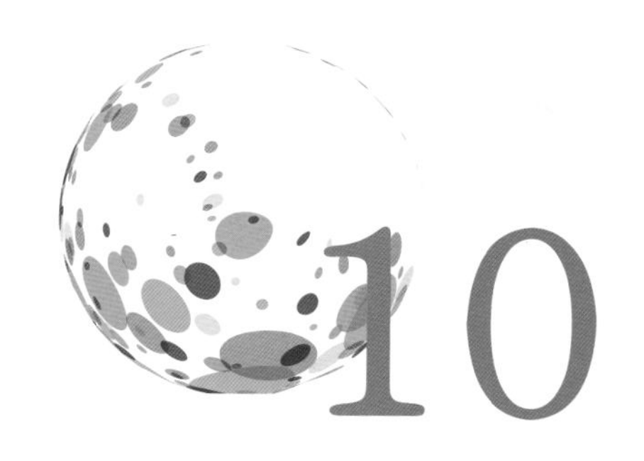

# 10 保持

完成正畸治疗后进入稳定阶段，称为保持。其目的是防止复发，复发即是失去正畸矫正结束时理想的美学和功能位置。在正畸治疗过程中，牙周膜拉伸和重组，以适应牙槽的改建，并使牙移动成为可能。如果牙齿未在牙槽窝中稳定，牙周膜纤维将收缩并且容易引起复发。复发受多因素影响，如主动正畸治疗停止后的面部的持续生长和肌肉的不平衡。最初咬合不良的病因未能及时消除也会引起复发，如完成正畸治疗后持续的手指吮吸会导致开骀的复发。研究证明，长期保持有利于减少患者治疗后复发。多年来，人们对复发和保持有不同的理解。本章将讨论一些常用的保持方法，尽管保持是正畸医师针对每个人单独定制的，可能有很大的个体差异。

## 保持的重要性

由于以下几个方面的原因，保持是必要的:

- 允许新形成的骨（类骨质）成熟
- 允许牙龈纤维和牙周韧带重组以及适应新的组织
- 神经肌肉的适应
- 在一定程度上减少持续生长对新建咬合的负面影响
- 主动治疗完成后，提高正畸矫正的稳定性

正畸医生在治疗的初始阶段就设计了保持计划，并在治疗开始前即与患者讨论。与正畸治疗方案一样，保持器的类型和持续时间因正畸医师的选择而有所不同。保持器类型的设计高度依赖生长情况、牙周健康情况、初始咬骀情况、治疗方式和软组织的条件等。牙周韧带可能需要 6 个月的时间来重组和适应新的位置以及将牙齿固定在新定位的牙槽骨中（Mitchell，2001）。牙龈中的胶原纤维重组也需要长达 6 个月的时间。然而，一些牙龈纤维，例如嵴上弹力纤维，在拆除矫治器后需要 12 个月的超长重组时间。因此，患者在治疗后需要 6 个月或更长时间的保持。研究证明，在拆除矫治器前几周进行

嵴上纤维环状切开术可以有效防止复发，这在严重扭转牙的保持中特别有效。

在混合牙列期间完成一期治疗，建议将保持延续至恒牙列建𬌗。在牙周条件差的情况下，因为牙齿位置不稳定，永久性保持对预防其复发至关重要。虽然临床上很难保证每一个正畸治疗矫正结果的持久稳定，但是，正畸医生应当综合考虑多种影响因素并仔细制订保持计划，以尽可能实现最终结果的持久稳定。

## 固定保持器

固定保持器是指微机械粘合的柔性多股麻花丝或刚性不锈钢丝粘固于前牙的腭侧面和舌侧面（图 10.1）。有些情况下，固定保持器可以粘在颊侧做固定保持，但其更常用于后牙区域以免影响美观。刚性不锈钢丝使用时仅固定在双侧尖牙的一端，并确保是被动受力的。主动加力的固定保持器会导致不必要的牙移动。这种类型的固定保持器被广泛用于一期和二期固定正畸治疗完成后的患者。

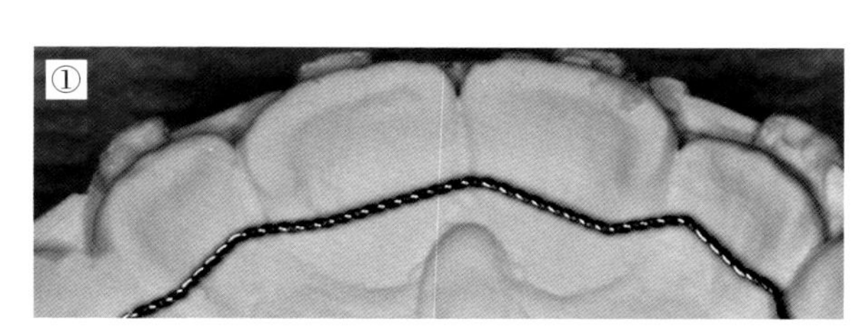

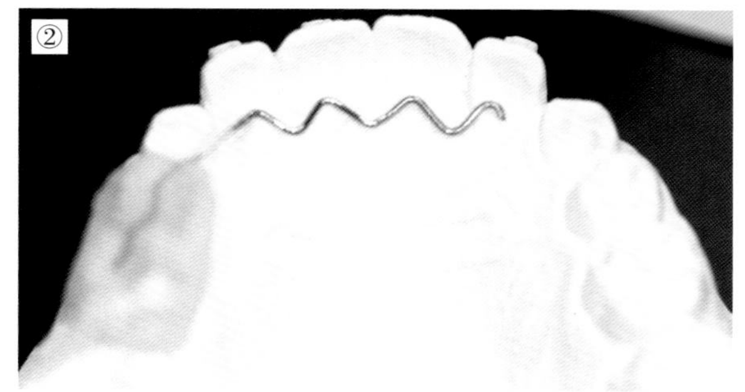

图 10.1　①柔性多股麻花丝；②“V”形曲，方便使用牙线

固定保持器可以长期保留在适当位置以避免治疗后复发，同时，患者的不适感也极小或无不适。矫治结束时，一旦正畸医生在 X 光片上最终确认了理想的牙根和牙冠位置，就需取上下颌印模或根据牙齿数码扫描来制作固定保持器。即使只有单颌需要使用固定保持器，也要取上下颌印模，因为技工室技术人员需要根据上下颌咬合关系确保制作的固定保持器不会有早接触。

固定矫治器使得口腔卫生的维护变得困难，影响了牙齿的邻面清洁或牙线使用，患者必须使用牙线进行彻底的邻面清洁。

## 粘接固定保持器

框 10.1 粘接舌侧或腭侧固定保持器的步骤

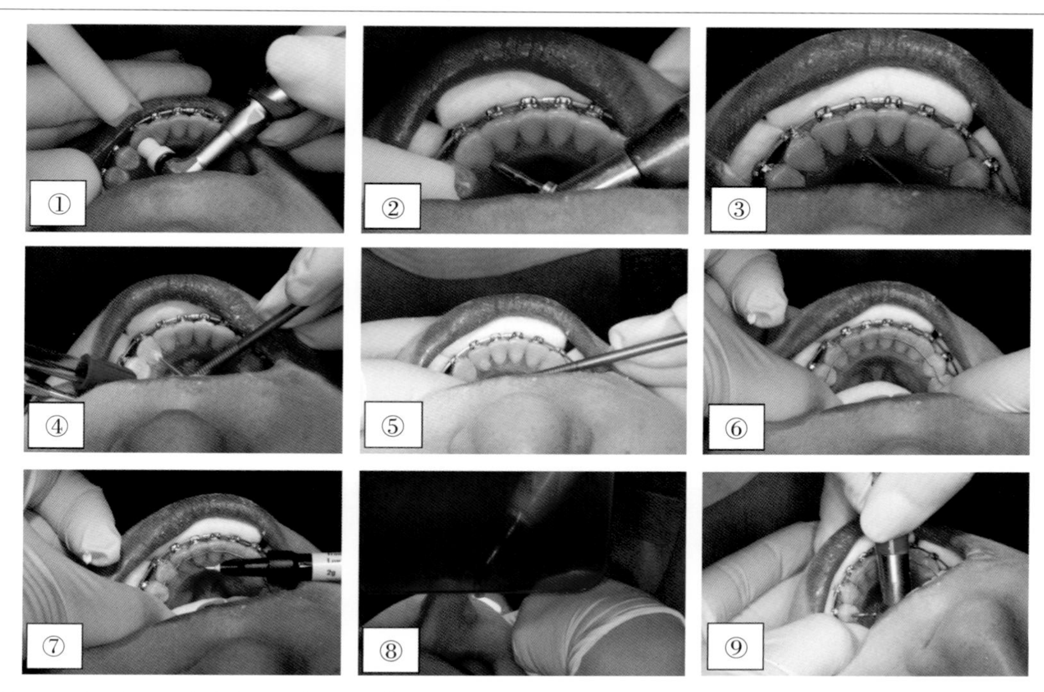

1)预处理牙釉质表面,清除残渣和菌斑(图①)。

2)为了更好地保持,牙釉质表面用氧化铝进行微蚀(图②)。釉质表面必须彻底冲洗并干燥(图③)。

3)使用 37% 磷酸酸蚀至少 15 秒(图④),并用水清洗彻底(充分隔离对于防止唾液污染和减弱粘接至关重要,因此有必要使用面颊和舌头牵开器)。

4)干燥后,出现酸蚀釉质外观,在预处理的釉质表面涂抹一薄层底液,然后用光固化灯固化(图⑤)。

5)在口腔技工室预先制作的保持器转移到牙面上。保持器通常需要配合在牙齿上的附加支持,以便于操作和更好地固位保持器(图⑥)。另一种方法是使用牙线将保持器紧密地固定在牙齿上。

6)复合树脂覆盖在保持器上(图⑦)。确保保持器在复合树脂固化之前牢固地固定在牙齿上(图⑧)。确保足够的复合树脂覆盖弓丝和牙齿表面也是至关重要的。

7)所有粗糙表面必须去除并抛光,以防损伤软组织(图⑨)。

8)必须使用咬合纸评估咬合情况。确保固定的舌侧保持器不会有早接触。

## 活动保持器

Hawley 式保持器和透明压膜保持器是两种最常用的活动保持器。这些保持器可设计在上颌、下颌或上下颌同时使用。由正畸医师决定保持器的设计和保持时间，全天佩戴或夜间佩戴。固定保持器可以与夜间佩戴的活动保持器联合使用。无论是否使用固定保持器，正畸医生都应当建议患者先全天佩戴活动保持器 3~6 个月，最后再减少到只在夜间佩戴。通常在功能矫治完成后，患者需要在夜间佩戴保持器直到进入生长发育迟缓期。根据学习和临床经验，正畸医生的目标和目的可以根据患者的情况变化进行调整，保持器也有几种不同的设计方式。通常，设计保持器时，儿童和青少年的生长发育和面部变化情况也要考虑在内。

## Hawley 式保持器

Hawley 式保持器有主动和被动组件。丙烯酸基是一种冷固化树脂，可提供足够的保持和固定。保持器上设计有固位卡环，比如 Adams 卡环和球形卡环，可增强丙烯酸与牙齿和软组织之间的固位力和稳定性。有些保持器设计有唇弓以保持牙弓前段的稳定（图 10.2）。Hawley 式保持器尤其适用于混合牙列，因为丙烯酸可以定期调磨以适应恒牙列的萌出，有导萌作用。保持器的设计应当提供足够的固位力、稳定性和舒适性，这是非常重要的。如果保持器引起患者不适或对软、硬组织产生医源性损伤，患者的积极性和依从性也会降低。

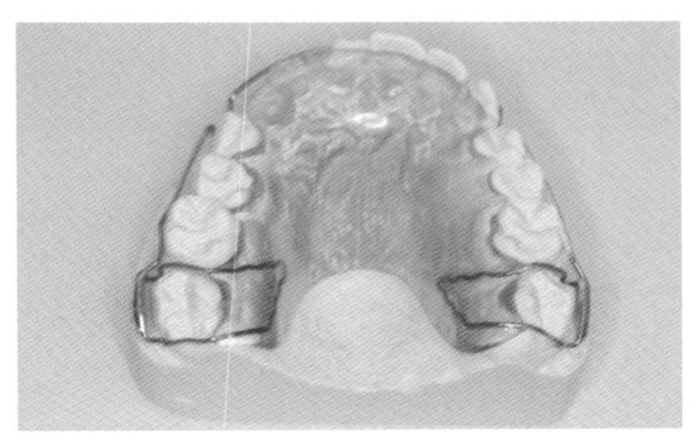
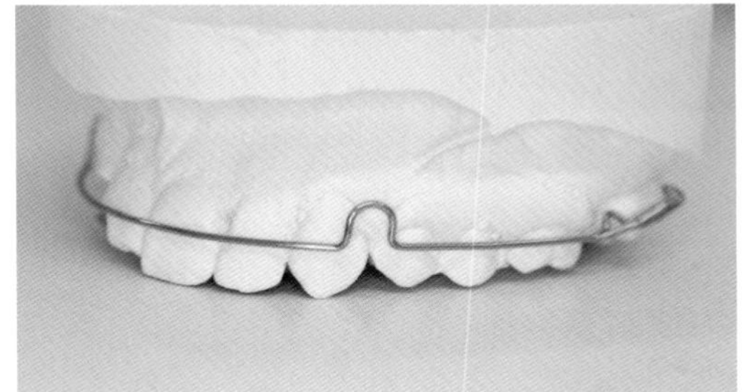

图 10.2　带唇弓的哈利保持器

## 压膜保持器

另一种常见的活动保持器是真空成形保持器，通常由正畸医生决定是否使用（图 10.3）。这种保持器是用薄的热塑性材料经过处理后在精准的牙齿模型上制成，是在拆除矫治器后短期内制作完成的。建议患者要爱惜保持器（远离宠物），并用冷水和牙刷清洗保持器（热水会使材料发生形变）。通常活动保持器和固定

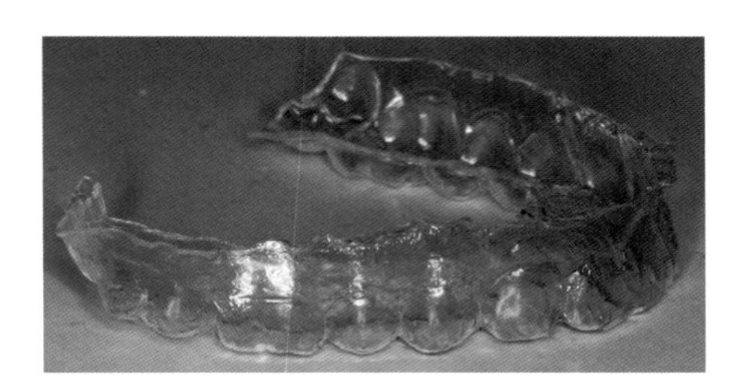

图 10.3　透明压膜保持器

保持器可以联合使用，可以在固定保持器的基础上放置压膜保持器，以帮助固定保持器维持更长的时间。

## 参考文献

Mitchell, L. *An Introduction to Orthodontics*. 3rd ed.Oxford: Oxford University Press, 2007.

## 延伸阅读

Bishara, S E. *Textbook of Orthodontics*. Philadelphia, PA: W. B. Saunders, 2001.

Burstone, C .J., Marcotte, M. E. *Problem Solving in Orthodontics: Goal-oriented Treatment Strategies*. Hanover Park, IL: Quintessence, 2000.

Foster, T. D. *A Textbook of Orthodontics*. 3rd ed. Oxford: Blackwell Scientific, 1990.

McDonald, F., Ireland, A. J. *Diagnosis of the Orthodontic Patient*. Oxford: Oxford University Press, 1998.

Nanda, R., Burstone, C. J. (eds). *Retention and Stability in Orthodontics*. Philadelphia, PA: W. B. Saunders, 1993.

## 自我测评

1. 什么是复发? （ ）
   A. 牙齿表现出初始咬合的迹象
   B. 正畸矫正丧失
   C. 牙周韧带和牙龈纤维缺乏适应正畸变化的能力
   D. 以上都是
2. 什么是保持? （ ）
   A. 防止牙齿在生长过程中移动
   B. 在摘除矫治器前防止牙移动
   C. 在摘除矫治器后防止牙移动
   D. 以上都是
3. 以下哪项不是活动保持器? （ ）
   A. 双板矫治器　　B. Hawley 式保持器
   C. 真空负压压膜保持器　　D. 腭舌面多股麻花丝

4. 完成功能矫治治疗后，矫治器佩戴时间减少至只有晚上佩戴可以提供足够的保持。 ( )

A. 正确　　B. 错误

5. 活动保持器必须处于主动加力状态，以防止矫治器拆除后牙移动。 ( )

A. 正确　　B. 错误

6. 为什么需要保持? ( )

A. 允许牙周韧带和牙龈纤维的重组

B. 神经肌肉适应

C. 使类骨质成熟

D. 以上都是

7. 以下哪类患者需要永久保持? ( )

A. 糖尿病患者　　B. 牙龈炎患者

C. 牙周病患者　　D. 心血管疾病患者

8. 固定保持器通过微机械方式与釉质结合，以获得更好的保持力 ( )

A. 正确　　B. 错误

9. 通常建议过度矫正以防止复发。 ( )

A. 正确　　B. 错误

10. 治疗结束后保持多长时间至关重要? ( )

A. 1 个月　　B. 3 个月

C. 6 个月　　D. 12 个月

（曾锦　译）

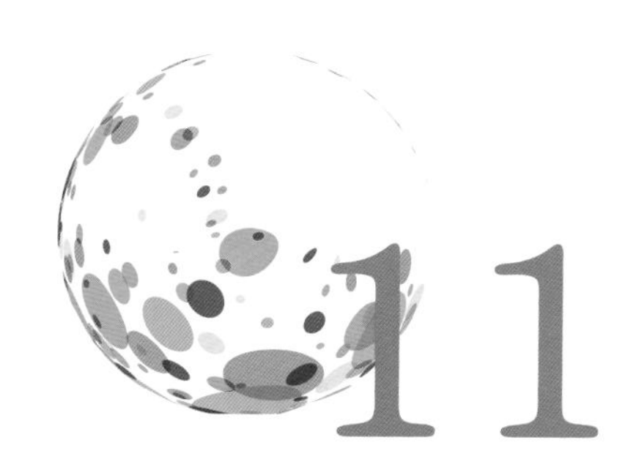

# 11 成人正畸

近年来，越来越多的成人患者寻求口腔正畸来解决他们的问题：例如微笑美学的设计、 更好的牙周健康管理以及缺失牙修复时的间隙恢复等。成人正畸的复杂与否取决于个体情况。一般而言，对成人患者的正畸治疗宜以医师团队协同合作进行，这样患者在正畸治疗过程中可以少走弯路并且获得最佳的治疗效果。

在任何形式的正畸治疗开始前，由牙周医师对患者进行牙周条件监控并评估其牙周健康状况是非常必要的。任何正畸治疗都应在牙周治疗完成并且稳定之后才能开始。作为总体治疗的一部分，患者有时也需要进行修复治疗以恢复缺失的牙齿，进行口腔维护或是美学修复以提高微笑时的美观度。在戴用任何正畸矫治器之前患者均应先进行口腔卫生维护：龋齿治疗、根管治疗和充填修复都需要在正畸治疗之前由全科医师完成。随着生长发育的完成，单纯的正畸治疗对一些成人患者来说可能是不够的，正颌外科也应被考虑进治疗方案中。在这些病例中，正畸医生需要与口腔颌面外科医生紧密合作以便最大程度满足病人的主诉并且获得理想的效果。

## 正颌外科手术

本章不会深入讨论正颌外科的细节，因为它超出了本书的范围。在此，笔者仅介绍一些常见的颌骨手术以提高口腔保健士、口腔治疗师和口腔卫生士对这方面的认知。

正颌外科手术是指为了纠正颌骨异常，这些异常通常伴有软组织、牙—骨综合征和肌骨异常时，联合正畸治疗所进行的口腔颌面外科手术操作。正颌外科手术通常是在生长改建和掩饰治疗无法解决问题时采用的。此种方法的治疗目标在于纠正单纯正畸治疗无法解决的骨性不调、缩短治疗时间以及增加治疗结果的稳定性。但是，正颌外科手术不能取代正畸治疗，而是联合正畸治疗一同设计进行。

正颌外科手术通常会延迟到患者颌骨发育完成后再开展，以减少持续生长带来的复发。但也有例外，如果患者有颜面形态紊乱或颅面异常的情况，例如唇腭裂，就需要早期手术干预。纠正严重的颌骨发育缺陷不仅有助于面型的改善，同时也可以提高患者心理健康、协调咬合的美观与功能、改善语音和咀嚼系统功能。正颌外科的诊断设计需要以口腔外科医生和正畸医生为首的一系列口腔医生团队的共同参与、制订。颅颌面结构非常复杂，全面的检查与方案设计是有必要的。除了要进行全盘的正畸专科检查，外科手术的设计还需要手术医生进行详细的面部评估、影像学检查以及相应的口内口外检查。为了获得理想的术后面容，有些患者还需要同时进行其他面部外科整形，例如鼻整形术。术前手术医生应当与患者进行详细的治疗计划和治疗流程沟通，以便患者了解与参与最终方案的制订。临床上，手术医生还可以应用计算机软件的可视化模拟帮助患者了解正颌手术会对他们的面型和外观带来怎样的变化。

专科医生在仔细分析收集到的资料后，就可以对患者的颌骨异常、颞下颌关节紊乱、肌功能缺陷、牙殆异常等情况作出诊断。颌骨的诊断应当包括上下颌骨，且要从三维方向（垂直向、矢状向、横向）诊断其是不足还是过度，是单颌问题还是双颌问题。一般而言，颌骨发育成熟的患者才进行手术。发育不足的患者很多时候可以通过早期矫治加以改善，而对于颌骨发育过度的患者，待其成年后行手术纠正效果更佳。颌骨的持续生长因素对于颌骨发育不足的患者影响很小，但对于颌骨发育过度或前突的患者过早进行矫治则复发风险较大。

成功的正颌外科手术应当具备以下几点：

- 咬殆的功能与美观
- 颞下颌关节功能正常
- 无异常颌面部肌肉疼痛
- 保持或增加气道容积
- 面部的平衡与协调
- 解决患者主诉

与所有的外科手术一样，正颌外科手术也存在并发症，每位患者可能经历的术后并发症都并不一样。常见的术后并发症如下：

- 手术区域的麻木与刺激痛
- 局部水肿
- 局部瘢痕
- 鼻塞
- 睡眠障碍
- 口干
- 唇干

手术方式的选择取决于专家团队对颌骨异常的诊断。正畸的矫治目标应当在手术前确定，术后也需要进行精细调整。一般而言，术前正畸主要是去除牙性代偿，这种操作与非手术拔牙矫治是相反的。如果对患者进行拔牙矫治，其目的是利用牙颌补偿去掩饰咬殆异常。鉴于此种原因，医师团队和患者术前进行良好的沟通是非常重要的，患者要明白进行术前去代偿、采取正颌手术与正畸代偿性治疗完全相反的治疗方法。因此，尽量不要术中修改方案，这样会使治疗复杂化。一旦去代偿完成，患者就可准备正颌手术，手术按照一般麻醉程序进行。手术完成后，医生还需要在随后的复诊中进行正畸术后精细调整以获得理想的功能和美观结果。

## 术前正畸目标

手术前应去除牙代偿并且将牙列排齐。牙代偿的出现是牙颌改变以掩饰颌骨不调的结果。例如，骨性Ⅲ类错殆的患者，下切牙就会舌倾以代偿发育过度前突的下颌骨。去除牙颌代偿的目的是在上下切牙间创造足够的空间以便手术更好地移动颌骨、改善切牙关系，从而改善患者的侧貌。除了去代偿，其他的术前正畸目标还有：

- 排齐牙列
- 解除拥挤
- 协调上下颌牙弓
- 为骨切开术创造空间（要做截骨术的患者）
- 整平 Spee 曲线
- 整平横殆曲线

## 术后正畸目标

术后的正畸目标包括咬殆的精细调整和牙根平行度调整。常规的患者术后医嘱包括：

- 2—4 周流食
- 6 周以内软食
- 2 周以内即可上班
- 12 周以内不可以从事体育运动
- 为了减轻肿胀可能需要应用糖皮质激素
- 有的时候，术后患者需要佩戴橡皮圈牵引以获得更好的咬殆关系
- 有些患者需要理疗以便更好地恢复颌面部功能

# 上颌手术程序

## Le Fort 截骨术

Le Fort 截骨术是通过手术进行上颌骨三维方向（向下、向前或向后）再定位，从而纠正上颌骨发育异常。根据手术平面的不同，该类手术被分为 Le Fort Ⅰ、Le Fort Ⅱ、Le Fort Ⅲ（图 11.1）。Le Fort Ⅰ 常用于纠正上颌骨垂直发育过度的情况，露龈笑常常是上颌骨发育过度的表现。Le Fort Ⅰ 也常用于改正开𬌗，此时要对上颌骨整平和移动，向后向上移动以获得较稳定的治疗效果。上颌骨向下移动容易复发，此时需要进一步植骨。进入上颌骨需要分离的口腔软组织范围包括上颌唇颊前庭区，即磨牙以上区及前鼻嵴以下区。骨切开区域为前鼻底的边缘、梨状孔的边缘和上颌骨表面的侧面边缘（即颧颌缝）。很多时候，骨切开范围会延伸至翼板范围。骨切开时，通过外科器械提升鼻底，从上颌骨分离鼻中隔。鼻侧面也可通过骨切割进行分离。上颌骨分离与固定时注意保护腭大血管神经束。

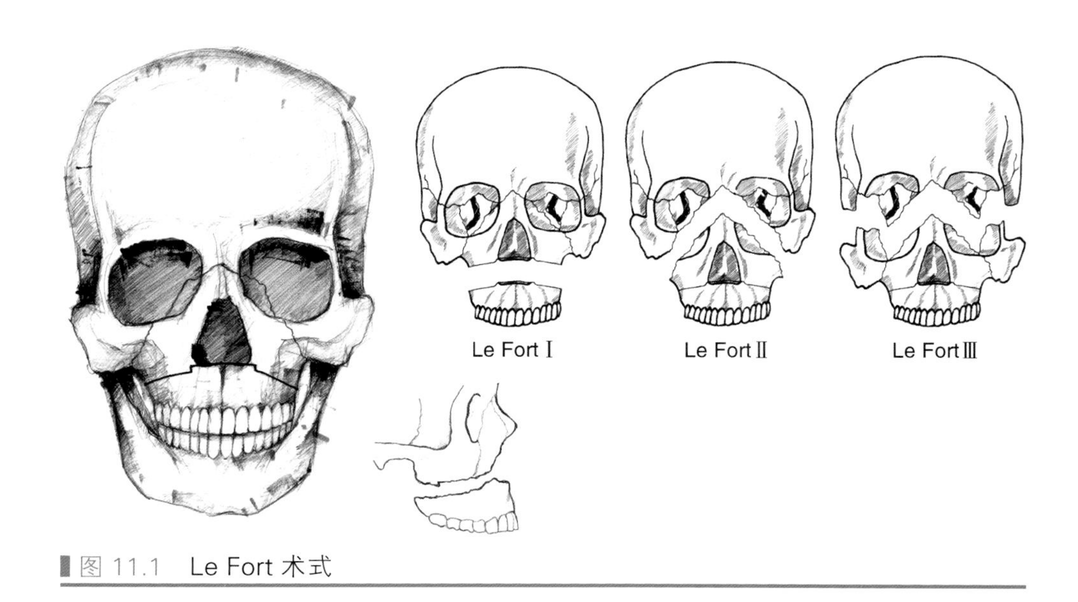


图 11.1 Le Fort 术式

骨切开术经由几个特定的颌骨解剖结构部位进行，进而移动并重新定位上颌骨。术中应用𬌗板与种植钉以保证再定位后的上颌骨与下颌骨的位置相匹配。术后移除颌间固定后，为了维持矫治结果的稳定，正畸医生会要求患者严格佩戴弹力橡皮圈。在 Le Fort Ⅱ、Le Fort Ⅲ 手术中，涉及移动的上颌骨区域范围则更大。Le Fort Ⅱ 手术区域涉及眶底和鼻根部。Le FortⅢ则是从两侧颧弓开始横高离断眶底和鼻根，该术式的风险是会引起暂时性的上颌、上唇和鼻区域感觉异常。

### 外科辅助上颌骨快速扩弓

在一些上颌骨严重狭窄的病例中，患者需要进行外科辅助上颌骨快速扩弓。这项手术操作属于牵张成骨一类，通过外科操作拓展上颌骨骨量，主要适用于上颌牙弓狭窄所致锁𬌗需大量扩弓且颌骨已发育成熟的患者（图 11.2、图 11.3）。

对于儿童和青少年患者，可以通过上颌扩弓器去纠正上颌狭窄。但是，对于成人患者，就需要外科辅助打开腭中缝以提高治疗效果的稳定性。手术方式为改良的 Le Fort Ⅰ型手术配合使用上颌快速扩弓器，术前应调试好扩弓器。术中颌骨的切开范围是从第一磨牙的位置向中线到双侧上颌骨腭中缝。另一切口为顺着上颌骨侧边缘跨过前鼻脊到中切牙根尖上方的位置。手术通过将骨凿放入垂直切口轻柔撬动腭骨后部来逐步松解腭中缝，并激活扩弓装置以维持扩开的腭中缝。术后扩弓的效率取决于外科医生和正畸医生。外科辅助上颌快速扩弓还有几种改良术式，取决于治疗专家团队的选择。扩弓后切牙会出现明显的缝隙，这一点须告知患者。

## 下颌手术程序

### 双侧下颌矢状劈开术

双侧下颌矢状劈开术是一种用于前伸或后退下颌而采用的外科手术方式。该手术主要用于解决下颌体和升支矢状向不调的情况。患者经常规麻醉后，行口内切口，范围从第一磨牙开始，一直到喙突，从而暴露术区的下颌骨。截骨术的第一步在分离下颌升支内外侧骨膜暴露下颌升支骨表面后，在暴露的升支前缘用电钻沿前缘纵行打扎将下颌升支分为内外两部分。内侧在一定位置采用工具横行截断内侧骨板。该切口位置位于冠状切迹下方、下颌孔上方的骨松质内。

手术第二步为顺着第一步切开横行切口向下做下颌骨矢状劈开。截骨术劈开这一步操作沿下颌骨外斜线大约 1 mm 的位置完成（图 11.4）。双侧下颌矢状劈开的目的是将下颌骨一分为三：中间一块是下颌骨前段的部分（包含牙齿），两侧靠后的部分，包含髁状突。行骨切口时要小心以免损伤下颌神经。

矢状劈开完成后，下颌喙突和髁状突就可以自由活动了。双侧下颌升支劈开完成，

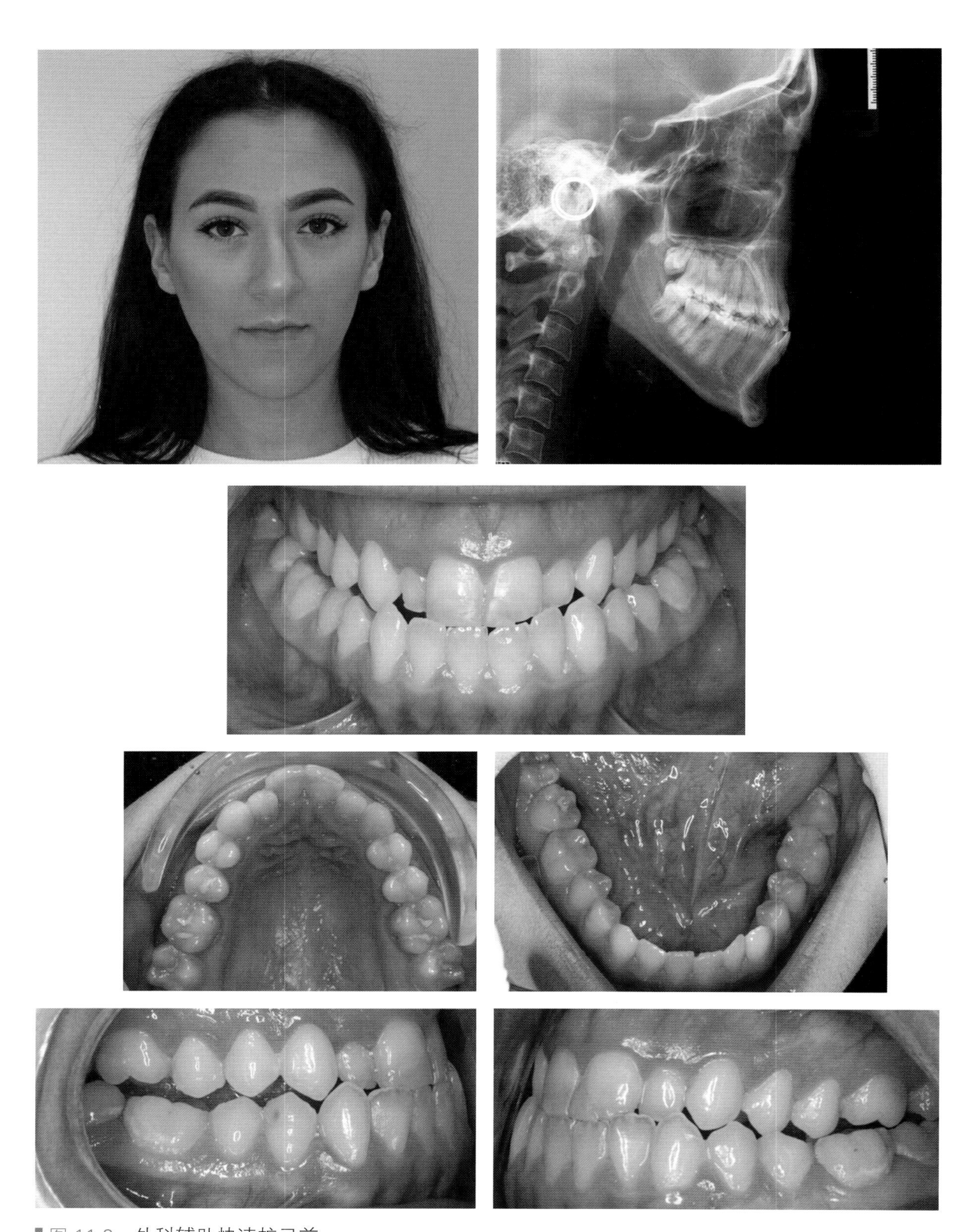

图 11.2　外科辅助快速扩弓前

图片来源：Shimanto Pukayastha 教授和 Peter Tsakiris 教授

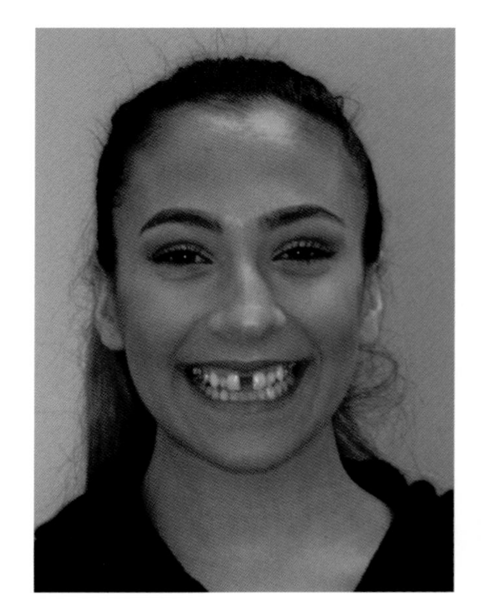

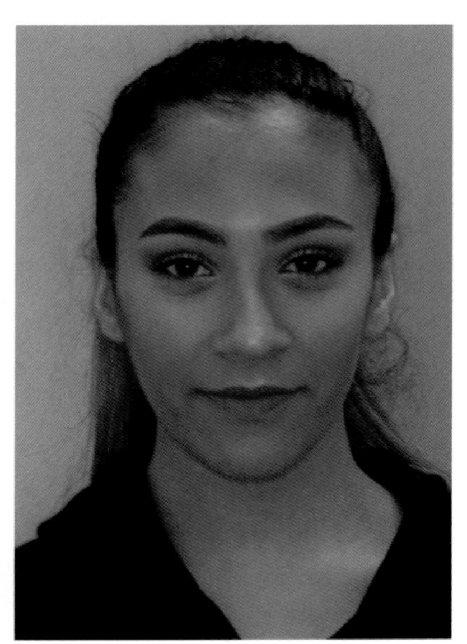

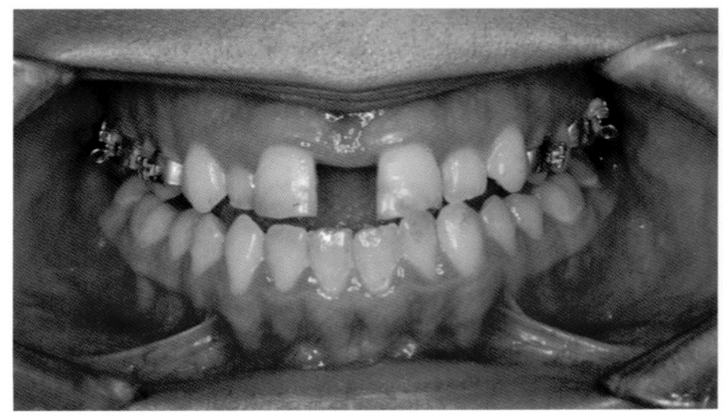

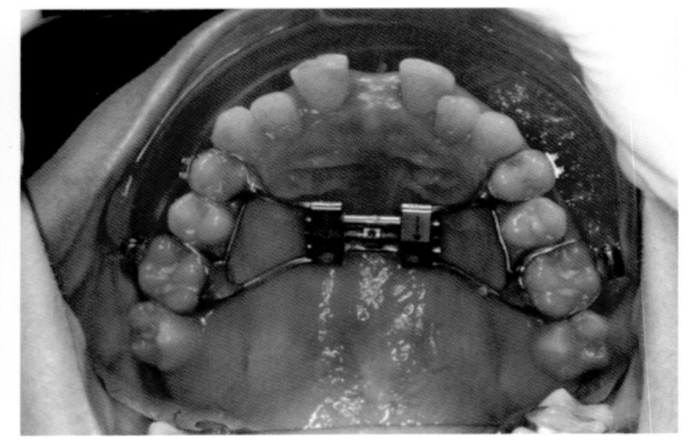

图 11.3　外科辅助快速扩弓后中切牙间出现大间隙

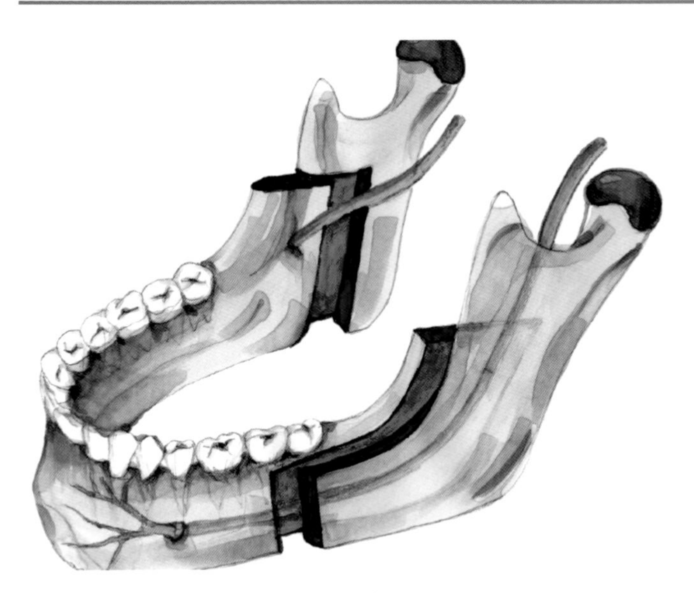

图 11.4　双侧下颌矢状劈开术

下颌骨前伸或后退至理想位置后，就需要将上下牙弓结扎以完成颌间固定。通过钛板和 2 mm 螺钉进行下颌骨坚固内固定可以保证劈开区域骨块的正常自然生长愈合。如果患者术后反应小，1 天即可出院。

随后的外科复诊主要是检查伤口的愈合情况。为了完成术后的矫治目标，常规的正畸复诊也必不可少。为了建立咬㕭，正畸医生会要求患者佩戴弹力橡皮筋。术后正畸治疗完成后，患者仍需定期复诊以检查保持情况和治疗结果的稳定性。这个阶段的主要问题是由于手术要暴露下颌神经管，可能会导致局部麻木等情况，这种麻木的情况可能会持续几个月。前徙下颌会导致舌骨上肌群紧张，前徙超过 7 mm 会使不调的情况有一定程度的复发。

## 颏成形术

用于纠正颏部形态异常的手术叫颏成形术。该手术的软组织切口范围是从下颌前庭区到双侧尖牙区，以便进入颏部，手术时需注意保护局部神经。颏成形术可以用于纠正以下问题：

- 正中联合畸形
- 下颌过度前突
- 颏部垂直向不足
- 颏部扁平或后缩

颏成形术可以通过前后移动、倾斜移动、缩窄或扩宽等操作达到颏部重新塑形的目的。为了达到理想效果，医生需要在颏部水平骨切开然后将离断的颏部骨块转至所需的区域（图 11.5）。医生可以通过前徙来延长颏部或是通过截骨术以缩短颏部，可通过打

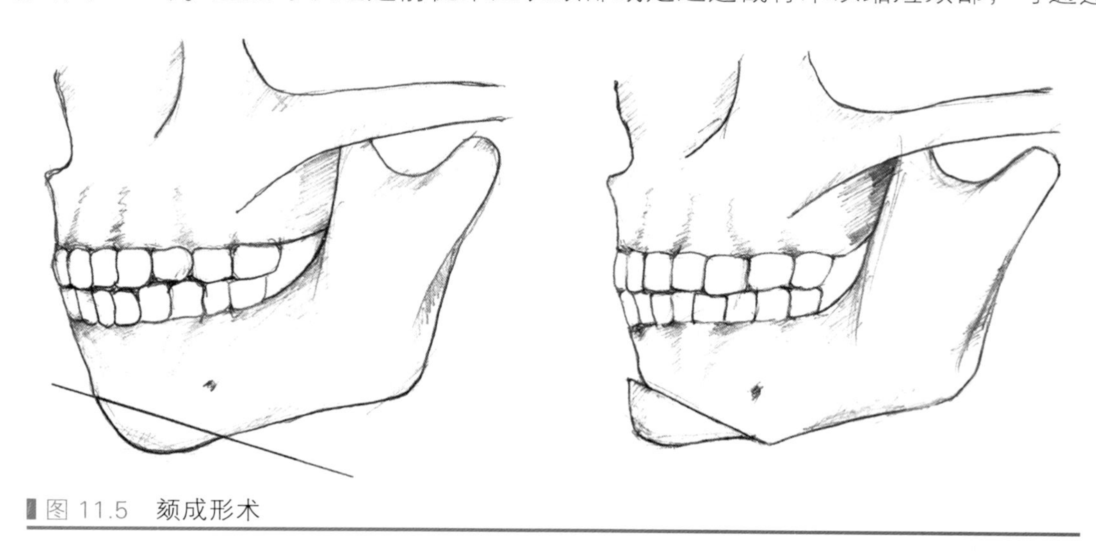

图 11.5　颏成形术

开正中联合来减少或增加颏部宽度，然后通过坚固内固定来保持矫治效果。

## 双颌手术

有些患者同时存在上下颌骨发育畸形的情况，专家团队就需要设计双颌手术来同时纠正上下颌骨。手术全程需要保持单颌稳定以获得理想咬𬌗。骨切开的顺序由外科医生重新设计，可以先行上颌骨切开以及牙弓的定位和旋转，待上颌纠正后再根据上颌位置行下颌手术。

## 髁突后软骨移植

有些下颌后缩的患者可以通过髁突后软骨移植来前徙下颌。

### 病例展示

下面展示一个正畸—正颌联合治疗的病例（图 11.6、图 11.7、图 11.8）。患者情况如下：

- 凹面型
- 短面型
- 面中份发育不足、上颌后缩的骨性Ⅲ类错𬌗
- 安氏Ⅲ类错𬌗畸形
- 初诊头侧位片显示上前牙代偿性唇倾
- 上中线不齐，咬𬌗不对称

治疗目标如下：

- 改善面型
- 协调上下颌骨位置关系
- 纠正前牙反𬌗
- 解除拥挤
- 整平牙弓曲线
- 协调上下牙弓
- 纠正中线不齐
- 建立磨牙Ⅰ类咬𬌗关系

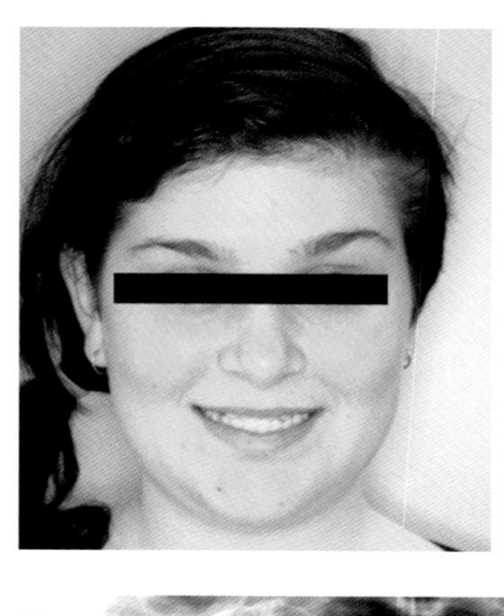
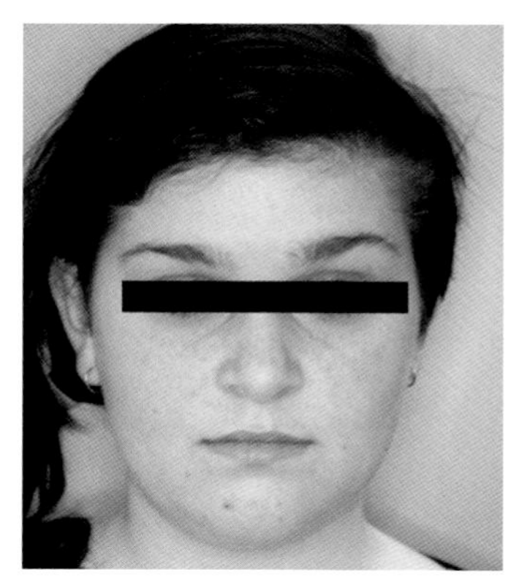
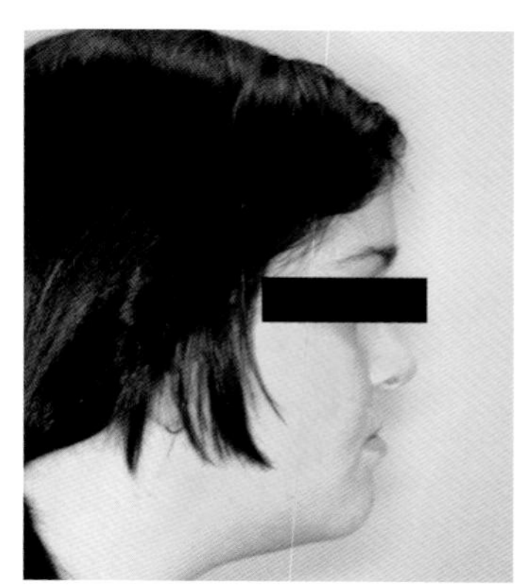
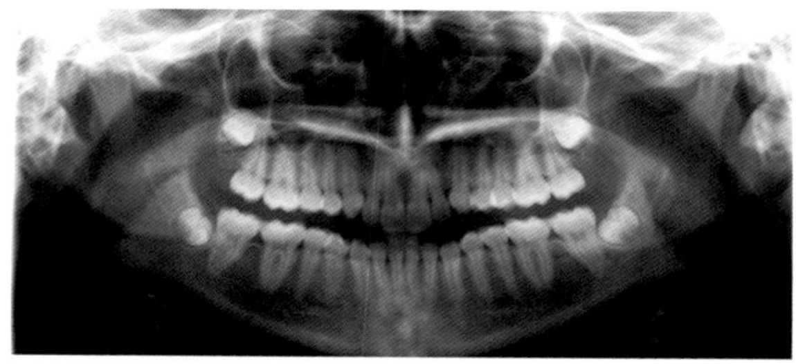
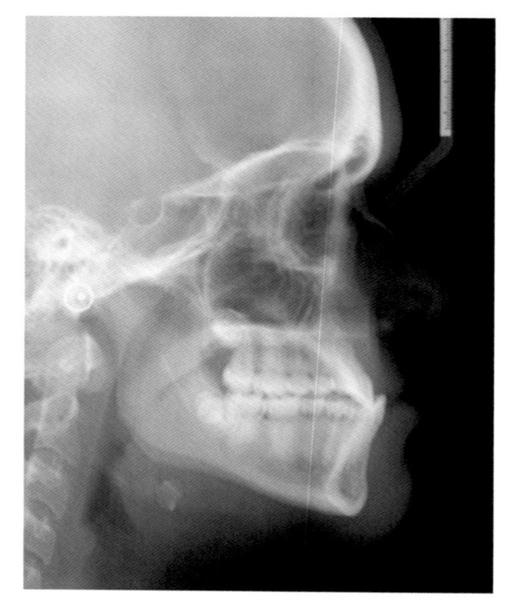
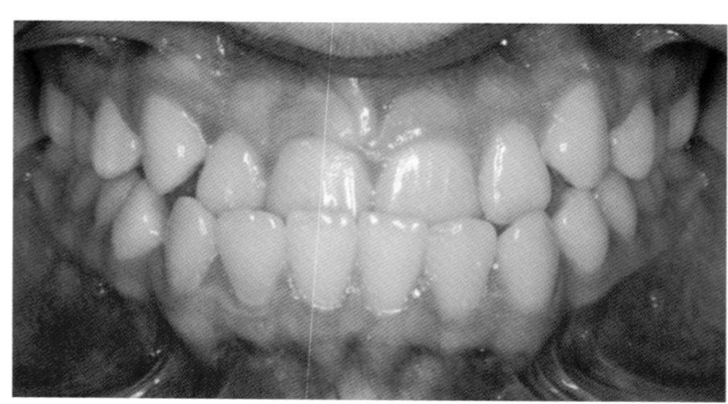
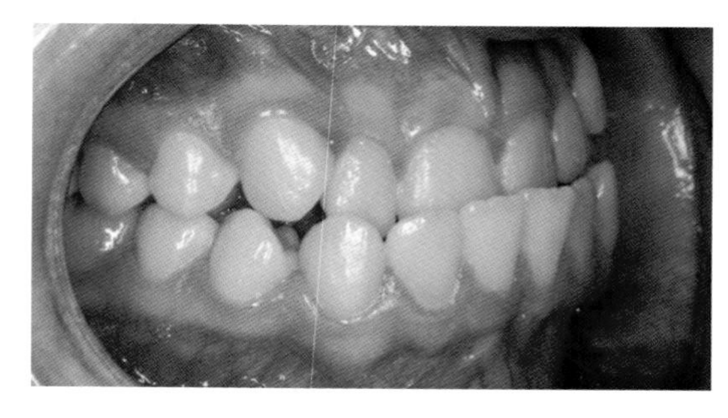
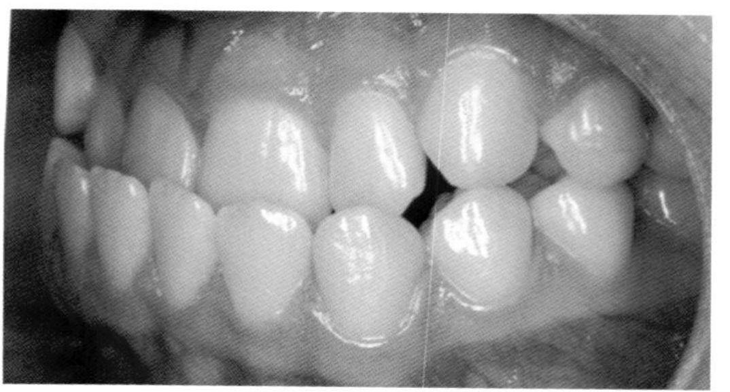

图 11.6　正颌外科治疗初诊

图片来源：Shimanto Pukayastha 教授

- 建立尖牙 I 类咬船关系
- 减轻或消除任何关节疼痛或不适
- 减轻或消除任何由牙齿或微笑导致的社会心理问题
- 治疗结果稳定

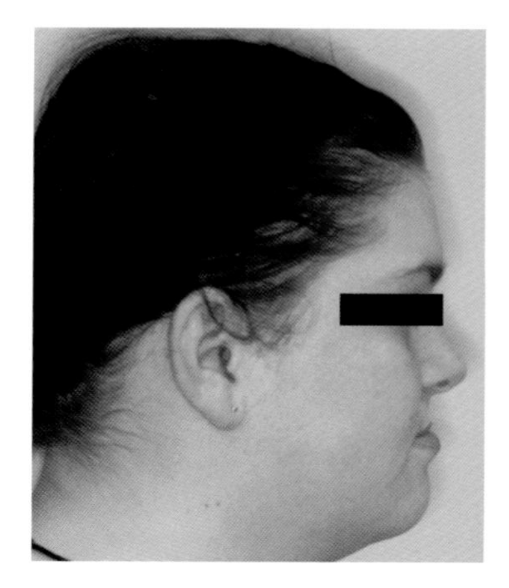

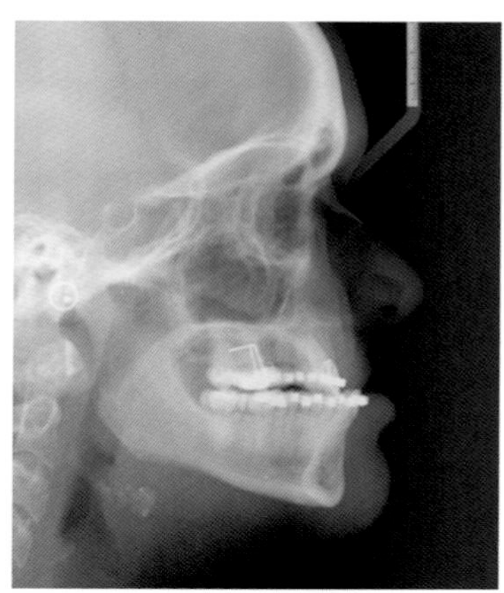

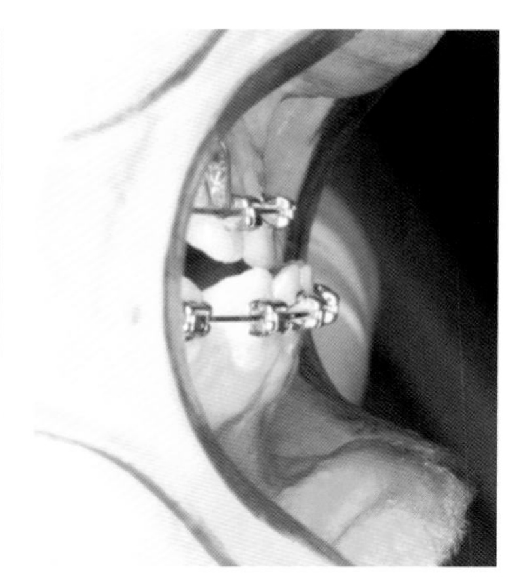

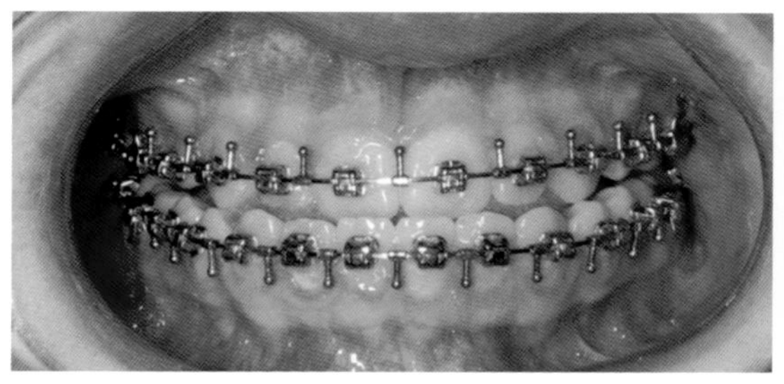

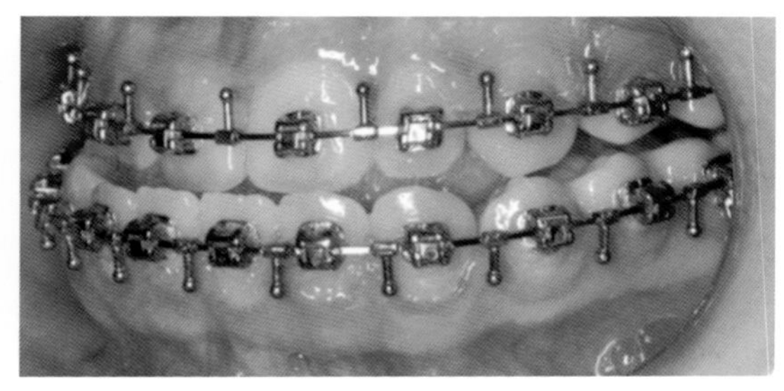

图 11.7 正颌外科治疗术前(因咬合不对称,去代偿后,患者表现出不对称的咬合关系,提示需要进行下颌截骨术)

治疗分几个阶段。术前正畸，上下颌选择 0.022 英寸的自锁托槽体系以及与之相适应的弓丝，弓丝上需要表达合适的转矩为牙齿去代偿。全麻下拔除上颌第一前磨牙和智齿，戴用横腭弓以增加支抗。接下来的正颌手术包括 Le Fort Ⅰ 和下颌截骨术，术后保持采用上下颌前牙舌侧丝及上颌活动保持器。

## 透明隐形矫治器

近年来，从成人矫治到青少年正畸均出现一种趋势，就是无托槽隐形矫治器成为传统托槽之外的另一选择。其中一种广泛应用的无托槽矫治器就是隐适美(Invisalign®)，发明于 1997 年，本章主要以隐适美为例进行介绍。患者是否适合使用隐适美矫治，须由正畸医生判断。

轻中度不调可以使用隐适美矫治，患者评估与诊断的过程与其他正畸治疗并无不同。在搜集完患者的所有资料后，隐适美实验室就会为这位患者创建一副 3D 数字模型。硅橡胶印模或口内扫描图像要发送到专门的牙科实验室，实验室的技师会使用这些数字

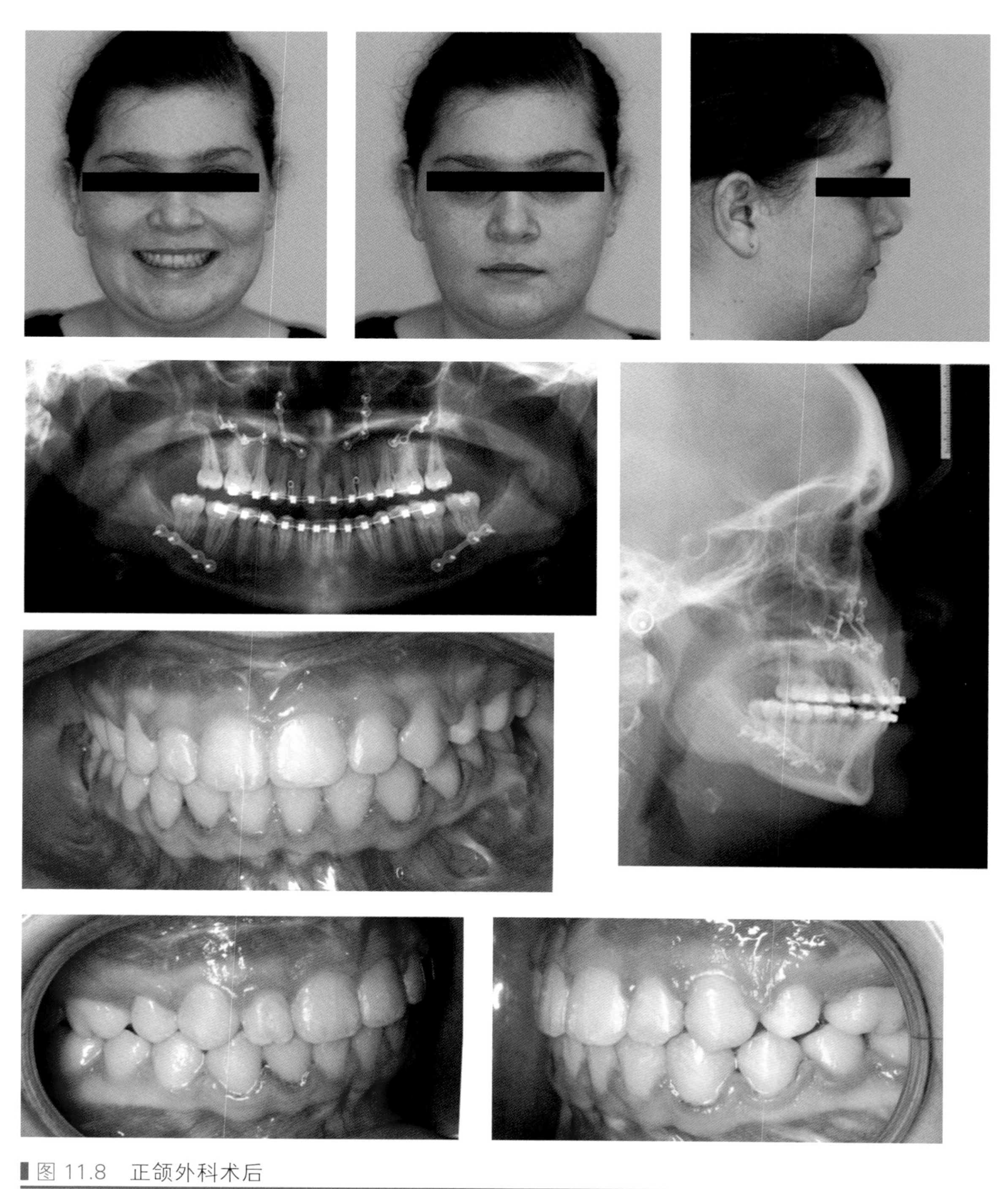

图 11.8　正颌外科术后

图片来源：Shimanto Pukayastha 教授

模型制订治疗计划，通过隐适美的牙移动与设计软件 Clincheck 来展示一系列的牙移动。在生产隐适美透明矫治器之前，正畸医生要与隐适美技师紧密沟通，提出治疗目标、治疗计划，以确保治疗结果是我们想要的。

透明矫治器是通过计算机辅助设计、辅助制造（CAD-CAM）而成形的。CAD数据通过立体光刻技术来生产3D模型。立体光刻技术是一种快速成形的3D打印技术。透明矫治器是通过弹性热敏塑料来产生矫治力，并由粘在牙上的附件提供固位，由此移动牙齿。贴合良好的矫治器可以让牙齿按照预定目标移动。

使用隐形矫治器时，还需一副用来粘接附件的模板。如果在牙移动过程中还需要附加一些附件，则同时需要相应的附件模板。为了更好地移动牙齿，正畸医生有时会在不同的矫治阶段设计邻面去釉以产生一些间隙。邻面去釉或片切就是去除相邻牙的牙釉质以产生一些必需间隙。邻面去釉不仅可以用于隐形矫治，一些固定矫治中也可以使用。Bolton指数是一个很好的用来判断邻面去釉的指标。邻面去釉也可用来消除黑三角。

每一副隐形矫治器可以使牙齿移动0.25～0.33 mm，其目的是产生一个持续轻力以实现控根移动，同时避免产生牙槽骨透明样变和牙根吸收。患者应每1～2周更换一副矫治器或遵医嘱执行。每天应佩戴矫治器20～22小时。正畸医生会根据情况每次给患者配几副矫治器。如果需要频繁追踪治疗进展，则正畸医生可能会给患者配更少的矫治器，这样患者就需要更频繁的复诊。而有的正畸医生可能会一次给患者配比较多的矫治器，这样患者的复诊频率就会小和复诊间隔就会比较长。

## 附件

根据牙移动需要，数字化模型上会设计一系列各种样式的附件，附件同时也具有支抗的作用。不同的牙移动方式对应不同的附件。下面举例说明常见的牙移动方式对应的附件。

1）矩形附件：斜边水平矩形附件可以产生一个伸长力，而前磨牙上的垂直矩形附件可以产生旋转作用。如果上下颌第一前磨牙加上垂直矩形附件，就可以对前牙产生一个压低的作用。垂直矩形附件还可以对牙齿进行正轴。

2）椭圆形附件：水平的椭圆形附件有伸长牙齿的作用。垂直型的椭圆形附件可以增加牙套的固位。

3）泪滴形附件：泪滴形附件可以使尖牙产生旋转。

粘接在牙齿上的附件比牙套要小很多。优化附件可以设计成不同的压力面形态，牙套戴入后根据不同的优化附件形态就可以产生主动或被动压力效果，从而实现所需要的牙移动类型。被动型优化附件可以产生类似支抗的作用。压力嵴可以产生根舌向转矩，在牙套上设计不同的压力点就可以对牙齿进行唇舌向的控根移动。压力嵴和附件不能同时设计在同一个牙上。优化附件的目的是通过改变牙齿的外形来激活牙套，激活的牙套表面就可以产生持续轻力，这有利于牙齿的持续健康移动。

为了便于实现弹性牵引，可以在设计时给牙套上加上精密切割，可以是牵引钩，或是在尖牙、前磨牙、磨牙上预留空间粘上舌侧扣（图 11.9、图 11.10）。

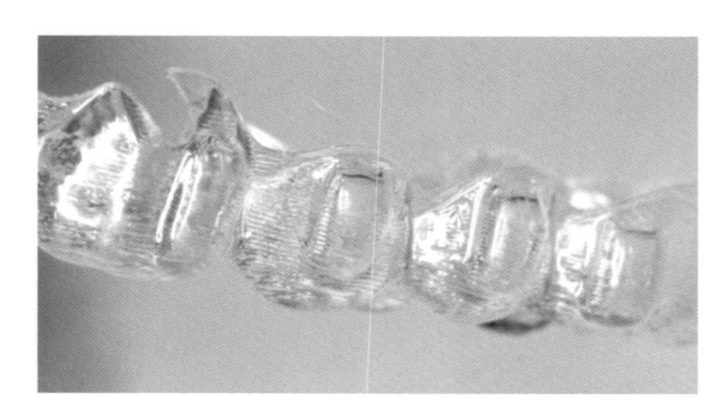
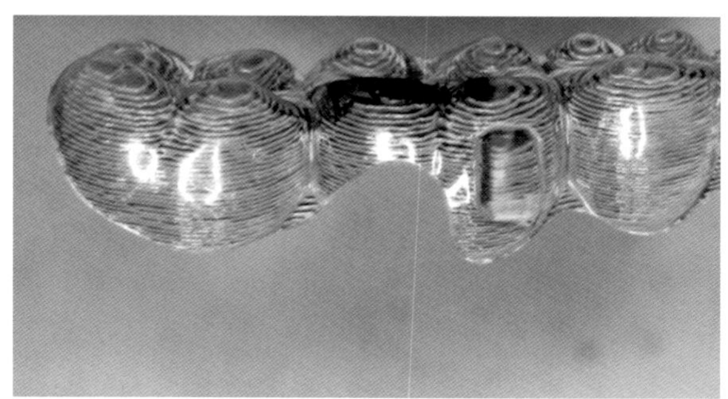

图 11.9　为配合弹力牵引，在牙套上做精密切割；磨牙上也做了开窗以放置舌侧扣做牵引

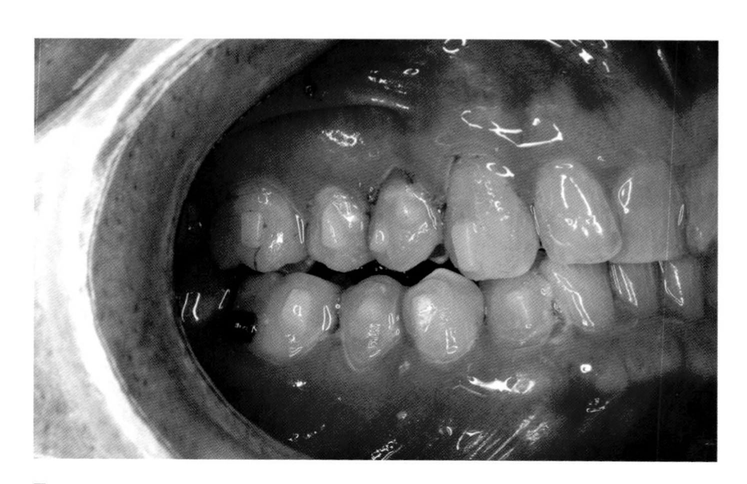

图 11.10　牙齿上粘好附件后，下颌第一磨牙粘上舌侧扣，与上颌尖牙的精密切割一起就可以进行Ⅱ类牵引

**粘接附件**

1）用抛光轮去除牙齿表面的软垢和残渣。清洁的牙齿表面可以增加粘接力。

2）酸蚀牙面，冲洗去除酸蚀剂。

3）涂布粘接剂，牙面干燥和隔湿对于良好的粘接固位非常重要。棉卷、颊舌侧开口器都有助于唾液的控制。

4）隐适美的模板牙套附件空缺处充填树脂。

5）将充满树脂的模板放置在牙齿上。

6）压紧模板及附件，使附件与牙面紧密贴合，一直到树脂固化。

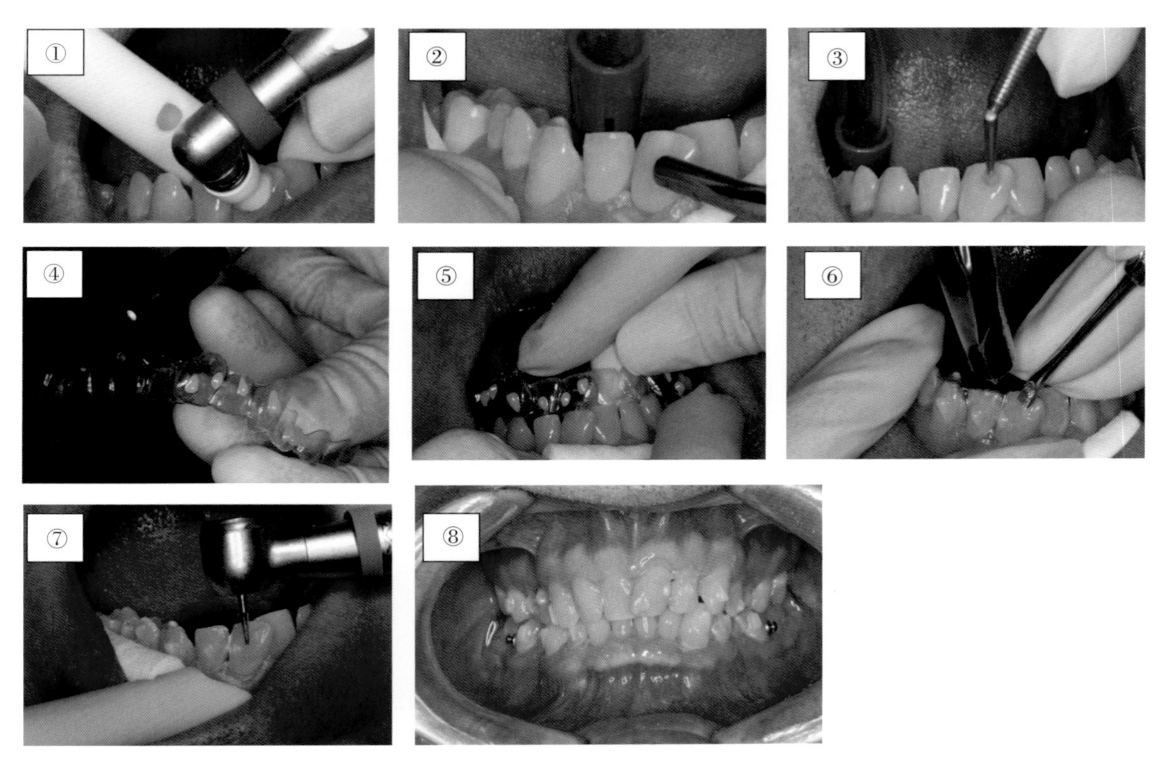


图 11.11　隐适美粘接附件的流程(①橡皮轮抛光;②冲洗干燥牙面;③在牙釉质表面涂布自酸蚀粘接剂;④为模板充填树脂;⑤戴入模板;⑥定位树脂、压紧模板;⑦取下模板、去除溢出树脂;⑧检查所有附件)

7）取掉模板，去除多余树脂。去除时注意不要损坏附件和牙釉质。附件的边缘是受力区，一定要保护好此处的形态。用牙线检查牙齿邻接处的树脂，并去除干净。

## 邻面去釉

邻面去釉时有以下注意事项：

1）建议使用金刚砂片或是金刚砂条来进行邻面去釉。

2）这是一项磨除性的操作，术后细菌容易在磨除的粗糙区域聚集从而增加患龋率。因此，术后使用氟化物进行表面的平整抛光是必要的（Alexandria，2008）。

3）治疗设计单会给出邻面去釉的部位和量。金刚砂片要小心进入触点区并去除合适的量。

4）邻面去釉时一定要注意保护嘴唇和舌头。

5）要检查去釉的量，需要使用邻面去釉测量尺（图 11.12）。将合适尺寸的测量尺放入邻接区观察去釉的量。

邻面去釉的方法很多。其中一种是使用金刚砂片（图 11.13），操作时一定要小心，

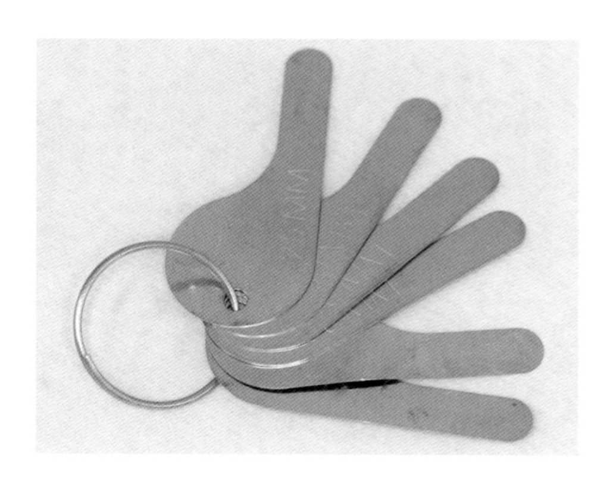

图 11.12　邻面去釉测量尺

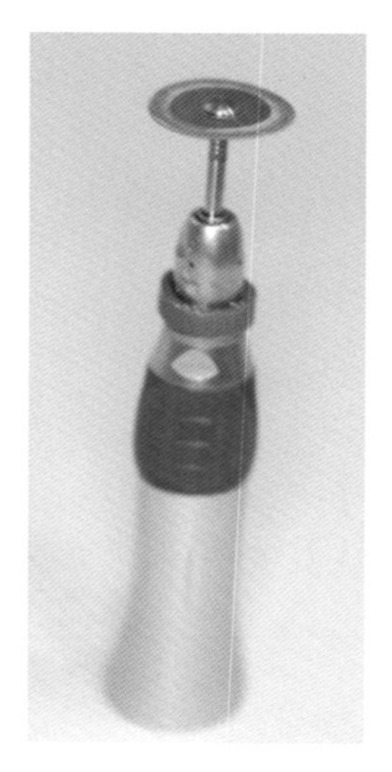

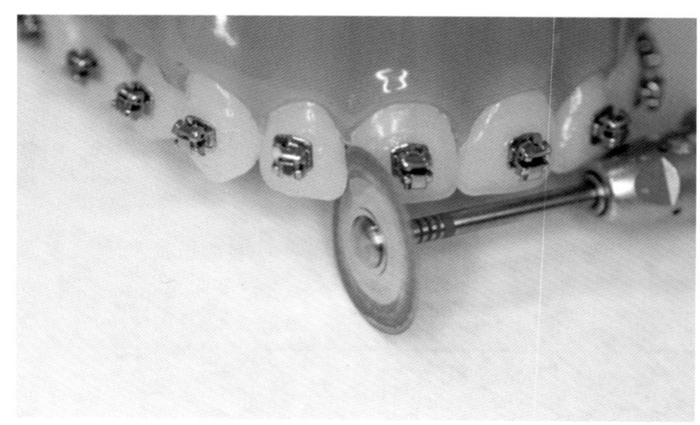

图 11.13　安装在直机手柄上的金刚砂片

因为金刚砂片切削效率很高，很容易去除过量釉质。另一种是使用金刚砂条（图 11.14）。

图 11.14　正畸用邻面去釉金刚砂条

## 使用透明牙套时患者的注意事项

患者必须全天佩戴矫治器，吃东西、喝饮料（喝冷水除外）前应将牙套取下。佩戴牙套时，长时间饮酒或喝咖啡将会极大地增加患龋以及釉质脱矿的风险。睡觉和运动的时候佩戴牙套都是安全的。取戴牙套时应保持手部清洁。

上下颌牙套应当分别佩戴，不要尝试同时戴入上下颌牙套。牙套最好使用冷水及牙膏进行清洁，不要使用假牙清洁剂之类的产品，因为它们可能使牙套透明度下降而影响美观。

牙套一旦从口内拿下，就必须放在盒子里以防损坏或是丢失。如果治疗设计中包含橡皮圈牵引，正畸医生还需要告诉患者牵引的方式和时间。

需要修改最初方案设计的患者，可能不适合继续佩戴原来设计的牙套，这时就需要进行中期调整。患者将目前定制的牙套戴完后，正畸医生要根据患者的情况决定是否需要制作更多的牙套进行精细调整。这时就需要磨除附件，照相、取模或是进行口内扫描，重新订制新的牙套以便达到最终的理想效果。在新的牙套制作完成前，患者需夜间佩戴最后一副牙套作为保持器。

## 去除附件

去除附件的步骤如下：

1）先干燥牙齿表面，以便更好地区分牙釉质和树脂附件。

2）磨除树脂附件。

3）附件去除后，再使用超声波对残余树脂进行进一步清洁。

## 隐适美病例展示

患者情况如下（图 11.15、图 11.16）：

- 直面型
- 平均生长型
- 6 mm 覆盖
- 前牙创伤殆
- 下前牙拥挤
- Ⅱ类 1 分类错殆
- 尖牙Ⅱ类关系
- 磨牙Ⅰ类关系

X 线显示该患者为骨性Ⅱ类下颌后缩伴有一定程度的垂直高度增加。患者的主诉是下前牙拥挤，并且拒绝手术方案，所以只能选择非拔牙隐形矫治，通过连续佩戴牙套来解除下颌拥挤，通过佩戴Ⅱ类牵引来纠正Ⅱ类牙性关系。

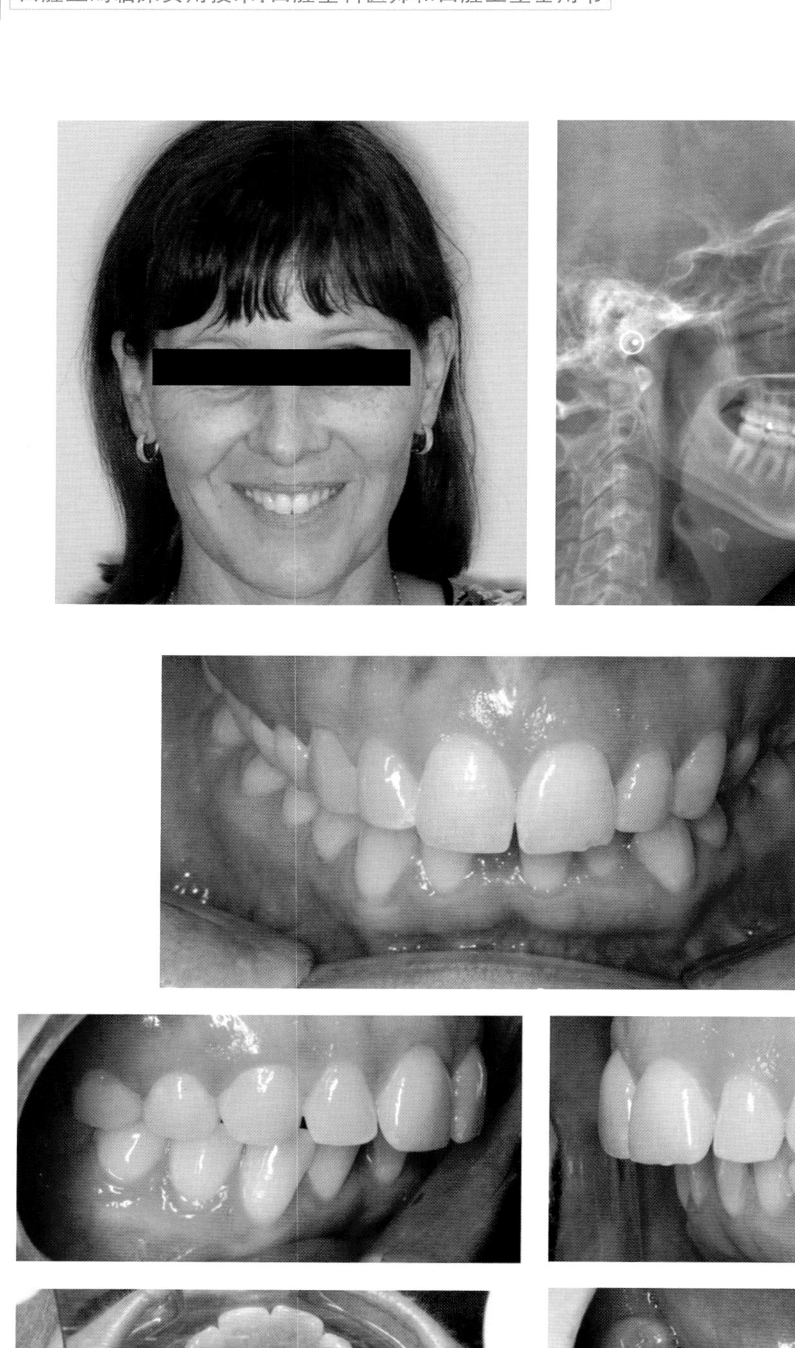

图 11.15　隐适美矫治初诊记录

图片来源：Shimanto K. Purkayastha 教授

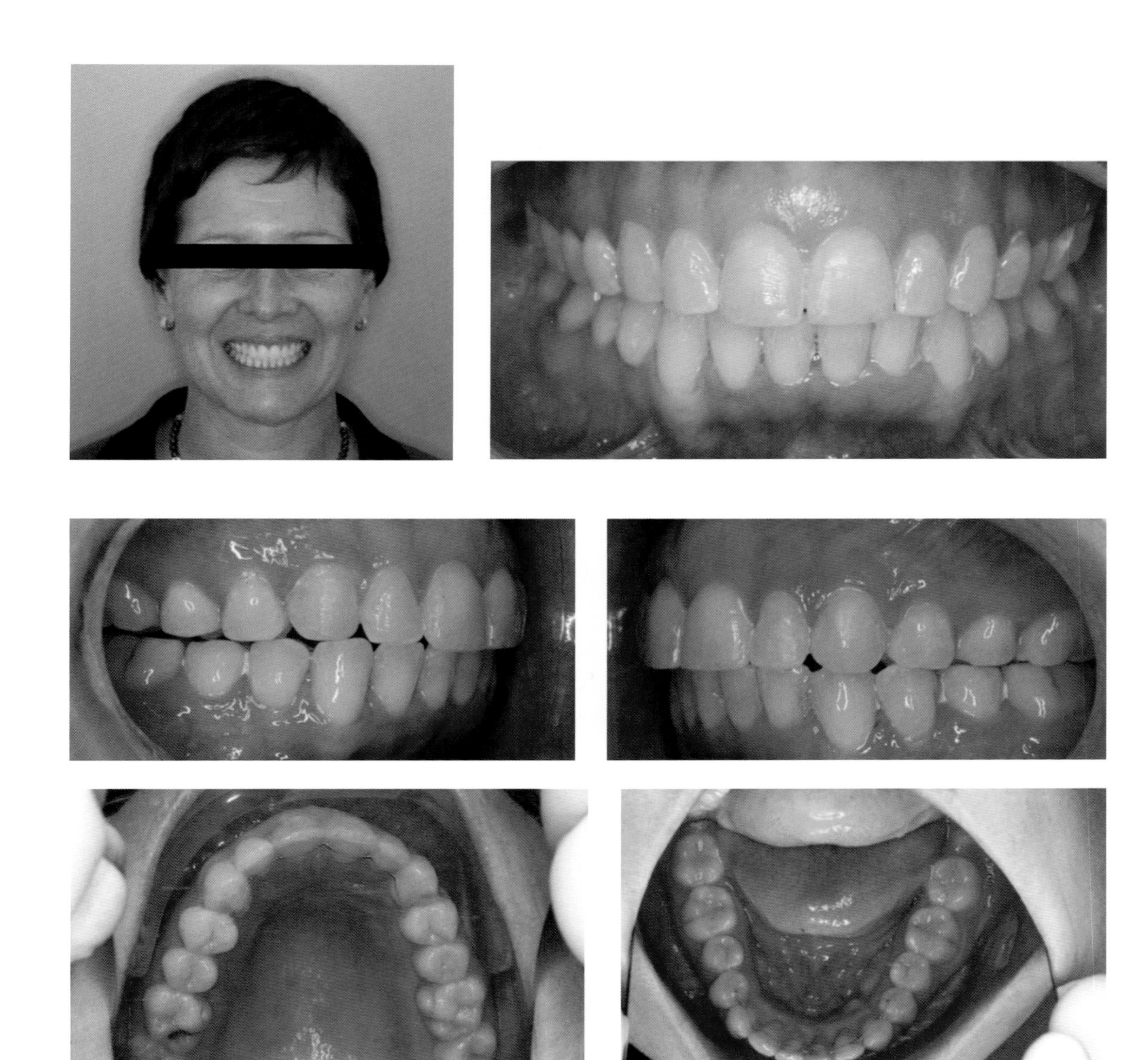

图 11.16　隐适美矫治完成

图片来源：Shimanto K. Purkayastha 教授

## 舌侧托槽

因为舌侧托槽的出现，成人和儿童的正畸治疗可以有更美观的选择。舌侧托槽是 20 世纪 70 年代由 Dr. Cravern Kurz 发明。最初的舌侧托槽设计会影响说话、损伤舌体、刺激牙龈、妨碍咬殆，舌侧托槽最早是采用直接粘接，易由于托槽定位错误而导致排齐效果不佳。

随着技术的发展，舌侧托槽出现了几种改良的矫治系统与设计，矫治效率、矫治质量和舒适性都有所提高。其主要改进如下：①边缘更平滑，减少了对舌体的损伤；②托槽体积更小，托槽定位时离龈缘 1～2 mm，从而减少对牙龈的刺激，并且利于清洁。随托槽一起设计的咬㴝板效应改善咬㴝干扰，间接粘接技术也极大地提高了托槽粘接的准确度，因此能更好地改善牙齿的轴倾度及转矩。托槽上设计有远离龈缘的球状钩以方便结扎。磨牙管的近中设计有宽敞的开口以便弓丝插入。

舌侧托槽相比唇侧托槽既有缺点又有优点。舌体的不适和发音困难都会在托槽戴入 1～2 周后得到改善。除去美观方面的优势，舌侧托槽也表现出更少的白斑和更低的患龋风险。牙齿的舌侧面相较唇侧表现出更少的龋坏。舌侧托槽采用个性化设计，托槽底板外形与牙齿舌侧外形贴合，辅以良好的粘接，大部分的舌侧釉质都会被封闭住（Van der Veen et al.，2010）。舌侧系统的品牌有 Incognito™，以及 Win and In-Ovation® Lingual 等。

## 舌侧矫治机制

舌侧矫治的生物力学不同于唇侧矫治，更小的托槽间距、更小的弓形就需要更轻的矫治力。上颌舌侧托槽定位于腭侧，牙齿舌侧外形使得托槽更接近于牙齿的阻力中心。在保持上下颌位置关系的同时，舌侧托槽会产生前牙压入、后牙伸出的力量，这有利于前牙深覆㴝的纠正。舌侧托槽还有上颌扩弓的作用，不过其机制目前还不太明确，其中一种解释是舌侧托槽间距、厚度以及弓丝力量的方向都会产生自内而外的作用。

与唇侧托槽相比，舌侧托槽的优点使其具有以下四个方面的优势：

- 前牙的压入
- 上颌扩弓
- 远中移动上颌磨牙
- 可以同时进行正畸牙移动和下颌再定位

## 舌侧托槽的定位

有几套舌侧矫治系统是通过准确定位托槽的位置来提高治疗效率的。高质量的硅橡胶印模或者口内扫描设备将牙齿的外形发送到舌侧托槽实验室，同时正畸医生给出相应诊断。正畸医生与实验室的技师通过沟通治疗目标和牙移动方式来保证托槽生产的准确性以及治疗结果的可预期性。通过专用的设备和程序，个性化的舌侧托槽和序列弓丝被生产出来。这个过程中包含的系统有以下一些内容：

- 个性化舌侧矫治器伺服系统（CLASS）

- 转矩角度引导系统（TARG）
- 个性化托槽底板厚度粘接系统（BEST）
- Hiro 系统
- 个性化托槽槽沟设备
- 蘑菇托槽定位器
- 舌侧托槽模板
- 转移最佳关系
- CAD/CAM 系统

## 粘接

舌侧托槽最适合用间接粘接。因为操作和视野受限，直接粘接想要获得精确粘接就比较困难，因此实验室会生产好带转移托盘的个性化舌侧托槽。对于舌侧托槽的粘接，正畸医生有不同的偏好，因此有多种间接粘接系统供专科医生选用。一般来说，舌侧托槽的间接粘接步骤如下：

1）颊舌侧充分隔湿。
2）将牙齿舌侧面去垢抛光。
3）舌侧面进行微蚀刻以提高粘接强度，避免粘接失败。
4）使用 37% 正磷酸酸蚀 15～30 秒。
5）冲洗、彻底吹干、试戴粘接转移导板，确保舌侧托槽与牙齿舌侧釉质紧密贴合。
6）试戴完后，彻底干燥托槽，涂布粘接剂。
7）按要求给牙釉质涂底液。
8）导板就位，压紧托槽，固化粘接剂。
9）去除导板和托槽周围多余的粘接剂，尤其是靠近牙龈边缘的粘接剂。
10）在放入弓丝前，检查每一颗托槽，确保粘接牢固。

## 舌侧弓丝

舌侧弓丝的“蘑菇”形态不同于唇侧弓形。舌侧弓丝一般是预成型的，可以是镍钛丝、不锈钢丝或是 β-钛丝。按照正畸医生的要求，这些丝被设计在不同阶段使用。一般情况下，在初始阶段使用记忆合金丝，有利于快速排齐和初期整平（图 11.17）。

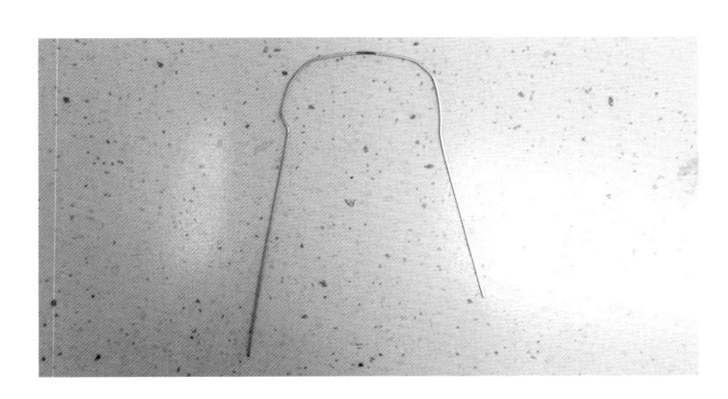

图 11.17　个性化的舌侧弓丝

图片来源：Nour Eldin Tarraf 教授

## 舌侧矫治器患者的选择

最早的舌侧矫治器一般是出于美观考虑而应用于成人患者，但随后发现，混合牙列后期的儿童也适合使用舌侧矫治器。正畸医生也发现有些错𬌗畸形患者不适合使用舌侧矫治。以下列举一些可能会影响正畸医生选择舌侧矫治器的因素：

- 患者的要求
- 口腔卫生
- 美学以及患者的自我美观评价
- 牙周健康因素

## 舌侧矫治病例展示

舌侧矫治器也可以用于需要正颌手术的患者，但是手术前需要粘接一些唇侧托槽以便进行坚固结扎。以下展示一个舌侧矫治Ⅱ类 2 分类错𬌗患者的矫治过程（图 11.18~图 11.21）。患者情况如下：

- 凸面型，下颌后缩
- 低笑线
- 安氏Ⅱ类 2 分类错𬌗，骨性Ⅱ类错𬌗
- Ⅲ度深覆𬌗
- 上前牙内倾，上颌方牙弓
- 右侧上颌第一前磨牙正锁𬌗
- 下颌方牙弓
- 上下颌中线一致

该患者使用上下颌舌侧矫治器和固定功能矫治器（Forsus）来纠正颌骨关系不调。

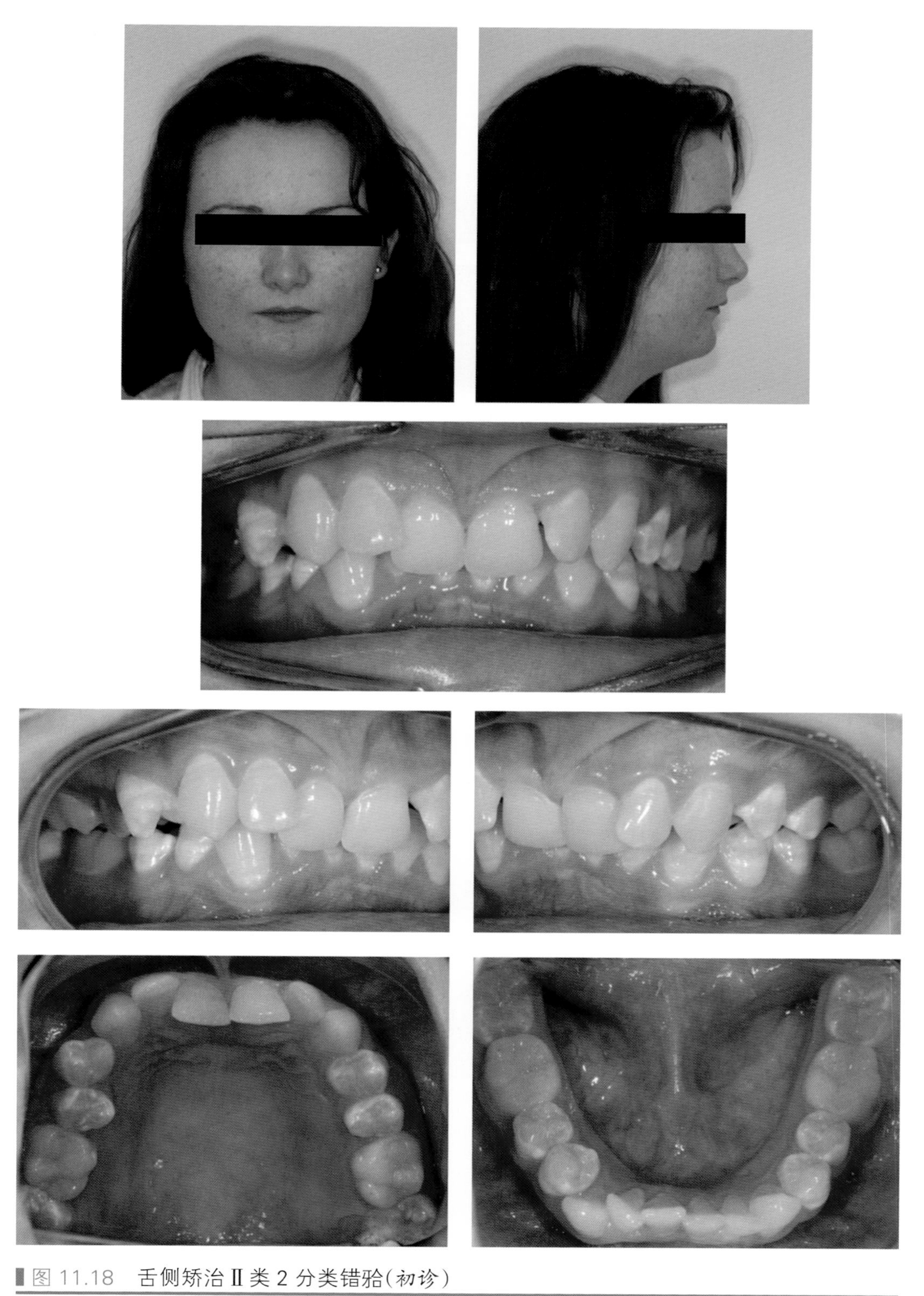

图 11.18　舌侧矫治Ⅱ类 2 分类错骀(初诊)

图片来源：Nour Eldin Tarraf 教授

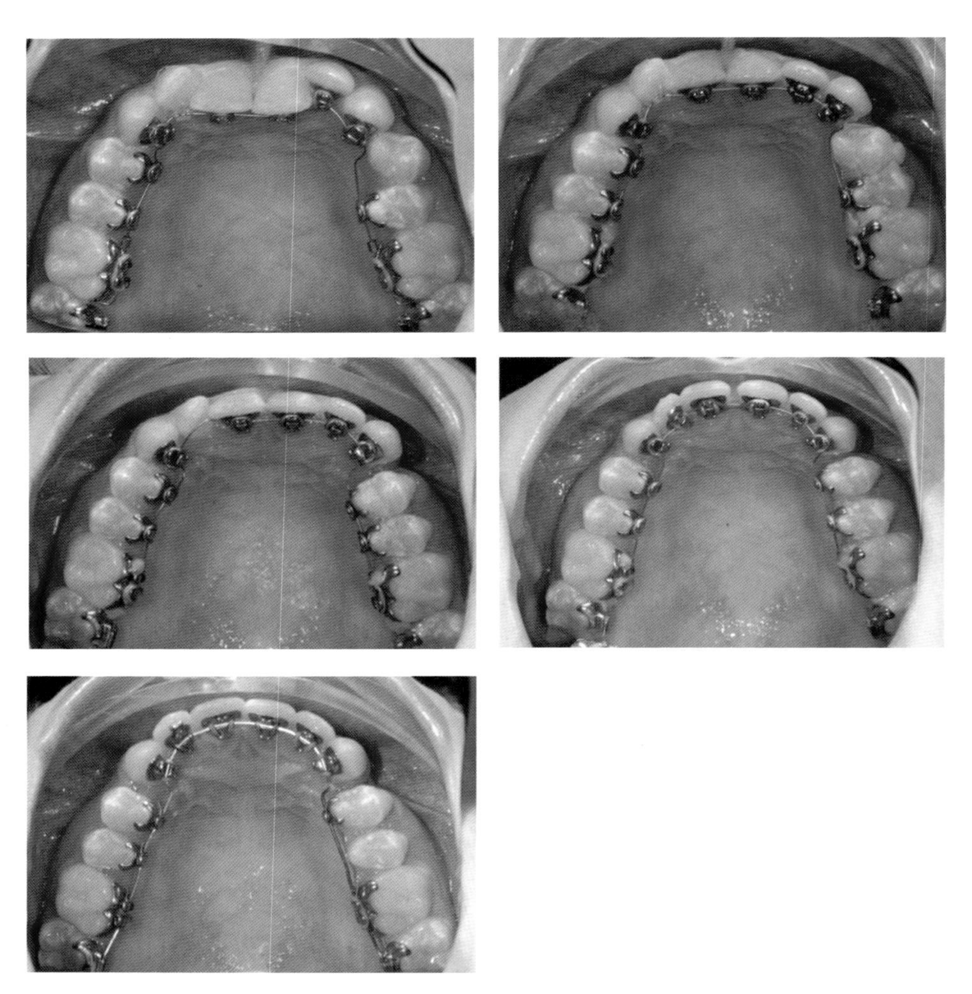

图 11.19　上颌前牙恢复唇倾度,上颌牙弓扩宽

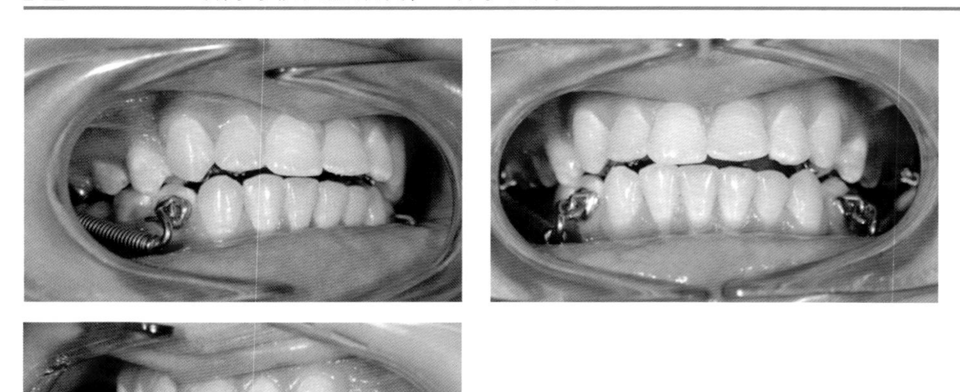

图 11.20　深覆𬌗解除后使用 Forsus 矫治器导下颌向前纠正骨性Ⅱ类关系,同时唇倾下前牙

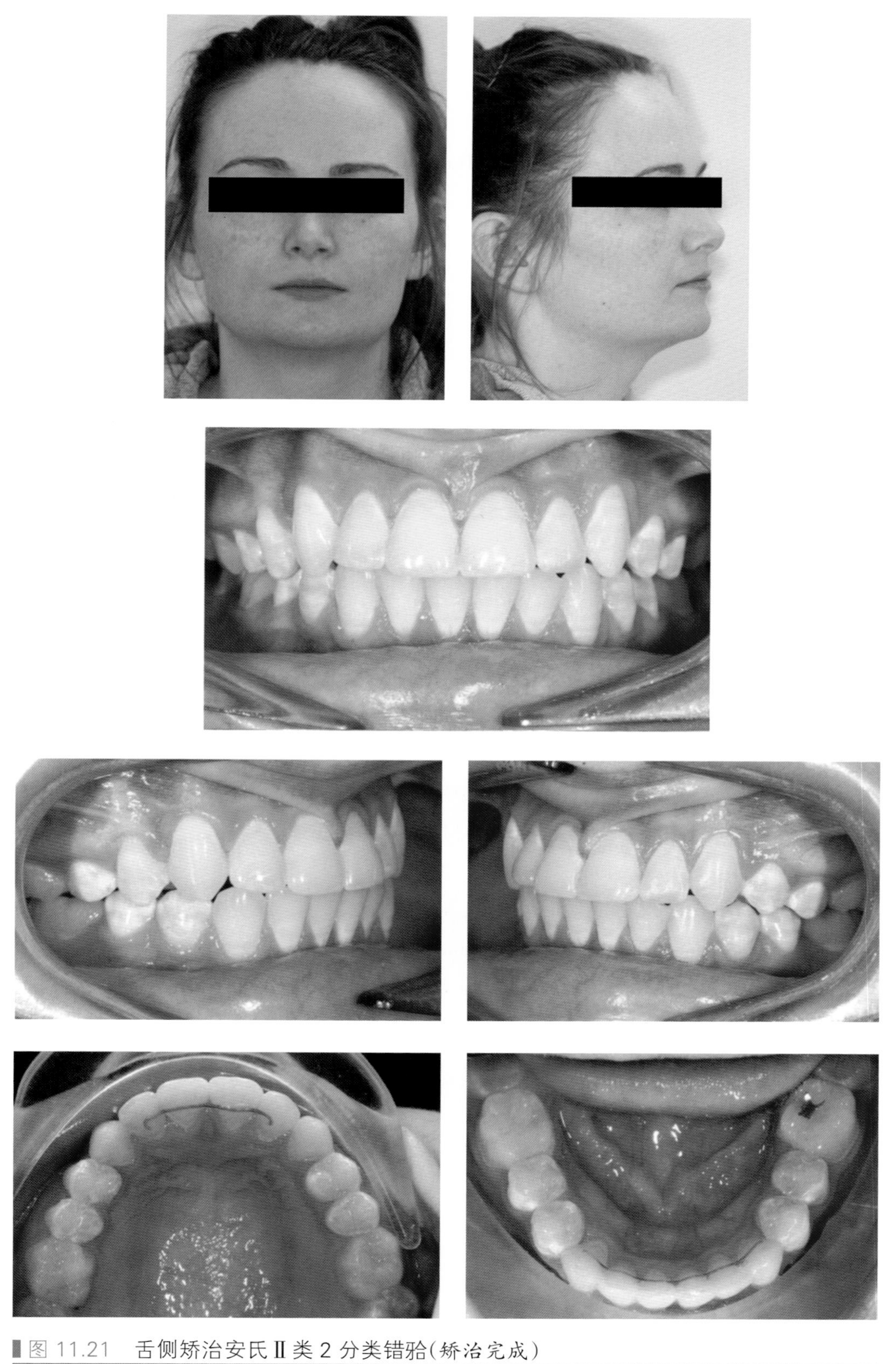

图 11.21　舌侧矫治安氏Ⅱ类 2 分类错骀(矫治完成)

图片来源：Nour Eldin Tarraf 教授

# 参考文献

Alexander, R. G. *The 20 Principles of the Alexander Discipline.* Hanover Park IL: Quintessence, 2008.

Romano, R. *Lingual and Esthetic Orthodontics.* Hanover Park, IL: Quintessence, 2011.

Van der Veen, M.H., Attin, R., Schweska-Polly, R., et al. Caries outcomes after with fixed appliances: do lingual brackets make a difference? *Eur J Oral Sci*, 2010, 118: 298-303.

# 延伸阅读

Bishara, S. E. *Textbook of Orthodontics.* Philadelphia, PA: W.B. Saunders, 2001.

Bouchez, R. *Clinical Success in Invisalign Orthodontic Treatment.* Hanover Park, IL: Quintessence, 2010.

Brand, R. W., Isselhard, D. E. *Anatomy of Orofacial Structures: A comprehensive approach.* 7th ed. St Louis, MO: Elsevier Mosby.

Downs, W. B. Analysis of the dentofacial profile. *Angle Orthod*, 1956, 26(4): 191-212.

Foster, T. D. *A Textbook of Orthodontics.* 3rd ed. Oxford: Blackwell Scientific, 1990.

Goose, D. H., Appleton, J. *Human Dentofacial Growth.* Oxford: Pergamon Press, 1982.

Ling, P. H. Lingual orthodontics: history, misconceptions and clarification. *J Can Dent Assoc*, 2005, 71(2): 99-102.

Mitche U, L. *An Introduction to Orthodontics.* 3rd ed. Oxford: Oxford University Press, 2007.

Mori, Y., Takafumi Susami, Hideto Saijo, et al. Mandibular body osteoctomy for correction of mandibular prognathism: a technical note. *Oral Sci Int*, 2012, 9: 21-25.

Ranly, D. M. (ed.) *A Synopsis of Craniofacial Growth.* Norwalk, CT: Appleton and Lange, 1988.

Thilander, B. Basic mechanisms in craniofacial growth. *Acta Odontol Scand*, 1995, 53(3): 144-151.

Welbury, R.R., Duggal, M.S., Hosey, M. T. *Paediatric Dentistry.* 4th ed. Oxford: Oxford University Press, 2012.

Wiet, G. J. Biavati, M. J., Rocha-Worley, G. Reconstructive surgery for cleft palate treatment and management. *Medscape*, 17 August 2015. Available at http://emedicine medscape.com/article/878062-treatment (accessed 7 April 2017).

Wiechmann, D. Lingual orthodontics (part 1): laboratory procedure. *J Orofac Orthop*, 1999, 60(5): 371-379.

## 自我测评

1. 正颌手术前应先正畸去除牙代偿。 ( )

A. 对　B. 错

2. 哪种手术方式可以延长颌骨长度? ( )

A. Le Fort Ⅱ　B. 颏成形术

C. 牵张成骨术　D. Le fort Ⅲ

3. 如果患者还未达到骨成熟阶段也可以获得稳定的手术效果。 ( )

A. 对　B. 错

4. 下列哪种术式是低位截骨术? ( )

A. Le fort Ⅰ　B. Le fort Ⅱ

C. Le fort Ⅲ　D. 牵张成骨术

5. 下列哪种术式可以重塑颏部? ( )

A. 垂直乙状切迹截骨术

B. 矢状劈开截骨术

C. 颏成形术

D. 节段截骨术

6. 透明牙套矫治中粘接附件的目的是什么? ( )

A. 让牙齿尽可能随着系列牙套移动

B. 为了获得每颗牙齿的精准移动

C. 在牙移动过程中获得更好的控制

D. 以上皆是

7. 要想获得有效牙移动，透明牙套每天要戴多长时间? ( )

A. 10～12 小时　B. 20～22 小时

C. 6～8 小时　D. 16～18 小时

8. 在哪些方面舌侧矫治器比唇侧矫治器更有优势? ( )

A. 远中移动上颌磨牙　B. 上颌扩弓

C. 压低前牙　D. 以上皆是

9. 透明牙套中压力嵴的作用有哪些? ( )

A. 为牙齿的一些特殊移动提供矫治力

B. 可以改正唇倾的牙齿

C. 提供更好的转矩控制

D. 以上皆是

10. 所有区域的附件都可以对牙套产生主动加力的效果。 (　　)

A. 对　　　　B. 错

(孟耀　译)

# 自我测评答案

## 2

1. B　2. A　3. A　4. B　5. A　6. B　7. D　8. D　9. C　10. C

## 3

1. D　2. A　3. C　4. E　5. E　6. D　7. C　8. C　9. C　10. C

## 4

1. A　2. B　3. C　4. B　5. A　6. B　7. B　8. A　9. C　10. C

## 5

1. B　2. D　3. C　4. A　5. C　6. D　7. A　8. D　9. B　10. C

## 6

1. B　2. D　3. A　4. B　5. D　6. B　7. D　8. A　9. C　10. B

## 7

1. D　2. D　3. A　4. D　5. C　6. C　7. B　8. D　9. A　10. B

## 8

1. B　2. C　3. D　4. A　5. D　6. D　7. D　8. A　9. D　10. B

## 9

1. B　2. D　3. C　4. A　5. A　6. D　7. A　8. A　9. B　10. D

## 10

1. D　2. C　3. D　4. A　5. B　6. D　7. C　8. A　9. A　10. D

## 11

1. A　2. C　3. B　4. B　5. C　6. D　7. B　8. D　9. D　10. B

# 索　引


A

aetiology of malocclusion 错𬌗畸形的病因 31

alginate 藻酸盐 53

ameloblasts 成釉细胞 22

amelogenesis 釉质形成 22

amelogenesis imperfecta 釉质发育不全 22

amelogenin 釉原蛋白 22

amniotic cavity 羊膜腔 8

anchorage 支抗 80

Andrew's six keys 正常𬌗的六个关键 3

angle's classification 安氏错𬌗畸形分类 38

ankylosis 牙齿粘连 40

anterior oral seal 口腔前庭区封闭性 35

B

basicranium 颅底 13

bell stage 钟状期 21

bilaminar disk 二胚层胚盘 8

bilateral sagittal split osteotomy(BSSO)双侧下颌矢状劈开术 181

bimaxillary protrusion 双颌前突 33

bioelectric theory 生物电理论 75

biomechanics 生物力学机制 73

bionator 生物调节器 133

bite registration 咬合记录 55,132

black triangles 黑三角 35

blastocoel 囊胚腔 8

blastocyst cavity 囊胚腔 8

Bolton's discrepancy Bolton 指数分析 63

bonding attachments 粘接附件 190

branchial arches 鳃弓 11

buccal corridors 颊廊 35

buccopharyngeal membrane 口咽膜 11

C

cap stage 帽状期 21

caudal 尾部 10

centre of resistance 阻抗中心 74

centre of rotation（COR）旋转中心 74

centric occlusion 正中𬌗 37

centric relation 正中关系 37

cementoblasts 成牙骨质细胞 23

cephalometric analysis 头影测量分析 60

cephalometric radiographs 头影测量片 60

cervical loop 颈环 22

chondrocranium 软骨颅 13

class Ⅱ division 1 安氏Ⅱ类 1 分类 139

class Ⅱ division 2 安氏Ⅱ类 2 分类 144

clear aligners 透明牙套 192

cleavage 分裂期 8
couple 力偶 73
cranial 颅 11
cranial base 颅底 16
cross bite 反殆 42
crowding 拥挤 38
curve of spee spee 曲线 38
curve of Wilson Wilson 曲线 38

D

dentinogenesis imperfecta 牙本质形成不全 22
dental follicle 牙滤泡 21
dental history 口腔病史 30
dental impressions 印模 52
dental lamina 牙板 19
dental papilla 牙乳头 21
dental pulp 牙髓 21
dental sac 牙囊 21
dentine 牙本质 22
dentoalveolar compensations 牙-牙槽骨代偿 37
dentinogenesis 牙本质形成 22
digital scanners 数字化扫描仪 52
dilacerated 劈裂 37
distal step 远中台阶 43
distraction osteogenesis 牵张成骨术 181
drift 漂移 15
dynamic occlusion 动态颌 37

E

ectoderm 外胚层 8
elastic wear 弹性牵引 81
elastomers 弹性体 53
embryo 胚胎 8
embryoblast 成胚细胞 8
embryogenesis 胚胎形成 8
enamel 牙釉质 21
enamel cords 釉索 21
enamel knots 釉结 21
enamel organ 成釉器 21
endochondral ossification 软骨内成骨 15
endoderm 内胚层 1
epiblasts 外胚层 1
epithelial cell(s) 上皮细胞 19
epithelial cell rests of Malassez Malassez 上皮剩余 23
epithelial diaphragm 上皮隔 23
epithelial root sheath 上皮根鞘 23
eruption 萌出 23
extra oral anchorage (EOA) 口外支抗 80
extra oral examination 口外检查 31
extra oral photographs 口外照 48
extra oral traction (EOT) 颌外牵引 134
extrusion 伸长 79

F

facial type 面型 32
fertilization 受精 7
fetal phase 胎儿期 8
flush terminal plane 平齐终末平面 43
Frankel appliance Frankel 矫治器 138
Frankfort mandibular plane angle(FMPA)下颌平面角 18
frontal resorption 直接性骨吸收 77
functional phase 功能阶段 23

G

gastrulation 原肠胚形成 9
genioplasty 颏成形术 184
growth 生长 7
growth mechanisms 生长机制 14
growth rotation 生长旋转 18
growth spurt 生长迸发 15
gummy smile 露龈笑 35

H

Herbst Herbst 矫治器 135
Hertwig's root sheath Hertwig's 上皮根鞘 23
histodifferentiation 组织分化 21
hyalinization 透明样变 78
hydrocolloids 凝胶 53
hyoid 舌骨 13
hyperdontia 多牙 19
hypoblasts 内胚层 8
hypodontia 缺牙 19

I

imbibition 吸胀 57
impacted teeth 阻生牙 117
inner cell mass 内细胞团 8
inner enamel epithelium 内釉上皮 21
intercuspation position 牙尖交错位 32
intermaxillary 殆间 82
inter proximal reduction 邻面去釉 191
inter-sphenoid 蝶骨间 15
intramaxillary 殆内 82
intramembranous ossification 膜内成骨 15
intra oral examination 口内检查 36
intra oral photographs 口内照相 48
intrusion 压入 79

L

leeway spaces 替牙间隙 43
Le Forte osteotomy Le Forte 骨切开术 180
lip competency 唇张力 35
lip line 唇线 35
lip morphology 唇形 35
lower facial height 下面高 35

M

mandibular 下颌 11
mandibular growth 下颌生长 16
maxillary growth 上颌生长 17
Meckel's cartilage 麦克尔软骨 16
median diastema 中缝间隙 45
medical history 病史 27
mesial step 近中台阶 43
mesoderm 中胚层 1
mesognathic profile 平均面型 33
midline 中线 35
morphodifferentiation 形态分化 21
morula 桑葚胚 8

N

neural crests 神经嵴 11
neural groove 神经沟 10
neural plate 神经板 10
neural tube 神经管 10
neurocranium 脑颅 14

neurula 神经胚 10
neurulation 神经胚形成 10

O

odontoblasts 成牙本质细胞 23
odontogenesis 牙齿发育 19
optiflex 一种新型弓丝 94
oral ectoderm 口腔外胚层 19
orthodontic index 正畸指数 4
orthognathic surgery 正颌外科手术 177
orthopantomogram 正位全景体层片 59
ossification 骨化 14
osteotomy 截骨术 180
outer enamel epithelial cells 外釉上皮细胞 23
overbite 深覆殆 18
overjet 深覆盖 18

P

pharyngeal arches 鳃弓 11
pharyngeal pouches 咽囊 11
postnatal 出生后 7
predentin 前期牙本质 22
pre-eruptive phase 萌出前阶段 23
pre-functional phase 功能前阶段 23
prenatal 出生前 7
pressure tention theory 张压力理论 76
primary and permanent teeth developmental dates 乳恒牙发育时间 24
primary displacement 原发性位移 15
primary epithelial band 原发性上皮带 19
primary yolk sac 原始卵黄囊 8
primate spaces 灵长间隙 44
primitive streak 原肠 9
protrusive maxilla 上颌前突 33
pseudo class Ⅲ 假性Ⅲ类 42
putty-wash 初印/终印技术 55
pyriform rim 梨状孔边缘 180

R

records 记录 47
reduced enamel epithelium 缩余釉上皮 22
remodelling 重建 15
rests of Serres Serres 上皮剩余 22
retrognathic profile 后缩面型 33
retrusive 后缩 33
retrusive mandible 下颌后缩 33
rigid fixation 坚固内固定 184
root formation 牙根形成 23
notochord 脊索 1
rotations 旋转 74

S

scissors bite 锁殆 40
secondary displacement 继发性位移 15
skeletal pattern 骨型 32
smile framework 微笑美学 33
somites 体节 11
spacing 间隙 40
spheno-ethmoidal 蝶筛 15
spheno-occipital 蝶枕 15
splanocranium 面颅 14
stellate reticulum 星网状层 21
stereolithography 光固化 95
stomodeum 原口 11

stratum intermedium 中间层 22
successional lamina 继承牙板 22
sunday bite 星期日咬合 42
surgically assisted maxillary expansion(SAME)外科辅助上颌扩弓 181
sutures 缝 15
synchondroses 软骨结合 15
syneresis 脱水收缩 56

T

temporary anchorage device(TAD)临时支抗装置 84
tipping 轴倾 91
tongue thrust 舌体前伸 35
(P222)tooth bud 牙蕾 19
tooth development 牙齿发育 19
torque 转矩 79
translation 平移 79
transposition 异位 117
transverse 横向 33
trophoblast 滋养层 8
twin block 双殆垫矫治器 133

U

ugly duckling stage 丑小鸭阶段 45
undermining resorption 潜行性骨吸收 78

V

vector 矢量 73
vestibular lamina 前庭板 19
viscerocranium 面颅 14